国家卫生健康委员会"十四五"规划教材

全国中等卫生职业教育"十四五"规划教材

供药剂、制药技术应用专业用

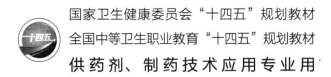

药物分析技术

第 2 版

U0284663

主　编　于　静

副主编　万爱萍　林竹贞

编　者（以姓氏笔画为序）

于　静（山东省莱阳卫生学校）

万爱萍（珠海市卫生学校）

林竹贞（东莞职业技术学院）

林爱群（山东省青岛卫生学校）

钟　凌（梧州市卫生学校）

徐　敏（本溪市化学工业学校）

黄丽芸（赣南卫生健康职业学院）

董丽宁（莱阳市江波制药有限责任公司）

蔡　欧（广东省潮州卫生学校）

人民卫生出版社

·北 京·

图书在版编目（CIP）数据

药物分析技术 / 于静主编 . —2 版 . —北京：人民卫生出版社，2022.8 （2024.10重印）
ISBN 978-7-117-33289-7

Ⅰ.①药… Ⅱ.①于… Ⅲ.①药物分析 —医学院校 —教材 Ⅳ.①R917

中国版本图书馆 CIP 数据核字（2022）第 110279 号

| 人卫智网 | www.ipmph.com | 医学教育、学术、考试、健康，购书智慧智能综合服务平台 |
| 人卫官网 | www.pmph.com | 人卫官方资讯发布平台 |

药物分析技术
Yaowu Fenxi Jishu
第 2 版

主　　编：于　静
出版发行：人民卫生出版社（中继线 010-59780011）
地　　址：北京市朝阳区潘家园南里 19 号
邮　　编：100021
E - mail：pmph @ pmph.com
购书热线：010-59787592　010-59787584　010-65264830
印　　刷：三河市国英印务有限公司
经　　销：新华书店
开　　本：850×1168　1/16　印张：15.5
字　　数：294 千字
版　　次：2015 年 9 月第 1 版　　2022 年 8 月第 2 版
印　　次：2024 年 10 月第 6 次印刷
标准书号：ISBN 978-7-117-33289-7
定　　价：48.00 元

打击盗版举报电话：010-59787491　E-mail：WQ @ pmph.com
质量问题联系电话：010-59787234　E-mail：zhiliang @ pmph.com
数字融合服务电话：4001118166　E-mail：zengzhi @ pmph.com

出版说明

为全面贯彻党的十九大和全国职业教育大会会议精神，落实《国家职业教育改革实施方案》《国务院办公厅关于加快医学教育创新发展的指导意见》等文件精神，更好地服务于现代卫生职业教育快速发展，满足卫生事业改革发展对医药卫生职业人才的需求，人民卫生出版社在全国卫生职业教育教学指导委员会的指导下，经过广泛的调研论证，全面启动了全国中等卫生职业教育药剂、制药技术应用专业第二轮规划教材的修订工作。

本轮教材围绕人才培养目标，遵循卫生职业教育教学规律，符合中等职业学校学生的认知特点，实现知识、能力和正确价值观培养的有机结合，体现中等卫生职业教育教学改革的先进理念，适应专业建设、课程建设、教学模式与方法改革创新等方面的需要，激发学生的学习兴趣和创新潜能。

本轮教材具有以下特点：

1. 坚持传承与创新，强化教材先进性　教材修订继续坚持"三基""五性""三特定"原则，基本知识与理论以"必需、够用"为度，强调基本技能的培养；同时适应中等卫生职业教育的需要，吸收行业发展的新知识、新技术、新方法，反映学科的新进展，对接职业标准和岗位要求，丰富实践教学内容，保证教材的先进性。

2. 坚持立德树人，突出课程思政　本套教材按照《习近平新时代中国特色社会主义思想进课程教材指南》要求，坚持立德树人、德技并修、育训结合，坚持正确价值导向，突出体现卫生职业教育领域课程思政的实践成果，培养学生的劳模精神、劳动精神、工匠精神，将中华优秀传统文化、革命文化、社会主义先进文化有机融入教材，发挥教材启智增慧的作用，引导学生刻苦学习、全面发展。

3. 依据教学标准，强调教学实用性　本套教材依据专业教学标准，以人才培养目标为导向，以职业技能培养为根本，设置了"学习目标""情境导入""知识链接""案例分析""思考题"等模块，更加符合中等职业学校学生的学习习惯，有利于学生建立对工作岗位的认识，体现中等卫生职业教育的特色，将专业精神、职业精神和工匠精神融入教材内容，充分体现教材的实用性。

4. 坚持理论与实践相结合，推进纸数融合建设　本套教材融传授知识、培养能力、提高素质为一体，重视培养学生的创新、获取信息及终身学习的能力，突出教材的实践性。在修订完善纸质教材内容的同时，同步建设了多样化的数字化教学资源，通过在纸质教材中添加二维码的方式，"无缝隙"地链接视频、微课、图片、PPT、自测题及文档等富媒体资源，激发学生的学习热情，满足学生自主性的学习要求。

众多教学经验丰富的专家教授以严谨负责的态度参与了本套教材的修订工作，各参编院校对编写工作的顺利开展给予了大力支持，在此对相关单位与各位编者表示诚挚的感谢！教材出版后，各位教师、学生在使用过程中，如发现问题请反馈给我们（renweiyaoxue@163.com），以便及时更正和修订完善。

人民卫生出版社

2022 年 4 月

前　言

　　《药物分析技术》（第2版）是以国家中等职业教育相关文件精神为指导思想，根据全国中等卫生职业教育"十四五"规划教材的编写修订原则编写而成的。本教材主要面向全国中等卫生职业教育师生，既是药剂、制药技术应用专业学生使用的教材，也可作为基层药品检验人员的培训教材。

　　本教材在编写过程中遵循"三基、五性、三特定"原则，突出以下几个特点：坚持立德树人，突出"课程思政"，将专业精神、职业精神和工匠精神融入教材内容；以《中华人民共和国药典》（2020年版）为依据进行编写修订，及时将新标准、新技术纳入教材内容中；以典型工作任务、典型案例等为载体，实现对接岗位、融合创新；以纸质教材和数字资源相互补充，丰富教学资源。编写过程以中职学生心理特点和认知水平为基础，坚持质量第一，体现中等卫生职业教育特点，精心组织内容，优化知识结构，力争编写出理论联系实践，"易懂、够用、实用"与"学-做-练"一体的立体化融合教材。

　　本教材分为理论和实训两大部分。理论部分根据药物分析岗位需求，主要讲授以下知识：药品质量标准、药物鉴别技术、药物杂质检查技术、药物定量分析技术、药物制剂分析技术、典型药物分析技术和中药制剂分析技术简介（为第2版增加内容）等。每章正文设有学习目标、情境导入、知识链接、案例分析、课堂问答、章末小结、思考题等栏目，并且融合了教学课件、自测题等数字资源。学生可以通过扫描二维码获得数字资源进行学习，有效构建知识传授、能力形成的立体化融合教材框架。教材中的"通则"均依据《中华人民共和国药典》（2020年版）。

　　实训部分根据药物分析岗位的基本技能要求，选择具有代表性的实训项目，主要以《中华人民共和国药典》（2020年版）为依据，精心编写实训教程，并做了部分更新和替换。通过实训目的、实训准备、实训步骤、实训注意、实训思考、实训评价等开展实践教学活动，使实训内容更具可操作性，保证实践教学与实际工作任务对接。

　　本教材由于静（第一章、实训1）、董丽宁（第一章、实训10）、林爱群（第二章、实训2）、蔡欧（第三章、实训3）、钟凌（第四章、实训4）、万爱萍（第五章、实训5）、林竹贞（第六章第一、二、六、七节和实训6、实训7）、黄丽芸（第六章第三、四、五节和实训8、实训9）、徐敏（第七章）等共同编写完成。

　　本教材在编写过程中参考了部分教材和有关著作，借鉴了许多有益的内容，在此向有关作者和出版社一并致谢。感谢第1版的所有编者为本书的编写奠定的基础，感谢各位编者所在学校及同行的热情帮助和大力支持。

　　我们在编写内容和形式上作出了一些改进和尝试。但由于编者水平所限，编写时间紧、任务重，本书定有疏漏和不足之处，敬请各位同行、专家在使用过程中提出宝贵意见和建议。

于　静

2022年4月

目 录

第一章
绪 论

学习目标

- 掌握药品质量标准的分类,《中华人民共和国药典》(2020年版)的组成和凡例中的有关规定。
- 熟悉主要国外药典的名称和英文缩写,药品检验工作的基本程序。
- 了解药物分析技术的性质、任务。

情境导入

情境描述:

　　为加强药品质量监管,保障公众用药安全,广东省药品监督管理局于2022年3月对全省药品生产、经营企业和医疗机构进行药品质量抽查检验。抽检了66个药品生产企业、468个药品经营企业和140个医疗机构的937个品种共1 589批次药品。结果发现:其中,935个品种1 586批次经检验符合药品标准规定;2个品种3批次经检验不符合药品标准规定。主要不符合规定项目为性状、溶出度。同时,广东省药品监督管理局对不合格药品进行了查处,要求相关企业和单位对检验不合格药品采取暂停销售使用、召回等风险控制措施,并依据相关法律法规组织对生产企业和被抽样单位生产销售假劣药品的违法行为进行查处。

学前导语:

　　药品质量直接关系到人民的用药安全和身体健康,因此加强药品质量控制是非常重要的工作。本章大家将了解药物分析技术的作用和药品质量标准的基本内容,开启学习药物分析知识和药品检验技能的大门。

第一节　药物分析技术的性质与任务

一、药物分析技术的性质

药品是指用于预防、治疗、诊断人的疾病，有目的地调节人的生理功能并规定有适应证或者功能主治、用法和用量的物质，包括中药、化学药和生物制品等。它是治病救人、保护健康的特殊商品，其质量的优劣直接影响到药品的安全性和有效性，关系到患者的健康和生命安全。药品质量控制是一项涉及多学科的综合性工作，药物分析是控制药品质量的有效措施之一。

药物分析技术是对药物及其制剂进行质量检验，用以监督和控制药物质量的技术。主要内容是根据有关药品质量标准以及药物的组成、理化性质，对药物进行真伪鉴别、杂质检查及有效成分含量测定等，并判断该药物的质量是否符合规定。通过药物分析技术对药物原辅料、包装材料、中间产品、成品及制药用水等进行检验和监督，从而保证药物质量稳定，确保人民群众用药安全和有效。

二、药物分析技术的任务

药物分析技术的主要任务就是对药物质量进行全面分析检验，对药物研发、生产、经营、使用、贮藏、监督过程进行质量控制等。

1. 药物研发　进行结构分析与鉴定、稳定性研究、有关物质研究、体内样品分析与测定。

2. 生产过程　进行原辅料检测、半成品检测、成品检测、工艺跟踪检测、水及生产环境监测、中药材及提取物质量分析等。

3. 经营过程　定期考察质量变化。

4. 使用过程　进行临床药物监测，指导医生合理用药及个体化用药。

5. 贮藏过程　进行药品储存和养护过程中的药品质量检测。

6. 监督过程　药品检验机构依法对药品实施检测和监督管理。

公正性、科学性、权威性，是药品检验工作的基本要求。药品检验人员必须树立药品质量第一的观念，严格按照药品质量标准规范进行操作，依据检验结果客观、实事求是地作出判定；同时具有严谨的科学态度、扎实熟练的操作技能和准确无误的工作结果，从而保证药品质量检验监督工作的公正、科学和权威。

第二节　药品质量标准

一、药品质量和药品质量标准

（一）药品质量

药品质量主要表现在有效性和安全性方面。有效性是指药品发挥治疗的效果确切；安全性是保证药品在发挥对机体作用的同时，使用安全。评价药品质量应考虑以下两个方面。

1. 药品的疗效和毒副作用　合格的药品是疗效好、毒性和副作用小的药品。一般疗效好的药品，应在治疗剂量范围内不产生严重的毒性反应，且副作用小。

2. 药品的纯度　是指药品的纯净程度，又称"药用纯度"或"药用规格"，是评价药品质量的一项重要指标。药品的纯度是从药品的性状、物理常数、杂质限量、有效成分的含量、生物活性、毒性试验等方面来体现的。由于药品的纯度会影响药品的疗效和毒副作用，药品必须达到一定的纯度要求，才能安全有效地使用。

（二）药品质量标准

药品质量标准是指对药品的质量指标、生产工艺和检验方法等所作的技术要求和规范。国家药品质量标准是国家对药品质量规格及检验方法所作的技术规定，是药品生产、经营、使用、检验和监督管理部门共同遵循的法定依据，具有法律效力。各个国家都制定了强制执行的药品质量标准。

药品质量标准，规定有检验项目、检验方法，以及限度要求。检验时应按照规定的项目、方法和要求进行。《中华人民共和国药品管理法》规定"药品应当符合国家药品标准"。只有每一个检验项目均符合国家药品标准的药品才是合格的药品。因此，药品只有合格品、不合格品两种，没有等级之分。一切生产、销售、使用不符合国家药品标准的药品均是违法行为。

二、药品质量标准的分类

药品质量标准主要有国家药品标准和企业药品标准两种类型。我国现行的国家药品标准主要有国务院药品监督管理部门颁布的《中华人民共和国药典》、部（局）颁药品标准以及药品注册标准。

（一）国家药品标准

1.《中华人民共和国药典》 简称《中国药典》（英文名称为 *Pharmacopoeia of the People's Republic of China*；英文简称为 *Chinese Pharmacopoeia*，缩写为 ChP），现行版为《中华人民共和国药典》（2020年版）。《中华人民共和国药典》是由国家药典委员会编纂，经国务院批准后，由国家药品监督管理局会同国家卫生健康委员会审核批准颁布后施行的，是国家药品质量标准的法典。《中华人民共和国药典》中收载的是防病治病所必需、疗效确切、副作用小、被广泛应用、质量水平较高并有合理的质量控制方法的药品。

2. 部（局）颁药品标准 主要包括《中华人民共和国卫生部药品标准》，简称"部颁标准"；国家药品监督管理局颁布的药品标准，简称"局颁标准"。收载了国内已生产、疗效较好、需要统一标准但尚未载入《中华人民共和国药典》的品种。

3. 药品注册标准 药品注册标准也属于国家药品标准，是指国家药品监督管理局批准给申请人特定药品的标准，生产该药品的生产企业必须执行该药品注册标准。药品注册标准不得低于《中华人民共和国药典》的规定。

（二）企业药品标准

由药品生产企业自己制定并用于相应药品质量控制的标准，称为"企业药品标准"或"企业内部标准"。企业药品标准仅在本企业的药品生产质量管理中有约束力，属于非法定标准。企业药品标准大多高于法定标准的要求，主要增加了检验项目或提高了限度标准。企业药品标准在提高产品质量、增加企业竞争力、优质产品自身保护以及严防假冒等方面均起到了重要作用。

三、药品质量标准的主要内容

药品质量标准的主要内容有名称、性状、鉴别、检查、含量测定、类别、规格和贮藏等。

（一）名称

药品质量标准中药品的名称包括中文名称、英文名称和化学名称。

1. 中文名称　是按照《中国药品通用名称》收载的药品名称以及命名原则命名的。药品名称经国务院药品监督管理部门批准，即为药品的法定名称。

2. 英文名称　主要采用世界卫生组织（World Health Organization，WHO）编订的国际非专利药名（International Nonproprietary Names，INN）。

3. 化学名称　是根据中国化学会编写的《有机化学命名原则》命名，母核的选定和国际纯粹与应用化学联合会（International Union of Pure and Applied Chemistry，IUPAC）的命名系统一致。

（二）性状

药品的性状既是其内在特性的体现，又是药品质量的重要表征。主要包括药品的外观、臭、味、溶解性、一般稳定性及物理常数等，反映了药品特有的物理性质。

（三）鉴别

鉴别主要是根据药物的化学结构和理化性质，用规定的试验方法来判断已知药物的真伪。所用鉴别方法应具有一定的专属性、重现性和灵敏度，操作简便、快速。鉴别试验一般需要采用2~4个不同原理的试验项目综合判断。

（四）检查

药品质量标准的检查项下，主要包括安全性、有效性、均一性和纯度要求4个方面的内容。

1. 安全性　是检查药物中存在的某些痕量的、对生物体产生特殊生理作用、严重影响用药安全的杂质，如细菌内毒素检查、无菌检查、异常毒性试验、升压或降压物质检查等。

2. 有效性　是检查与药物疗效有关，但在鉴别、纯度检查和含量测定中不能控制的项目。如影响药物生物利用度的项目："粒度和粒度分布""结晶度""晶型"和"异构体"；反映主要质量指标的项目："制酸力"和"稳定度"；含氟的药物要检查"含氟量"等。

3. 均一性　是检查制剂含量的均匀性、溶出度或释放度的均一性、装量差异及生物利用度的均一性等。主要是检查同一批号药品各单位剂量之间的质量均匀程度，是保证药品有效性和安全性的重要措施之一。

4. 纯度要求 主要是指对药物中的杂质进行检查，使药物达到一定的纯净程度，满足用药要求。

（五）含量测定

含量测定是指用规定的试验方法测定原料及制剂中有效成分的含量。常用的方法有化学分析法、仪器分析法、生物学法等。其中用化学分析法和仪器分析法测定药物的含量称为"含量测定"，测定结果一般用含量百分率（%）表示；用生物学法测定的含量因其结果与药物的活性强度相关性好，所以称为"效价测定"，测定结果通常用效价（国际单位IU）表示。含量测定必须在鉴别无误、杂质检查合格的基础上进行。药品的含量是评价药品质量、保证药品疗效的重要方面。

（六）类别

药品的类别是指按药品的主要作用、主要用途或学科划分的类别，如红霉素的类别为"大环内酯类抗生素"，对乙酰氨基酚片的类别为"解热镇痛、非甾体抗炎药"等。

（七）规格

规格是指以每一支、片或其他每一个单位制剂中，含有主药的量。如阿司匹林片的规格为0.3g，表示一片药品中含有阿司匹林0.3g；维生素C注射液的规格为2ml：0.5g，表示2ml一支的注射液中含有维生素C 0.5g。

（八）贮藏

贮藏主要规定了药品的贮藏条件，是对药品贮存和保管的基本要求。根据药品的稳定性不同，可分别选择遮光、避光、密闭、密封、熔封或严封，以及阴凉处、凉暗处、冷处、常温等贮藏条件，以避免或减缓药品在规定的贮存期内变质。

⑦ 课堂问答 ————————————————————

何为药品质量标准？主要包括哪些内容？

⌥ 知识链接 ————————————————————

贮藏项下的名词术语

贮藏项下的规定，系为避免污染和降解而对药品贮存与保管的基本要求，以下列名词术语表示。

1. 遮光 系指用不透光的容器包装，例如棕色容器或适宜黑色材料包裹的无色透明、半透明容器。

2. 避光　系指避免日光直射。

3. 密闭　系指将容器密闭，以防止尘土及异物进入。

4. 密封　系指将容器密封以防止风化、吸潮、挥发或异物进入。

5. 熔封或严封　系指将容器熔封或用适宜的材料严封，以防止空气与水分的侵入并防止污染。

6. 阴凉处　系指不超过20℃。

7. 凉暗处　系指避光并不超过20℃。

8. 冷处　系指2~10℃。

9. 常温（室温）　系指10~30℃。

除另有规定外，贮藏项下未规定贮藏温度的一般系指常温。

由于注射剂与眼用制剂等的包装容器均直接接触药品，可视为该制剂的组成部分，因而可写为"密闭保存"。

第三节　药典概述

一、《中华人民共和国药典》

（一）沿革

中华人民共和国成立以来，我国先后出版了11版《中华人民共和国药典》，即1953年版、1963年版、1977年版、1985年版、1990年版、1995年版、2000年版、2005年版、2010年版、2015年版和2020年版。《中华人民共和国药典》是我国记载药品质量标准的国家法典，是对药品质量要求的准则，具有全国性的法律约束力。现行版药典为《中华人民共和国药典》（2020年版），由一部、二部、三部、四部及其增补本组成，收载品种总计5 911种。一部收载中药，包括药材及饮片、植物油脂和提取物、成方和单味制剂等；二部收载化学药品，包括抗生素、生化药品、放射性药品等；三部收载生物制品及其相关通用技术要求等，四部收载通用技术要求和药用辅料等。

《中华人民共和国药典》（2020年版）于2020年7月3日由国家药品监督管理局会同国家卫生健康委员会批准颁布，自2020年12月30日起实施。现行版《中华人民共和国药典》一经颁布实施，其同品种的上版标准或其原国家标准即同时停止使用。

（二）主要内容

《中华人民共和国药典》（2020年版）二部的主要内容包括凡例、品名目次、品种正文和索引4个部分。

1. 凡例　凡例是《中华人民共和国药典》的总说明，是为正确使用《中华人民共和国药典》，对品种正文、通用技术要求以及药品质量检验和检定中有关共性问题的统一规定和基本要求。凡例是《中华人民共和国药典》的重要组成部分，这些规定具有法定的约束力。为了正确理解和使用《中华人民共和国药典》，应逐条阅读并弄懂其内涵。

现以限度、标准品与对照品、计量、精确度、试药、试液、指示剂等的规定为例加以说明。

（1）限度

1）《中华人民共和国药典》中规定的各种纯度和限度数值以及制剂的重（装）量差异，系包括上限和下限2个数值本身及中间数值。规定的这些数值不论是百分数还是绝对数字，其最后一位数字都是有效位。

2）原料药的含量（％），除另有注明者外，均按重量计。如规定上限为100%以上时，系指用《中华人民共和国药典》规定的分析方法测定时可能达到的数值，它为《中华人民共和国药典》规定的限度或允许偏差，并非真实含有量；如未规定上限时，系指不超过101.0%。

（2）标准品与对照品：用于鉴别、检查、含量或效价测定的标准物质。标准品系指用于生物检定或效价测定的标准物质，其特性量值一般按效价单位（或μg）计，以国际标准物质进行标定；对照品系指采用理化方法进行鉴别、检查或含量测定时所用的标准物质，其特性量值一般按纯度（％）计。

（3）计量

1）试验用的计量仪器均应符合国务院质量技术监督部门的规定。

2）《中华人民共和国药典》（2020年版）使用的滴定液和试液的浓度，以mol/L（摩尔/升）表示者，其浓度要求精密标定的滴定液用"XXX滴定液（YYYmol/L）"表示；作其他用途不需精密标定其浓度时，用"YYYmol/L XXX溶液"表示，以示区别。

3）有关的温度描述，一般以下列名词术语表示。

水浴温度　　　　　除另有规定外，均指98~100℃。

热水　　　　　　　系指70~80℃。

微温或温水　　　　系指40~50℃。

室温（常温）　　　系指10~30℃。

冷水　　　　　　　系指2~10℃。

冰浴　　　　　　　系指约0℃。

放冷　　　　　　　系指放冷至室温。

4）用符号"%"表示百分比，系指重量的比例；但溶液的百分比，除另有规定外，系指溶液100ml中含有溶质若干克；乙醇的百分比，系指在20℃时容量的比例。

5）液体的滴，系在20℃时，以1.0ml水为20滴进行换算。

6）乙醇未指明浓度时，均系指95%（ml/ml）的乙醇。

7）溶液后标示的"（1→10）"等符号，系指固体溶质1.0g或液体溶质1.0ml加溶剂使成10ml的溶液；未指明用何种溶剂时，均系指水溶液；两种或两种以上液体的混合物，名称间用半字线"−"隔开，其后括号内所示的"："符号，系指各液体混合时的体积（重量）比例，如正丁醇−冰醋酸−水（4：1：5）。

（4）精确度：《中华人民共和国药典》规定了取样量的准确度和试验精密度。

1）称重或量取：不同检验项目，对供试品与试药等"称重"或"量取"的精确度要求是不同的，其精确度可根据数值的有效数位来确定。

"称重"是指按照称取重量的有效数位选用适当天平称取，如表1-1所示。

表1-1　称重的精确度要求与天平选择　　　　　　　　　　单位：g

规定称重	允许重量范围	最大允许误差	天平选择（感量）
0.1	0.06~0.14	0.04	0.01
2	1.5~2.5	0.5	0.1
2.0	1.95~2.05	0.05	0.01
2.00	1.995~2.005	0.005	0.001

"精密称定"系指称取重量应准确至所取重量的千分之一；"称定"系指称取重量应准确至所取重量的百分之一；"精密量取"系指量取体积的准确度应符合国家标准中对该体积移液管的精密度要求；"量取"系指可用量筒或按照量取体积的有效数位选用量具。如量取"5ml"，是指量取体积可为4.6~5.4ml，可用标称容量为5ml或10ml的量筒或量杯量取，但不宜用50ml或更大容量的量筒或量杯量取。量取"5.0ml"，是指量取体积可为4.95~5.05ml，可使用移液管或具有相应分刻度的量具量取。取用量为"约"若干时，系指取用量不得超过规定量的±10%。

案例：

某日，药厂药检员小于准备对地西泮进行含量测定。《中华人民共和国药典》（2020年版）地西泮的含量测定项下规定：取本品约0.2g，精密称定。小于想了想，算了算，最后用感量为0.1mg的分析天平称取了两份供试品0.197 5g、0.211 6g。

分析：

1. 称量范围　《中华人民共和国药典》（2020年版）规定取用量为"约"若干时，系指取用量不得超过规定量的±10%。0.2±0.2×10%，即称取该供试品重量应在0.18~0.22g范围。

2. 天平选择　《中华人民共和国药典》（2020年版）规定"精密称定"系指称取重量应准确至所取重量的千分之一。则该供试品称量所允许的误差为0.2×1/1 000=0.000 2g=0.2mg，所以选用感量为0.1mg的分析天平称取供试品。

2）空白试验：试验中的"空白试验"，系指在不加供试品或以等量溶剂替代供试液的情况下，按同法操作所得的结果；含量测定中的"并将滴定的结果用空白试验校正"，系指按供试品所消耗滴定液的量（ml）与空白试验中所消耗滴定液的量（ml）之差进行计算。

3）试验温度：试验时的温度，未注明者，系指在室温下进行；温度高低对试验结果有显著影响者，除另有规定外，应以25℃±2℃为准。

（5）试药、试液、指示剂

1）试验用的试药，除另有规定外，均应根据通则试药项下的规定，选用不同等级并符合国家标准或国务院有关行政主管部门规定的试剂标准。试液、缓冲液、指示剂与指示液、滴定液等，均应符合通则的规定或按照通则的规定制备。

2）试验用水，除另有规定外，均系指纯化水。酸碱度检查所用的水，均系指新沸并放冷至室温的水。

3）酸碱性试验时，如未指明用何种指示剂，均系指石蕊试纸。

〇 知识链接 ⋯⋯⋯⋯⋯⋯⋯⋯⋯⋯⋯⋯⋯⋯⋯⋯⋯⋯⋯⋯⋯⋯⋯⋯⋯⋯⋯⋯⋯⋯⋯⋯⋯⋯⋯⋯⋯⋯

化学试剂的分级与选用

一般常用的化学试剂分为基准试剂（绿色标签）、优级纯（GR，绿色标签）、分析纯（AR，红色标签）与化学纯（CP，蓝色标签）4个等级。选用时可参考下列原则。

1. 标定滴定液用基准试剂。

2. 制备滴定液可采用分析纯或化学纯试剂，但不经标定直接按称重计算浓度者，则应采用基准试剂。

3. 制备杂质限度检查用的标准溶液，采用优级纯或分析纯试剂。

4. 制备试液与缓冲溶液等可采用分析纯或化学纯试剂。

2. 品种正文　品种正文是《中华人民共和国药典》的主要内容，为所收载药品或制剂的质量标准。每一正文品种项下可分别列有品名（包括中文名、汉语拼音与英文名）、有机药物的结构式、分子式与分子量、来源或有机药物的化学名称、含量或效价规定、处方、制法、性状、鉴别、检查、含量或效价测定、类别、规格、贮藏、制剂等。下面以尼可刹米为例说明正文的主要内容。

尼可刹米

Nikeshami

Nikethamide

$$C_{10}H_{14}N_2O \qquad 178.23$$

本品为 $N, N-$ 二乙基烟酰胺。含 $C_{10}H_{14}N_2O$ 不得少于 98.5%（g/g）。

【性状】　本品为无色至淡黄色的澄清油状液体；放置冷处，即成结晶；有轻微的特臭；有引湿性。

本品能与水、乙醇、三氯甲烷或乙醚任意混合。

相对密度　本品的相对密度（通则0601）在25℃时为1.058~1.066。

凝点　本品的凝点（通则0613）为22~24℃。

折光率　本品的折光率（通则0622）在25℃时为1.522~1.524。

【鉴别】（1）取本品10滴，加氢氧化钠试液3ml，加热，即产生二乙胺的臭气，能使湿润的红色石蕊试纸变蓝色。

（2）取本品1滴，加水50ml，摇匀，分取2ml，加溴化氰试液2ml与2.5%苯胺溶液3ml，摇匀，溶液渐显黄色。

（3）取本品2滴，加水1ml，摇匀，加硫酸铜试液2滴与硫氰酸铵试液3滴，即生成草绿色沉淀。

（4）本品的红外光吸收图谱应与对照的图谱（《药品红外光谱集》135图）一致。

【检查】 酸碱度　取本品5.0g，加水溶解并稀释至20ml，依法测定（通则0631），pH值应为6.5~7.8。

溶液的澄清度与颜色　取本品2.5g，加水溶解并稀释至10ml，溶液应澄清无色；如显浑浊，与1号浊度标准液（通则0902第一法）比较，不得更浓；如显色，与黄色1号标准比色液（通则0901第一法）比较，不得更深。

氯化物　取本品5.0g，依法检查（通则0801），与标准氯化钠溶液7.0ml制成的对照液比较，不得更浓（0.001 4%）。

有关物质　取本品，加水溶解并稀释制成每1ml中约含4mg的溶液，作为供试品溶液；精密量取供试品溶液1ml，置100ml量瓶中，用水稀释至刻度，摇匀，作为对照溶液。照高效液相色谱法（通则0512）测定，用十八烷基硅烷键合硅胶为填充剂，以甲醇-水（30：70）为流动相，检测波长为263nm。理论板数按尼可刹米峰计算不低于2 000，尼可刹米峰与其相邻杂质峰之间的分离度应符合要求。精密量取供试品溶液与对照溶液各10μl，分别注入液相色谱仪，记录色谱图至主成分峰保留时间的2倍。供试品溶液色谱图中如有杂质峰，各杂质峰面积的和不得大于对照溶液主峰面积的0.5倍（0.5%）。

易氧化物　取本品1.2g，加水5ml与高锰酸钾滴定液（0.02mol/L）0.05ml，摇匀，粉红色在2分钟内不得消失。

水分　取本品0.5g，加二硫化碳5ml，立即摇匀观察，溶液应澄清。

【含量测定】 取本品约0.15g，精密称定，加冰醋酸10ml与结晶紫指示液1滴，用高氯酸滴定液（0.1mol/L）滴定至溶液显蓝绿色，并将滴定的结果用空白试验校正。每1ml高氯酸滴定液（0.1mol/L）相当于17.82mg的$C_{10}H_{14}N_2O$。

【类别】 中枢兴奋药。

【贮藏】 遮光，密封保存。

【制剂】 尼可刹米注射液。

3. 索引和品名目次　索引包括中文索引（按汉语拼音顺序排列）和英文索引（按英文字母顺序排列）。这些索引可供方便、快速地查阅正文中的有关内容。也可在品名目次中，按药品名称笔画顺序查找正文中的质量标准。

二、主要国外药典

（一）《美国药典》

《美国药典》（*The United States Pharmacopoeia*，缩写为USP）由美国药典委员会

编写，与《美国国家处方集》（*The National Formulaion*，缩写为NF）合并出版，合称为《美国药典–国家处方集》（USP–NF），简称为《美国药典》。它是唯一由美国食品药品管理局（FDA）强制执行的法定标准。USP–NF包含关于药物、剂型、原料药、辅料、医疗器械和食物补充剂的标准，共有5卷。第1、2卷主要为药品各论，第3卷为膳食补充剂各论，第4、5卷主要为通则。

（二）《英国药典》

《英国药典》（*British Pharmacopoeia*，缩写为BP）由英国药品委员会正式出版的英国官方医学标准集，是英国制药标准的重要依据。每年修订出版1次，由6卷组成，不仅为读者提供了药用和成药配方标准以及公式配药标准，而且也向读者展示了许多明确分类并可参照的欧洲药典专著。

（三）《日本药局方》

日本药典的名称为《日本药局方》，英文缩写为JP，共有1卷和1增补本。主要内容有凡例、生药通则、制剂通则、通用测验方法、各论、红外光谱集、紫外–可见光谱集、通用信息等，增补本主要为修订内容。《日本药局方》索引有药物的日文名索引、英文名索引、拉丁名索引3种。

（四）《欧洲药典》

《欧洲药典》（*European Pharmacopoeia*，缩写为Ph. Eur.或EP）是欧洲药品质量控制的标准，由欧洲药典委员会编制，在欧盟范围内具有法律效力。它包括3卷2增补本。第1卷主要为凡例、通用分析方法、容器材料、试剂等，第2、3卷主要为各论，增补本为更新内容。

第四节 药品检验工作的基本程序

药品检验工作的基本程序包括：取样、检验、检验记录和检验报告、复核与复检等。

一、取样

（一）取样原则

取样是指从一批产品中抽取一定量能够代表产品特性的样品的过程。为保证样品的代表性，取样方法应当科学、合理，必须遵循随机、客观、均匀、合理的原则取样。

（二）取样数与取样量

若按每批包装总件数（原料：袋；中间体：桶、锅；产品：箱、袋、盒、桶等）来计算，设总件数为x，当$x \leqslant 3$时，每件取样；当$3 < x \leqslant 300$时，按$\sqrt{x}+1$件数随机取样；当$x > 300$时，按$\dfrac{\sqrt{x}}{2}+1$件数随机取样。抽取的样品量，一般不得少于检验用量的3倍，同时还应保证留样观察的用量。

（三）取样器与盛样容器

固体物料可用窗口关闭式采样探子（图1-1）、不锈钢勺等工具取样；液体物料用玻璃取样管、抽样器、不锈钢取样器等取样。样品盛装容器用具盖玻璃瓶或无毒塑料瓶（袋）等。

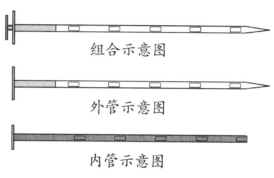

组合示意图

外管示意图

内管示意图

图1-1　窗口关闭式采样探子

（四）取样方法

1. 原辅料取样　原辅料取样时，应将被取物料外包装清洁干净后移至与生产环境洁净级别相同的环境内取样，以免物料被污染。

2. 固体样品取样　固体样品用取样器或其他适宜的工具从袋（桶、箱）口一边斜插至对边袋（桶、箱）深约3/4处抽取均匀样品。取样数较少时，应选取中心点和周边4个抽样点，自上往下垂直抽取样品。

3. 液体样品取样　液体样品用两端开口、长度和粗细适宜的玻璃管，慢慢插入液体中，使管内外液面保持同一水平，插至底部时，封闭上端开口，提出抽样管，抽取全液位样品。

4. 留样标签　将所取样品按规定的数量分装两瓶（袋），贴上留样标签（图1-2），一瓶（袋）供检验用，另一瓶（袋）作为留样保存。

5. 成品取样　成品在入库前，每批成品在不同的包装内随机抽取一定量的小包装，并可供3次检验用量。然后，将抽取的样品再随机取样检验。

6. 取样记录　取样后应及时将打开的包装容器重新扎口或封口，同时在包装容器上贴上取样证（图1-3），并填写取样记录。取样记录内容主要包括品名、日期、规格、批号、数量、来源、编号、必要的取样说明、取样人签字等。

```
        留样标签                          取样证

品    名 _____        品    名 _____
批    号 _____        批    号 _____
样品来源 _____        规    格 _____
样品数量 _____        编    号 _____
留 样 人 _____        取 样 量 _____
                                取 样 人 _____
日    期      年  月  日         日    期      年  月  日
```

图1-2 留样标签   图1-3 取样证

课堂问答

某药厂新购进一批辅料羟丙甲纤维素，库房发出物料请验单。药检员小李接到取样任务后，应做哪些准备工作？

二、检验

检验员接到检验样品后，依据药品质量标准和检验标准操作规范对药品质量进行分析，并对检验结果作出正确的判断。药品质量检验的主要内容有性状、鉴别、检查、含量测定，只有各项结果都符合药品质量标准的规定，才能认定该药品合格；任何一项不符合规定，则该药品不合格。

三、检验记录和检验报告

（一）检验记录

检验记录是出具检验报告书的依据，是进行科学研究和技术总结的原始资料。检验员在样品检验的全过程均应及时准确地做好检验记录，检验记录必须做到：记录原始、真实，内容完整、齐全，书写清晰、整洁。严禁事先记录、补记或转抄，整个记录不得随意涂改，记录本不得撕页、缺角，所有记录必须留档备查。

检验记录的主要内容：药品信息（药品名称、来源、规格、批号、数量等），检验的项目、依据、方法，检验结果（分析数据、计算公式和计算结果），检验日期，结论，检验人员和复核人员签名等。具体内容见表1-2。

表1-2 药品检验原始记录示例

检品名称	盐酸普鲁卡因	规　　格	
批　　号		有 效 期	
生产单位		报验数量	
抽样数量		检验日期	
检验项目	部分检验	检验依据	

【性状】 取本品约5g，放在表面皿上观察。

标准规定：白色结晶或结晶性粉末；无臭。

检验结果：＿＿＿＿＿＿＿＿＿＿＿＿＿＿＿＿＿＿＿。　　结论：＿＿＿＿＿＿＿＿＿。

【鉴别】

1. 水解反应　取本品约＿＿＿＿g，加水2ml溶解后，加＿＿＿＿＿＿＿溶液1ml。

标准规定：生成白色沉淀；加热，变成油状物，继续加热，产生的蒸气能使湿润的红色石蕊试纸变为蓝色；加热至油状物消失后，放冷，加盐酸酸化，析出白色沉淀。

检验结果：＿＿＿＿＿＿＿＿＿＿＿＿＿＿＿＿＿＿＿。　　结论：＿＿＿＿＿＿＿＿＿。

2. 氯化物反应　取本品约＿＿＿g，加水2ml溶解，加＿＿＿使成酸性后，滴加＿＿＿试液。

标准规定：生成白色凝乳状沉淀；沉淀加氨试液即溶解，再加稀硝酸，沉淀复生成。

检验结果：＿＿＿＿＿＿＿＿＿＿＿＿＿＿＿＿＿＿＿。　　结论：＿＿＿＿＿＿＿＿＿。

3. 芳香第一胺反应　取供试品约＿＿＿＿＿mg，加＿＿＿＿＿＿1ml，必要时缓缓煮沸使溶解，加＿＿＿＿＿＿溶液数滴，加＿＿＿＿＿溶液，振摇1分钟，滴加碱性＿＿＿＿＿＿数滴。

标准规定：生成粉红色到猩红色沉淀。

检验结果：＿＿＿＿＿＿＿＿＿＿＿＿＿＿＿＿＿＿＿。　　结论：＿＿＿＿＿＿＿＿＿。

【检查】

1. 酸度　取本品＿＿＿＿g，加＿＿＿＿＿＿＿＿＿＿＿＿溶解，加＿＿＿＿＿＿＿＿1滴。加＿＿＿＿＿＿＿＿＿＿＿0.20ml。

标准规定：如显红色，加氢氧化钠滴定液（0.02mol/L）0.20ml，应变为橙色。

检验结果：＿＿＿＿＿＿＿＿＿＿＿＿＿＿＿＿＿＿＿。　　结论：＿＿＿＿＿＿＿＿＿。

2. 溶液的澄清度　取本品＿＿＿＿g，加＿＿＿＿＿＿＿＿＿＿溶解。

标准规定：溶液应澄清。

检验结果：＿＿＿＿＿＿＿＿＿＿＿＿＿＿＿＿＿＿＿。　　结论：＿＿＿＿＿＿＿＿＿。

【含量测定】

取本品约0.6g，精密称定，置烧杯中，加水40ml和＿＿＿＿＿＿ml，置＿＿＿＿＿＿搅拌使溶解，加＿＿＿＿＿g，用＿＿＿＿＿＿＿＿＿＿＿＿＿滴定液滴定至电流计指针突然偏转并不复位即为终点。

分析天平型号：　　　　　　　　　　　　永停滴定仪型号：

滴定液浓度/（mol/L）：　　　　　　　　滴定度/（mg/ml）：

数据记录及计算：

样品1　　　　　　　　　　　　　样品2

供试品称量/g：

供试品消耗滴定液体积/ml：

滴定液F值： 含量（%）计算： 含量（%）平均值： 相对平均偏差： 标准规定：按干燥品计算，含$C_{13}H_{20}N_2O_2 \cdot HCl$不得少于99.0%。 检验结果：＿＿＿＿＿＿＿＿＿＿。 结论：＿＿＿＿＿＿＿＿＿。		
检验结论		
检验人	复核人	

（二）检验报告

药品检验报告是药品检验机构对某一药品检验结果出具的正式凭证，是对药品质量作出的技术鉴定。要求做到：依据准确，数据无误，结论明确，文字简洁，书写清晰，格式规范。药品检验报告书的内容包括药品信息、检验依据及结果、结论、检验日期、检验者与复核者签字、有关负责人签字以及质检部盖章等。

🔍 **案例分析**

案例：

某药厂新购进一批阿司匹林原料药，药检员小王接到质量检验任务后，根据《中华人民共和国药典》（2020年版）的质量标准和药品检验操作规范，对阿司匹林的性状、鉴别、检查、含量测定分别作了检验。结果是检查项中的游离水杨酸不符合规定，其余各项均符合规定，于是小王便在检验结论中写下该药品不符合规定。

分析：

1. 药检员接到药品质量检验任务后，应按照药品质量标准和药品检验操作规范对药品进行检验分析。

2. 药检员根据检验结果作出正确结论，只有各项结果都符合药品质量标准的规定，才能判断该药品合格；任何一项不符合规定，则该药品不合格。

四、复核与复检

（一）复核

1. 检验原始记录和检验报告，除检验人自查外，还必须经第2人进行复核。检验报告须经检验室负责人或其委托的人员进行审核。

2. 复核人主要复核原始记录和检验报告的结果是否一致，双平行试验结果是否在允许误差范围内，边缘值和不合格指标是否已经复验，指标是否有漏检，有无异常数据，判断结果是否准确等。

3. 复核人、审核人对复核和审核结果负全部责任。凡属计算错误的，应由复核者负责；凡属判断错误的，应由审核人负责；凡属原始数据错误的，应由检验者本人负责。

4. 原始记录和检验报告上查出的差错，应由复核人、审核人提出，告知检验者本人，并由更正人签章。

（二）复检

凡符合以下情况之一者，必须由检验人进行复检。

1. 平行试验结果误差超过规定的允许范围。平行试验结果的误差允许范围：①酸碱滴定法、碘量法、配位滴定法、非水溶液滴定法，相对平均偏差不得超过0.3%；②直接重量法的相对平均偏差不得超过0.5%；③比色法、分光光度法、高效液相色谱法，相对平均偏差不得超过1.5%。

2. 检验结果指标边缘值或不合格。

3. 复核人或审核人提出有必要对某项指标进行复检。

4. 技术标准中有复检要求。

5. 原辅料超过贮存期。

章末小结

1. 药物分析技术是对药物及其制剂进行质量检验，用以监督和控制药物质量的技术。主要内容是根据有关药品质量标准以及药物的组成、理化性质，对药物进行真伪鉴别、杂质检查及有效成分含量测定等，并判断该药物的质量是否符合规定。

2. 国家药品标准是国家对药品质量规格及检验方法所作的技术规定；我国的药品质量标准分为国家药品标准和企业药品标准两种类型；主要内容包括名称、性状、鉴别、检查、含量测定、类别、规格和贮藏等。

3. 《中华人民共和国药典》（2020年版）分为四部，是记载药品质量标准的法典；二部的主要内容有凡例、品名目次、品种正文和索引；主要国外药典有《美国药典》（USP）、《英国药典》（BP）、《日本药局方》（JP）和《欧洲药典》（Ph. Eur.）。

4. 药品检验工作的基本程序包括取样、检验、检验记录和检验报告、复核与复检等。药品检验人员必须树立药品质量第一的观念，具有严谨的科学态度、扎实熟练的操作技能和准确无误的工作结果。

● · · · · **思考题** ·

1. 什么是药品质量标准？
2. 药品检验工作的基本程序是什么？
3. 简述药物分析技术的性质与任务。

（于 静 董丽宁）

第二章
药物鉴别技术

学习目标

- 掌握旋光度测定法和pH值测定法。
- 熟悉药物鉴别的内容、方法及相对密度测定法、馏程测定法。
- 了解药物鉴别的特点。

情境导入

情境描述：

2006年4月底，广东中山大学附属第三医院传染病科先后发现多例急性肾衰竭病例，院方立即组织多学科的专家会诊，结果发现，所有出现不良反应的患者，都注射过齐齐哈尔第二制药有限公司（简称"齐药二厂"）生产的亮菌甲素注射液。广东省药品检验所工作人员经过多天排查，最终确定齐药二厂生产的亮菌甲素注射液里含有大量工业原料二乙二醇，此次事件共导致13位患者因急性肾衰竭死亡，这就是"齐药二厂"假药事件，发生事故的重要原因之一是齐药二厂化验室陈××严重违反操作规程，未对药用辅料丙二醇作红外光吸收图谱与标准图谱对比鉴别，因此没能鉴别出药用辅料"丙二醇"的真伪，就签发合格证，致使假丙二醇（二乙二醇冒充）流入生产，使企业生产出假药"亮菌甲素注射液"并投放市场，造成严重后果。

学前导语：

药物鉴别是药品检验工作的首项任务。为保证人们用药安全、有效，药品检验人员必须认真学习理论知识和操作技能，牢固树立药品质量第一的观念。通过本章的学习，同学们将学会药物鉴别的常用方法和操作，并能根据结果判断药物的真伪。

第一节 药物鉴别的基本知识

药物的鉴别是根据药物分子结构和理化性质，利用化学、物理化学或生物学方法来判断药物的真伪，是药品质量检验工作的首项任务。只有在药物鉴别无误的情况下，再进行药物的杂质检查和含量测定才有意义。

一、药物鉴别的特点

1. 确证试验　《中华人民共和国药典》和各国药典收载的鉴别试验方法，均是用来确证供试品的真伪的。

2. 个别分析　药物鉴别项目相对比较少，一般在标准中仅列3~4项，有时甚至只做1~2项试验就可以得出明确结论，因此是个别分析而不是系统分析。

3. 互相印证及综合判断　一个鉴别试验只能反映药物某一方面的理化性质，因此为了确证药物，药物鉴别通常采用化学鉴别法、光谱法、色谱法、物理常数测定法或生物学法等对同一供试品进行鉴别，以便互相印证，通过综合分析才能证实供试品的真实性。

二、药物鉴别的内容

在药品检验工作中，药物鉴别内容包括性状观测和鉴别试验两个方面。鉴别试验又可分为一般鉴别试验和专属鉴别试验。

（一）性状观测

药物的性状反映了药物特有的物理性质，在药品质量标准中的"性状"项下一般包括外观性状、溶解度、一般稳定性和物理常数等。

1. 外观性状　外观性状是指药物的色泽和外表感观，包括药物存在状态、晶型、色泽、臭、味等。如《中华人民共和国药典》（2020年版）中对乙酰氨基酚的外观性状描述为"本品为白色结晶或结晶性粉末；无臭"；对维生素E的外观性状描述为"本品为微黄色至黄色或黄绿色澄清的黏稠液体；几乎无臭；遇光色渐变深"。

2. 溶解度　溶解度是药物的一种物理性质，在一定程度上反映了药物的纯度。《中华人民共和国药典》（2020年版）用"极易溶解、易溶、溶解、略溶、微溶、极微溶解、几乎不溶或不溶"来描述药物在不同溶剂中的近似溶解度。如《中华人民共和国药典》（2020年版）中维生素C的溶解度描述为"本品在水中易溶，在乙醇中略溶，在三氯甲烷或乙醚中不溶"。

🔗 知识链接 ···

溶解度的名词术语

《中华人民共和国药典》（2020年版）凡例中规定，药品的近似溶解度以下列名词术语表示：

极易溶解　系指溶质1g（ml）能在溶剂不到1ml中溶解。

易溶　系指溶质1g（ml）能在溶剂1~不到10ml中溶解。

溶解　系指溶质1g（ml）能在溶剂10~不到30ml中溶解。

略溶　系指溶质1g（ml）能在溶剂30~不到100ml中溶解。

微溶　系指溶质1g（ml）能在溶剂100~不到1 000ml中溶解。

极微溶解　系指溶质1g（ml）能在溶剂1 000~不到10 000ml中溶解。

几乎不溶或不溶　系指溶质1g（ml）在溶剂10 000ml中不能完全溶解。

《中华人民共和国药典》（2020年版）凡例规定了溶解度的试验法：除另有规定外，称取研成细粉的供试品或量取液体供试品，于25℃±2℃一定容量的溶剂中，每隔5分钟强力振摇30秒；观察30分钟内的溶解情况，如无目视可见的溶质颗粒或液滴时，即视为完全溶解。

3. 一般稳定性　一般稳定性是指与药物贮藏有关的是否具有引湿、风化、遇光变质等性质。例如《中华人民共和国药典》（2020年版）中肾上腺素的性状项下关于稳定性的记载"与空气接触或受日光照射，易氧化变质；在中性或碱性水溶液中不稳定"。有些药物的性状项下还描述酸碱性，指药物的水溶液显酸性或碱性反应，例如肾上腺素的性状项下关于酸碱性的记载是"饱和水溶液显弱碱性反应"。

4. 物理常数　物理常数是评价药物质量的主要指标之一。测定物理常数不仅可鉴别药物的真伪，还可检查药物的纯度。《中华人民共和国药典》（2020年版）收载的物理常数有相对密度、馏程、熔点、凝点、比旋度、折光率、黏度、吸收系数、pH值等。

（二）一般鉴别试验

一般鉴别试验是依据某一类药物的化学结构及其理化性质的特征，通过化学反应来鉴别药物的真伪。因此，一般鉴别试验只能证实是某一类药物，而不能证实是哪一种药物。若想证实为何种药物，必须在一般鉴别试验的基础上，再进行专属鉴别试验。

《中华人民共和国药典》（2020年版）四部通用技术要求中收载的"一般鉴别试验"项目有丙二酰脲类、托烷生物碱类、芳香第一胺类、有机氟化物、无机金属盐类、有机酸盐、无机酸盐等。现以丙二酰脲类、芳香第一胺类、水杨酸盐、有机氟化物、氯化物、钠盐为例介绍一般鉴别试验。

1. 丙二酰脲类

（1）硝酸银试液反应：取供试品约0.1g，加碳酸钠试液1ml与水10ml，振摇2分钟，滤过；滤液中逐滴加入硝酸银试液，即生成白色沉淀，振摇，沉淀即溶解；继续滴加过量的硝酸银试液，沉淀不再溶解。

（2）铜吡啶试液反应：取供试品约50mg，加吡啶溶液（1→10）5ml，溶解后，加铜吡啶试液1ml，即显紫色或生成紫色沉淀。

2. 芳香第一胺类　取供试品约50mg，加稀盐酸1ml，必要时缓缓煮沸使溶解，加0.1mol/L亚硝酸钠溶液数滴，加与0.1mol/L亚硝酸钠溶液等体积的1mol/L脲溶液，振摇1分钟，滴加碱性β-萘酚试液数滴，视供试品不同，生成由粉红到猩红色沉淀。

3. 水杨酸盐

（1）三氯化铁试液反应：取供试品的中性或弱酸性稀溶液，加三氯化铁试液1滴，即显紫色。

（2）沉淀反应：取供试品溶液，加稀盐酸，即析出白色水杨酸沉淀；分离，沉淀在醋酸铵试液中溶解。

4. 有机氟化物　取供试品约7mg，照氧瓶燃烧法（通则0703）进行有机破坏，用水20ml与0.01mol/L氢氧化钠溶液6.5ml为吸收液，俟燃烧完毕后，充分振摇；取吸收液2ml，加茜素氟蓝试液0.5ml，再加12%醋酸钠的稀醋酸溶液0.2ml，用水稀释至4ml，加硝酸亚铈试液0.5ml，即显蓝紫色；同时做空白对照试验。

5. 氯化物

（1）硝酸银试液反应：取供试品溶液，加稀硝酸使成酸性后，加硝酸银试液，即生成白色凝乳状沉淀；分离，沉淀加氨试液即溶解，再加稀硝酸酸化后，沉淀复生成。如供试品为生物碱或其他有机碱的盐酸盐，须先加氨试液使成碱性，将析出的沉淀滤过除去，取滤液进行试验。

（2）二氧化锰-硫酸反应：取供试品少量，置试管中，加等量的二氧化锰，混匀，加硫酸湿润，缓缓加热，即产生氯气，能使用水湿润的碘化钾淀粉试纸显蓝色。

6. 钠盐

（1）焰色反应：取铂丝，用盐酸湿润后，蘸取供试品，在无色火焰中燃烧，火焰即显鲜黄色。

（2）焦锑酸钾试液反应：取供试品约100mg，置10ml试管中，加水2ml溶解，加15%碳酸钾溶液2ml，加热至沸，不得有沉淀生成；加焦锑酸钾试液4ml，加热至沸；置冰水中冷却，必要时，用玻璃棒摩擦试管内壁，应有致密的沉淀生成。

（三）专属鉴别试验

药物的专属鉴别试验是证实某一种药物的依据，是根据每一种药物的化学结构上的差异所引起的理化特性，选用某些特有的、灵敏度高的反应，来鉴别药物的真伪的试验。其方法收载在《中华人民共和国药典》（2020年版）品种正文各药品质量标准的鉴别项中。如巴比妥类药物含有丙二酰脲母核，可根据丙二酰脲母核5, 5–位上不同取代基所具有的化学性质不同，鉴别巴比妥类药物：苯巴比妥有苯环，能与硫酸–亚硝酸钠发生亚硝基化反应而进行专属性鉴别；司可巴比妥具有双键，能与碘试液发生加成反应而进行专属性鉴别。

一般鉴别试验是以某些类别药物的共同化学结构为依据，根据其相同的理化性质进行药物真伪鉴别，其目的是区别不同类别的药物。专属鉴别试验是在一般鉴别试验的基础上，利用各种药物化学结构的差异来鉴别药物的，其目的是区别同类药物，最终达到确证药物真伪的目的。

? 课堂问答

一般鉴别试验与专属鉴别试验收载在《中华人民共和国药典》的哪一部分？两者有何不同？

三、药物鉴别的方法

化学药物常用的鉴别的方法有化学鉴别法、光谱鉴别法、色谱鉴别法、生物学法等，对于中药材及其提取物和制剂常用的鉴别方法还有显微鉴别法和特征图谱或指纹图谱鉴别法。

（一）化学鉴别法

化学鉴别法是根据药物与化学试剂在一定的条件下发生化学反应所产生的颜色、沉淀、气体、荧光等现象，鉴别药物真伪的方法。

化学鉴别法对无机药物主要是根据其组成的阴离子和阳离子的特殊反应进行鉴别，对有机药物则大多都采用典型的官能团反应进行鉴别。如无机药物氯化钾的鉴别，就是鉴别是否有氯离子和钾离子，鉴别根据氯离子和钾离子的性质进行；如有机药物对乙酰氨基酚的鉴别，是利用药物结构中有酚羟基，酚羟基可以与三氯化铁反应显蓝紫色进行的。

化学鉴别法要注意鉴别试验的条件，否则将会影响结果的判断。影响鉴别反应的因素主要有溶液的浓度、温度、酸碱度、反应时间和共存的干扰物质等。此外，在选择化学鉴别反应时要注意其反应的灵敏性和专属性。

⊘ 课堂问答 ————————————————

查阅《中华人民共和国药典》（2020年版），举例说明哪些药物是利用化学反应产生的颜色、沉淀、气体、荧光等现象进行鉴别的。

（二）光谱鉴别法

1. 紫外-可见分光光度法　是通过测定药物在紫外-可见光区（190~800nm）的吸收光谱特征对药物进行鉴别的方法。鉴别的主要依据是具有共轭体系的有机药物在紫外-可见光区有特征吸收，根据吸收光谱特征如吸收光谱形状、最大吸收波长、最小吸收波长、吸收峰的数目、规定波长处的吸收系数等对药物进行鉴别。但是具有相同或相似共轭体系结构的不同药物，常表现出一些相同的特征吸收，故本法用于药物鉴别，其专属性不如红外分光光度法。常用的鉴别方法有如下几种。

（1）比较吸收系数（$E_{1cm}^{1\%}$）的一致性：吸收系数（$E_{1cm}^{1\%}$）是吸光物质的物理常数，可用于药物的鉴别。如《中华人民共和国药典》（2020年版）规定维生素E加无水乙醇溶解并定量稀释制成每1ml中约含0.1mg的溶液，照紫外-可见分光光度法（通则0401），在284nm的波长处测定吸光度，吸收系数（$E_{1cm}^{1\%}$）为41.0~45.0。

（2）比较最大吸收波长、最小吸收波长、肩峰波长的一致性：如《中华人民共和国药典》（2020年版）规定布洛芬加0.4%氢氧化钠溶液制成每1ml中约含0.25mg的溶液，照紫外-可见分光光度法（通则0401）测定，在265nm与273nm的波长处有最大吸收，在245nm与271nm的波长处有最小吸收，在259nm的波长处有一肩峰。

（3）比较最大吸收波长及其吸光度的一致性：如《中华人民共和国药典》（2020年版）规定地西泮加0.5%硫酸的甲醇溶液制成每1ml中含5μg的溶液，照紫外-可见分光光度法（通则0401）测定，在242nm、284nm与366nm的波长处有最大吸收；在242nm波长处的吸光度约为0.51，在284nm波长处的吸光度约为0.23。

（4）比较吸光度比值的一致性：如《中华人民共和国药典》（2020年版）规定奋乃静加甲醇溶解并稀释制成每1ml中含10μg的溶液，照紫外-可见分光光度法（通则

0401）测定，在258nm与313nm的波长处有最大吸收，在313nm与258nm处的吸光度比值应为0.12~0.13。

2. 红外分光光度法　是通过测定药物在4 000~400cm^{-1}波数（2.5~25μm波长）范围的吸收光谱对药物进行鉴别的方法。该法是一种专属性强、应用较广的鉴别方法。主要用于组分单一或结构明确的原料药，特别适合于用其他方法不易区分的同类药物的鉴别，如甾体激素类、磺胺类和半合成抗生素类药物。

（1）药物红外吸收光谱示例（图2-1）。

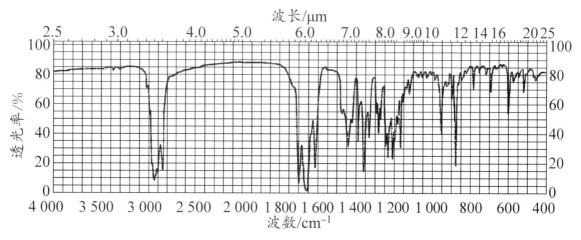

图2-1　黄体酮的红外光吸收图谱

（2）鉴别方法：《中华人民共和国药典》（2020年版）均采用标准图谱对照法。即按规定条件测定药物的红外光吸收图谱，与《药品红外光谱集》（与《中华人民共和国药典》配套出版，简称"光谱集"）中相应的标准图谱对比，核对其峰位、峰形和相对强度是否一致，如果一致即为同一药物；如果不一致，应按该药物在《中华人民共和国药典》正文或光谱图中备注的方法进行预处理后，再进行绘制对比。如罗红霉素的鉴别：本品的红外光吸收图谱应与对照的图谱（光谱集786图）一致；如不一致时，取本品1g，置10ml具塞试管中，加80%丙酮溶液2ml，加热振摇使溶解，自然或冰浴降温结晶，如结晶为糊状或絮状，重新加热溶解后再结晶，抽滤，取残渣置60℃下减压干燥后测定。

❓ **课堂问答** —————

下面给出丙二醇、二乙二醇的红外光吸收图谱（图2-2）。考一考你：两者的红外光吸收图谱主要有哪些区别？想一想：假如你是一名药品质检员，从"齐药二厂"假药案中应吸取哪些教训？

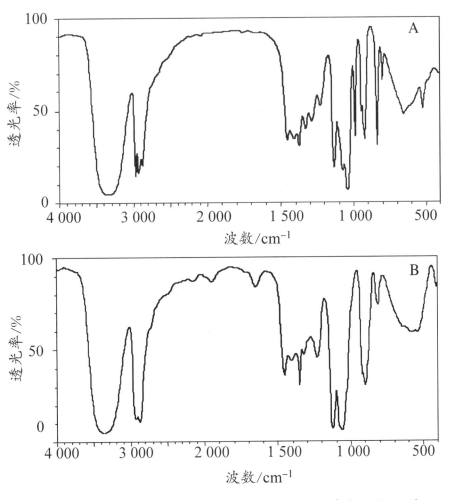

图2-2 丙二醇（A）、二乙二醇（B）的红外光吸收图谱

（三）色谱鉴别法

色谱鉴别法是利用物质在一定的色谱条件下所产生的特征色谱行为（比移值R_f或保留时间）进行药物鉴别的方法。同一种药物在相同条件下的色谱行为是相同的，依此可以鉴别药物的真伪。用于药物鉴别的方法有薄层色谱法、高效液相色谱法、气相色谱法等。

1. 薄层色谱法（TLC） 在实际工作中，薄层色谱法用于药物鉴别常采用对照品对照法，即将供试品与对照品按质量标准的规定，配成一定浓度的溶液，在同一薄层板上点样、展开、显色与检视，供试品溶液所显的主斑点的颜色（或荧光）与位置（R_f）应与对照品溶液的主斑点一致，而且主斑点的大小与颜色的深浅也应大致相同；或采用将上述供试品溶液与对照品溶液等体积混合，在薄层板上点样、展开与检视，应显示单一、紧密的斑点。该法仪器简单，简便易行，分离能力较强，广泛应用于药物鉴别。如《中华人民共和国药典》（2020年版）诺氟沙星的鉴别：取本品与诺氟沙星对照品，分别加三氯甲烷-甲醇（1:1）制成每

1ml中含2.5mg的溶液，吸取上述2种溶液各10μl，分别点于同一硅胶G薄层板上，以三氯甲烷–甲醇–浓氨溶液（15∶10∶3）为展开剂，展开，晾干，置紫外光灯（365nm）下检视，供试品溶液所显主斑点的位置与荧光应与对照品溶液主斑点的位置与荧光相同。

2. 高效液相色谱法（HPLC） 高效液相色谱法是采用高压输液泵将规定的流动相泵入装有填充剂的色谱柱，对供试品进行分离测定的色谱方法。注入的供试品，由流动相带入柱内，各组分在柱内被分离，并依次进入检测器，由积分仪或数据处理系统记录和处理色谱信号。鉴别药物时，一般都是按供试品含量测定项下的高效液相色谱条件进行试验，要求供试品和对照品色谱峰的保留时间（t_R）一致。如《中华人民共和国药典》（2020年版）异烟肼的鉴别：在含量测定项下记录的色谱图中，供试品溶液主峰的保留时间应与对照品溶液主峰的保留时间一致。如含量测定为内标法时，可要求供试品溶液和对照品溶液色谱图中药物峰的保留时间与内标物峰的保留时间比值应相同。

高效液相色谱法具有分离效率高、选择性好、分析速度快、检测灵敏度高、操作自动化和应用范围广的特点。

3. 气相色谱法（GC） 气相色谱法是采用气体为流动相（载气），各组分流经装有填充剂的色谱柱进行分离鉴定的色谱方法。药物或其衍生物气化后，被载气带入色谱柱进行分离，各组分先后进入检测器，用数据处理系统记录色谱信号。气相色谱法要求供试品具有易挥发、热稳定性好等性质。气相色谱法与高效液相色谱法鉴别相似，可以采用与对照品对比，依法测定，要求供试品溶液主峰保留时间应与对照品溶液主峰的保留时间一致，如《中华人民共和国药典》（2020年版）维生素E的鉴别。

第二节 物理常数测定法

物理常数是表示药物的物理性质的重要特征常数，在一定的条件下是一个定值。本节主要介绍相对密度测定法、馏程测定法、旋光度测定法、pH值测定法。

一、相对密度测定法

（一）基本原理

相对密度系指在相同的温度、压力条件下，某物质的密度与水的密度之比。除另有规定外，温度均为20℃。纯物质的相对密度在特定的条件下为不变的常数。但如果物质的纯度不够，则其相对密度的测定值会随着纯度的变化而改变。因此，测定药物的相对密度，可以鉴别药物的真伪，也可以检查药物的纯杂程度。

（二）测定方法

《中华人民共和国药典》（2020年版）中相对密度测定法有三种，即比重瓶法、韦氏比重秤法和振荡型密度计法，测定的对象均是液体药物。一般液体药物用比重瓶法测定，易挥发液体药物宜用韦氏比重秤法测定。液体药物的相对密度也可采用振荡型密度计法测定。

比重瓶法是常用方法，特点是所需供试品量少、准确度高，适用于一般液体（不挥发或挥发性小的液体）药物的相对密度测定，因此本节重点介绍比重瓶法。

1. 仪器　《中华人民共和国药典》（2020年版）采用的比重瓶有两种，如图2-3及图2-4，常用的容量规格为5ml、10ml、25ml、50ml。测定使用的比重瓶必须洁净、干燥。

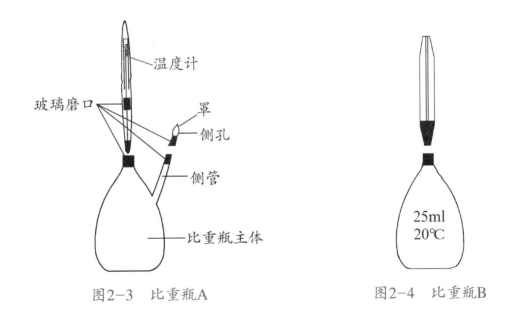

图2-3　比重瓶A　　　　　　　　图2-4　比重瓶B

2. 操作方法　方法一：取洁净、干燥的比重瓶A，精密称定，记录比重瓶重量；装满供试品（温度应低于20℃或各品种项下规定的温度）后，装上温度计（瓶中应无气泡），置20℃（或各品种项下规定的温度）的水浴中放置若干分钟，使内容物的温度达到20℃（或各品种项下规定的温度），用滤纸除去溢出侧管的液体，立即盖上罩。

然后将比重瓶自水浴中取出，再用滤纸将比重瓶的外面擦净，精密称定，减去比重瓶的重量，求得供试品的重量后，将供试品倾去，洗净比重瓶，装满新沸过的冷水，再照上法测得同一温度时水的重量，即得。

方法二：取洁净、干燥的比重瓶B，精密称定，记录比重瓶重量；将比重瓶B装满供试品（温度应低于20℃或各药品项下规定的温度），插入中心有毛细孔的瓶塞，用滤纸将溢出的液体擦干；置20℃（或各药品项下规定的温度）的恒温水浴中，放置若干分钟，随着供试液温度的上升，过多的液体从塞孔溢出，随时用滤纸将瓶塞顶端擦干，待液体不再由塞孔溢出，照上述方法一，自"再用滤纸将比重瓶的外面擦净"起，依法测定，即得。

⊘ **课堂问答** ————————————————————————————

请简单明了地写出比重瓶法中"方法一"的操作流程。

....

3. 计算　将（比重瓶+供试品）重量、（比重瓶+水）重量分别减去比重瓶重量，求出供试品重量和水重量，按式（2-1）计算，即得。

$$供试品的相对密度 = \frac{供试品重量}{水重量} \qquad 式（2-1）$$

（三）注意事项

1. 比重瓶必须洁净、干燥（所附温度计不能加热干燥），操作顺序为先称量空比重瓶，再装供试品称重，最后装水称重。

2. 装过供试品的比重瓶必须冲洗干净，如测定物为油剂，测定后应尽量倾去，连同瓶塞可先用石油醚和三氯甲烷冲洗数次，待油剂完全洗去，再以乙醇、水冲洗干净，依法测定水重量。

3. 供试品及水装瓶时，应小心沿瓶壁倒入比重瓶内，避免产生气泡，如有气泡，应稍放置待气泡消失后再调温称重。供试品如为糖浆剂、甘油等黏稠液体，装瓶时更应缓慢沿壁倒入，防止因黏稠度大，产生的气泡很难逸去而影响测定结果。

4. 将比重瓶从水浴中取出时，应用手指拿住瓶颈，而不能拿瓶身，以免供试品因手温影响而膨胀外溢。

5. 采用新煮沸数分钟并冷却的纯化水，其目的是除去水中少量的空气。

6. 用比重瓶测定相对密度时，放置比重瓶和天平的环境温度应略低于20℃或各品种项下规定的温度，否则易造成比重瓶内的液体在称重过程中因环境温度高于规定温度而膨胀外溢而导致误差。

韦氏比重秤法

取20℃时相对密度为1的韦氏比重秤，用新沸过的冷水将所附玻璃圆筒装至八分满，置20℃（或各品种项下规定的温度）的水浴中，搅动玻璃圆筒内的水，调节温度至20℃（或各品种项下规定的温度），将悬于秤端的玻璃锤浸入圆筒内的水中，秤臂右端悬挂游码于1.000 0处，调节秤臂左端平衡用的螺旋使平衡，然后将玻璃圆筒内的水倾去，拭干，装入供试液至相同的高度，并用同法调节温度后，再把拭干的玻璃锤浸入供试液中，调节秤臂上游码的数量与位置使平衡，读取数值，即得供试品的相对密度。

（四）应用

相对密度测定法主要用于液体药物的鉴别和纯度判断。药物的相对密度也收载在《中华人民共和国药典》的性状项或检查项下。比较测定的结果与《中华人民共和国药典》（2020年版）中药物的相对密度是否一致，可以判断药物是否符合规定。如《中华人民共和国药典》（2020年版）中硝酸甘油溶液性状项下要求相对密度为0.835~0.850。

二、馏程测定法

（一）基本原理

馏程系指一种液体在校正到标准大气压［101.3kPa（760mmHg）］下蒸馏，自开始馏出第5滴算起，至供试品仅剩3~4ml或一定比例的容积馏出时的温度范围。某些液体药品具有一定的馏程，测定馏程可以区别或检查药品的纯杂程度。

（二）测定方法

1. 仪器 《中华人民共和国药典》（2020年版）馏程测定法采用国产19号标准磨口蒸馏装置一套，见图2-5。A为蒸馏瓶；B为冷凝管，馏程在130℃以下时用水冷却，馏程在130℃以上时用空气冷凝管；C为具有0.5ml刻度的25ml量筒；D为分浸型具有0.2℃刻度的温度计，预先经过校正，温度计汞球的上端与蒸馏瓶出口支管的下壁相齐。

根据供试品馏程的不同，可选用不同的加热器，通常馏程在80℃以下时用水浴（其液面始终不得超过供试品液面），80℃以上时用直接火焰或其他电热器加热。

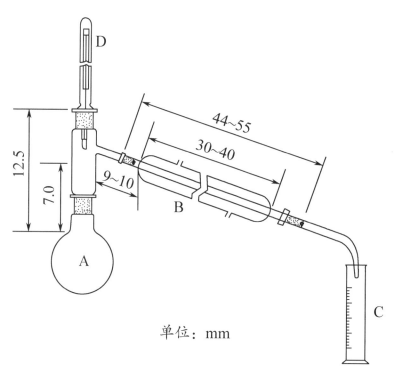

A—蒸馏瓶；B—冷凝管；C—刻度量筒；D—温度计。

图2-5　标准磨口蒸馏装置

2. 操作方法

（1）将蒸馏装置固定于铁架台上。

（2）测定时，取供试品25ml，经长颈的干燥小漏斗，转移至干燥的蒸馏瓶A中，加入洁净的无釉小瓷片数片，插上带有磨口的温度计D。

（3）冷凝管的下端通过接流管接以25ml的量筒为接收器。

（4）选用合适的加热器加热。如用直接火焰加热，则将蒸馏瓶置石棉板中心的小圆孔上（石棉板宽12~15cm，厚0.3~0.5cm，孔径2.5~3.0cm），并使蒸馏瓶壁与小圆孔边缘紧密贴合，以免气化后的蒸气继续受热，然后用直接火焰加热使供试品受热沸腾。注意火源始终不能超过供试品的液面。

（5）调节温度，使每分钟馏出2~3ml，注意检读自冷凝管开始馏出第5滴时与供试品仅剩3~4ml或一定比例的容积馏出时，温度计上所显示的温度范围，即为供试品的馏程。

（三）注意事项

1. 测定时，如要求供试品在馏程范围内馏出不少于90%时，应使用100ml蒸馏瓶，并量取供试品50ml，接收器用50ml量筒。

2. 测定时，大气压如在101.3kPa（760mmHg）以上，每升高0.36kPa（2.7mmHg），应将测得的温度减去0.1℃；大气压如在101.3kPa（760mmHg）以下，每降低0.36kPa

（2.7mmHg），应增加0.1℃。

3. 温度计汞球的上端与蒸馏瓶出口支管的下壁处于同一水平，不可偏向管壁。

4. 为防止蒸馏时发生爆沸现象，在蒸馏开始前应加入一些止爆剂或用一端封闭的毛细管或洁净的小瓷片。

5. 勿在通风处操作，否则影响读数，最好在室温20~25℃进行蒸馏。

6. 馏出液自第5滴开始检读，第5滴是指在冷凝管下端出口处算起。

7. 蒸馏速度不宜过快，调节温度，使每分钟馏出2~3ml，火力不宜太强，以免产生过热蒸气。开始加热至初馏点应为5~10分钟，馏出90%至干点（即终沸点）为3~5分钟。

（四）应用

馏程测定法主要用于少数液体药物的鉴别和纯度判断。药物的馏程收载在《中华人民共和国药典》的性状项中。比较测定的结果与《中华人民共和国药典》（2020年版）药物的馏程是否一致，可以判断药物是否符合规定。如《中华人民共和国药典》（2020年版）中苯甲醇性状项下要求馏程在203~206℃馏出的量不得少于95%（ml/ml）。

三、旋光度测定法

（一）基本原理

一个碳原子连有4个不同的原子或基团，这个碳原子称为手性碳原子，也称"不对称碳原子"。

某些有机药物分子结构中具有手性碳原子，具有旋光现象，即平面偏振光通过含有某些光学活性化合物的液体或溶液时，使偏振光的平面向左或向右旋转，旋转的度数称为旋光度。用符号α表示，常以"+"表示右旋，"−"表示左旋。

在一定波长与温度下，偏振光透过每1ml含有1g旋光性物质的溶液且光路长为1dm时，测得的旋光度称为比旋度，用符号$[\alpha]_D^t$表示。如左氧氟沙星的比旋度为−92°至−99°。

比旋度是旋光性物质的物理常数，可以用于鉴别或检查旋光性药物的纯杂程度，亦可用于测定旋光性药物的含量。

影响旋光度的因素很多，除物质的化学结构外，还包括溶液浓度、溶剂、液层厚度、波长以及测定温度等。

（二）测定方法

1. 仪器　《中华人民共和国药典》（2020年版）规定使用读数精度达到0.01°并经过检定的旋光计。旋光度的测定可采用自动旋光计和目视旋光计进行测定。

2. 操作方法　按各品种项下的规定制备供试液，除另有规定外，供试液的测定温度应为20℃，使用钠光谱的D线（波长589.3nm），测定管长度为1dm（如使用其他管长，应进行换算）。测定时，先用溶剂校正仪器的零点，再将测定管用供试液冲洗数次，然后缓缓注入供试液适量（注意勿使产生气泡），置于旋光计内检测并读数，即得供试液的旋光度。用同法读取旋光度3次，取3次的平均值，按式（2-2）计算，即得供试品的比旋度。

固体供试品：

$$[\alpha]_D^t = \frac{100\alpha}{L \times C} \qquad 式（2-2）$$

式中，$[\alpha]_D^t$ 为比旋度；α 为测得的旋光度；L 为测定管长度（dm）；C 为每100ml溶液中含有被测物质的重量（g，按干燥品或无水物计算）；t 为测定温度（℃），除另有规定外，温度为20℃；D为测定波长，采用钠光谱的D线（589.3nm）。

（三）注意事项

1. 每次测定前应以溶剂作空白校正，测定后，再校正1次，以确定在测定时零点有无变动；如第2次校正时发现旋光度差值超过 ±0.01 时表明零点有变动，则应重新测定旋光度。

2. 温度对物质的旋光度有一定影响，在配制溶液及测定时，均应调节温度至20.0℃±0.5℃（或各品种项下规定的温度）。

3. 供试的液体或固体物质的溶液应充分溶解，供试液应澄清。

4. 在往测定管加液体时，如有气泡，应使其浮于测定管凸颈处。

（四）应用

旋光度测定法主要用于药物的鉴别，也可用于药物的杂质检查和含量测定。

1. 药物的鉴别　旋光性物质的比旋度为物理常数，测定比旋度可作为药物鉴别的依据。通常在规定条件下测定供试品溶液的旋光度，再按照公式计算比旋度，将结果与《中华人民共和国药典》（2020年版）中药物的比旋度比较是否一致，以判断是否符合规定。具有旋光性的药品，在药品质量标准性状项下，一般都收载有"比旋度"的检验项目，如蔗糖、葡萄糖、氯霉素、肾上腺素、维生素C、左氧氟沙星、阿莫西林等。

🔍 案例分析 --

案例（葡萄糖比旋度的计算）：

某制药公司购买了一批葡萄糖，质量检验员小王按《中华人民共和国药典》（2020年版）进行质量检验，其中有关比旋度测定的检验记录为"精密称取本品

10.022 0g，置100ml量瓶中，加水适量与氨试液0.2ml，溶解后，用水稀释至刻度，摇匀，放置10分钟，用1dm测定管在25℃时，依法测定旋光度，3次读数平均值为+5.30°，空白校正3次读数平均值为0.00°。"请你帮助质量检验员小王计算并判断该批葡萄糖的比旋度是否符合规定？《中华人民共和国药典》（2020年版）规定葡萄糖的比旋度为+52.6°至+53.2°。

分析：

按式（2-2）计算，即得葡萄糖的比旋度为：

$$[\alpha]_D^{25} = \frac{100\alpha}{L \times C} = \frac{100 \times (+5.30)}{1 \times \frac{10.022\ 0}{100} \times 100} \approx +52.9°$$

该葡萄糖比旋度是 +52.9°，符合《中华人民共和国药典》（2020年版）的规定。

2. 药物的杂质检查 某些药物本身无旋光性，而所含杂质具有旋光性，通过测定供试液旋光度控制杂质的限量。如《中华人民共和国药典》（2020年版）对硫酸阿托品中莨菪碱杂质的检查采用旋光度法。

3. 药物的含量测定 具有旋光性的药物，在一定浓度范围内药物的浓度与旋光度成正比，因此可用旋光度测定法进行含量测定。如《中华人民共和国药典》（2020年版）葡萄糖注射液、葡萄糖氯化钠注射液等采用该法测定葡萄糖含量。见第六章第六节。

四、pH 值测定法

（一）基本原理

pH值是水溶液中氢离子活度的表示方法。《中华人民共和国药典》（2020年版）规定pH值测定采用电位法。测定时通常以玻璃电极为指示电极，饱和甘汞电极或银-氯化银电极为参比电极进行测定。将两个电极插入待测溶液组成原电池，根据能斯特方程式，溶液的pH与原电池的电动势呈线性关系。pH按式（2-3）测定。

$$pH = pH_S - (E-E_S)/k \qquad\qquad 式（2-3）$$

式中，E 为含有待测溶液（pH）的原电池电动势（V）；E_S 为含有标准缓冲液（pH_S）的原电池电动势（V）；k 为与温度（t，℃）有关的常数 $[k = 0.059\ 16 + 0.000\ 198\ (t-25)]$。

待测物的电离常数、介质的介电常数和液体接界电位等诸多因素均可影响pH值的准确测量，所以实验测得的数值只是溶液的近似pH值。尽管如此，只要待测溶液与标准缓冲液的组成足够接近（$\Delta pH < 3$），由上式测得的pH值与溶液的真实pH值还

是颇为接近的，因此，测定时选用的标准缓冲液pHs值应尽量与待测溶液pH值接近。

（二）测定方法

1. 仪器　溶液的pH值使用酸度计测定，酸度计精度应不低于0.01级（读数精度0.01pH单位）。酸度计主要由pH测量电池（由一对电极与溶液组成）和pH指示器（电位计）两部分组成。

2. 操作方法

（1）酸度计校正：开机通电预热数分钟，调节温度补偿旋钮使仪器显示温度与待测溶液的温度相同。根据各品种项下的规定，选择2种标准缓冲液pH相差约3个单位，使供试液的pH处于两者之间。选择与供试液pH较接近的一种标准缓冲液进行校正（定位），使仪器读数与标示pH一致；再用另一种标准缓冲液进行核对，误差应不大于±0.02pH单位。

（2）测定供试品溶液pH值：电极用纯化水充分洗涤，再用供试品溶液淋洗数次后浸入供试品溶液中，轻摇供试品溶液使平衡稳定后，进行读数。

🔗 **知识链接**

酸度计校正用的标准缓冲液及配制方法

1. 草酸盐标准缓冲液（20℃，pH 1.68）　精密称取在54℃±3℃干燥4~5小时的草酸三氢钾12.71g，加水使溶解并稀释至1 000ml。

2. 邻苯二甲酸盐标准缓冲溶液（20℃，pH 4.00）　精密称取在115℃±5℃干燥2~3小时的邻苯二甲酸氢钾10.21g，加水使溶解并稀释至1 000ml。

3. 磷酸盐标准缓冲溶液（20℃，pH 6.88）　精密称取在115℃±5℃干燥2~3小时的无水磷酸氢二钠3.55g与磷酸二氢钾3.40g，加水使溶解并稀释至1 000ml。

4. 硼砂标准缓冲溶液（20℃，pH 9.22）　精密称取硼砂3.81g（注意避免风化），加水使溶解并稀释至1 000ml，置聚乙烯塑料瓶中，密塞，避免空气中二氧化碳进入。

5. 氢氧化钙标准缓冲液（20℃，pH 12.63）　于25℃，用无二氧化碳的水和过量氢氧化钙经充分振摇制成饱和溶液，取上清液使用。因本缓冲液是25℃时的氢氧化钙饱和溶液，所以临用前需核对溶液的温度是否在25℃，否则需调温至25℃再经溶解平衡后，方可取上清液使用。存放时应防止空气中二氧化碳进入。一旦出现浑浊，应弃去重配。

（三）注意事项

1. 仪器定位后，再用第二种标准缓冲液核对仪器示值，误差应不大于 ±0.02pH 单位。若大于此差值，则应小心调节斜率，使示值与第二种标准缓冲液数值相符。重复上述定位与斜率调节操作，至仪器示值与标准缓冲液的规定数值相差不大于 ±0.02pH 单位。否则，需检查仪器或更换电极后，再校正至符合要求。

2. 每次更换标准缓冲液或供试液前，应用纯化水充分洗涤电极，然后用滤纸将水吸尽，也可用所换的标准缓冲液或供试液洗涤数次。

3. 配制标准缓冲液与溶解供试品的水，应是新沸过并放冷的纯化水。

4. 标准缓冲液一般可保存2~3个月，但发现有浑浊、发霉或沉淀等现象时，不能继续使用。

（四）应用

pH值测定法在药品检验中广泛应用于对pH有严格要求的注射剂、滴眼剂和供配制注射剂用的原料药的酸碱度检查中。

● · · · · **章末小结** · · · · · · · · · · · · ·

1. 药品的鉴别试验根据药品分子结构和理化性质，利用化学、物理化学或生物学方法来判断药品的真伪。药物鉴别的内容包括性状观测和鉴别试验两个方面。药物的性状包括外观性状、溶解度、一般稳定性和物理常数等。药物鉴别试验分为一般鉴别试验和专属鉴别试验。

2. 药物鉴别的方法通常包括化学鉴别法、光谱鉴别法、色谱鉴别法、生物学法等。

3. 物理常数是评价药品质量的主要指标之一，不仅可鉴别药品的真伪，也可反映药品的纯度，有的还可以测定含量。《中华人民共和国药典》（2020年版）收载的物理常数有相对密度、馏程、熔点、凝点、比旋度、折光率、黏度、吸收系数、pH值等。

4. 相对密度系指在相同的温度、压力条件下，某物质的密度与水的密度之比。除另有规定外，温度均为20℃。一般液体药物的相对密度测定采用比重瓶法。

5. 馏程系指一种液体在校正到标准大气压［101.3kPa（760mmHg）］下蒸馏，自开始馏出第5滴算起，至供试品仅剩3~4ml或一定比例的容积馏出时的温度范围。主要用于少数液体药物的鉴别和纯度判断。

6. 比旋度为旋光性物质的物理常数，通过测定比旋度可以用于药物的鉴别、杂质检查和含量测定。测定旋光度后，按 $[\alpha]_D^t=\dfrac{100\alpha}{L\times C}$ 计算即得。

7. pH值测定法是测定水溶液中氢离子活度的方法，《中华人民共和国药典》（2020年版）规定采用电位法测定。

思考题

1. 药物的鉴别试验可分为哪两种？常用药物鉴别方法有哪些？
2. 紫外-可见分光光度法适用于哪类药物的鉴别？主要方法有哪些？
3. 什么是比旋度？影响旋光度测定的因素有哪些？

（林爱群）

第三章
药物杂质检查技术

学习目标

- 掌握药物中杂质限量计算、一般杂质氯化物、硫酸盐、铁盐、重金属、砷盐检查法的原理、方法与注意事项。
- 熟悉干燥失重测定法、炽灼残渣检查法的原理与应用，以及特殊杂质检查的方法与应用。
- 了解药物中杂质的来源与分类。

情境导入

情境描述：

2012年4月15日，央视《每周质量报告》播出节目《胶囊里的秘密》，曝光河北一些企业用生石灰处理皮革废料，熬制成工业明胶，卖给某胶囊生产企业，制成药用胶囊流向药品企业，最终被患者服用。用工业皮革制造药用明胶，虽然成本大幅降低了，但会造成胶囊中铬的含量超标。铬是一种毒性很大的重金属，具有致癌性。经检测，全国共有9家药厂的13个批次药品所用胶囊重金属铬含量超标，其中超标最多的达九十多倍。《中华人民共和国药典》（2020年版）规定，生产药用胶囊所用的明胶空心胶囊含杂质铬不得过百万分之二。

学前导语：

重金属是药物中常见的一种杂质，影响用药安全和药物稳定性，过量摄取会导致中毒，必须进行限量检查。除了重金属外，药物中还有一些杂质不仅无治疗作用，甚至对人体健康有害。本章我们将带领同学们学习药物杂质检查的一些基本知识，控制药物质量，保障人民用药安全。

第一节　药物中的杂质

药物中的杂质是指存在于药物中的无治疗作用或影响药物的稳定性和疗效，甚至对人体健康有害的物质。因此，必须对药物中的杂质进行检查，以保证药物质量和临床用药安全、有效。药物中的杂质在生产或贮藏过程中可能引入，如阿司匹林由水杨酸和醋酐反应得到，若生产中有未反应完全的原料或贮存过程中发生水解都会使药物中引入水杨酸杂质。水杨酸会刺激胃黏膜引起上腹不适及恶心呕吐。因此，《中华人民共和国药典》（2020年版）规定要检查阿司匹林原料药及阿司匹林片等制剂中的游离水杨酸。

一、杂质的来源与分类

了解药物中杂质的来源与分类，可以有针对性地制订出药物中杂质的检查项目和检查方法。

（一）杂质的来源

药物中的杂质主要有两个来源，一是由生产过程中引入；二是在贮藏过程中产生。

1. 生产过程中引入

（1）原料不纯引入杂质。如以工业用氯化钠生产注射用氯化钠时，可能会引入溴化物、碘化物、硫酸盐、铁盐、钾盐、镁盐等杂质。

（2）未反应完全的原料、中间体、副产物、溶剂、试剂等在精制时未完全除尽引入杂质。如山梨醇是以淀粉或蔗糖为原料，先水解为葡萄糖，再经氢化制得的，最终产品中或多或少会含有糖类杂质。再如地塞米松磷酸钠在生产过程中使用大量甲醇和丙酮，有可能残留在成品中，从而引入杂质。

（3）反应过程中使用的金属器皿引入杂质。金属器皿在反应过程中可能导致产品中引入砷盐，以及铅、铁、铜等重金属杂质。

2. 贮藏过程中产生　药物在贮藏过程中，因外界条件如温度、湿度、日光、空气等的影响，或因微生物的作用，发生水解、氧化、分解、异构化、晶型转变、聚合、潮解和发霉等变化，产生有关杂质。如维生素C在贮藏期间易被氧化而导致杂质含量增大，外观色泽改变，其颜色随着贮藏时间的延长而逐渐变深变黄；盐酸普鲁卡因注射液产生水解产物对氨基苯甲酸，不仅使药物疗效下降，而且毒性增加。

（二）杂质的分类

通常按照杂质的来源和性质进行分类，可分为以下几种。

1. 按杂质来源分类

（1）一般杂质：是指在自然界中分布较广泛，在多种药物的生产和贮藏过程中容易引入的杂质。如氯化物、硫酸盐、铁盐、砷盐、重金属、水分等，《中华人民共和国药典》（2020年版）四部通用技术要求中对这些杂质的检查方法均有规定。

（2）特殊杂质：是指在特定药物的生产和贮藏过程中引入的杂质。如硫酸阿托品中的莨菪碱，甲硝唑中的2-甲基-5-硝基咪唑，异烟肼中的游离肼等。

2. 按杂质性质分类

（1）信号杂质：一般无害，但其含量的多少可反映出药物的纯度和生产过程的问题，如氯化物、硫酸盐等。

（2）毒性杂质：对人体有害，在质量标准中要加以严格控制，保证用药安全，如重金属、砷盐等。

（3）无机杂质与有机杂质：无机杂质主要来源于生产过程，如反应试剂、催化剂、重金属、无机盐、活性炭等，大都属于一般杂质；有机杂质主要包括合成中未反应完全的原料、中间体、副产物、降解产物等，如有关物质等。

🔗 **知识链接** ··

药物纯度和化学试剂纯度的区别

药物只有合格品与不合格品的区分。药物的纯度主要从药物的安全性、有效性和稳定性等方面考虑。化学试剂可根据杂质的含量高低分为不同级别（如基准试剂、优级纯试剂、分析纯试剂和化学纯试剂等）。化学试剂不考虑对人体的生理作用和毒副作用，其杂质限量只从可能引起的化学变化对使用的影响来限定。因此，不能把化学试剂当作药物直接用于临床治疗。

二、杂质限量与杂质检查方法

如果单纯从杂质产生的影响来看，其含量应越少越好。药物中的杂质不可能完全除去，也没有必要完全除去。因此，在不影响药物的疗效和不影响药物使用安全的前提下，通常允许药物中含有一定量的杂质。药物中杂质的检查主要为限量检查，一般不需测出杂质的准确含量，只要杂质的含量控制在限量范围内，即符合药品标准的规定即可。

（一）杂质限量

杂质限量是指药物中所含杂质的最大允许量。通常用百分之几或百万分之几来表示。如氯化钠中硫酸盐的限量为0.002%，重金属的限量为百万分之二。

根据定义，药物中的杂质限量可用式（3-1）来计算。

$$杂质限量 = \frac{杂质最大允许量}{供试品量} \times 100\% \qquad 式（3-1）$$

（二）杂质检查方法

常用的杂质检查方法有以下三种：对照法、灵敏度法和比较法。其中对照法应用广泛。

1. 对照法　是指取一定量被检杂质的标准溶液与一定量供试品溶液，在相同条件下处理，比较反应结果，从而判断供试品中所含杂质是否符合限量规定，如图3-1所示。《中华人民共和国药典》（2020年版）规定氯化物的检查，在硝酸酸性条件下，供试品溶液与硝酸银反应，生成白色浑浊，与一定量的标准氯化钠溶液在相同条件下产生的浑浊程度进行比较，不得更浓。

本法多采用比色法或比浊法进行检查。操作时需注意以下事项。

（1）平行操作的原则：①纳氏比色管配对；②两管的加入试剂、反应温度、放置时间等均应相同；③如供试液有色、浑浊，应进行相应的消色、过滤处理。

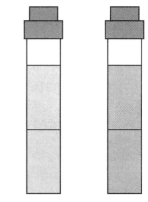

供试品溶液　对照品溶液

图3-1　供试品溶液与对照品溶液

（2）比色与比浊：比色是供试品管与对照管同置于白色背景下，从比色管上口垂直观察两管的颜色；比浊是供试品管与对照管同置于黑色背景下，从比色管上口垂直观察两管的浊度。当供试品管的颜色或浊度不超过对照管的颜色或浊度时，方为符合规定。

2. 灵敏度法　是指在供试品溶液中加入一定量的试剂，在一定反应条件下，不得有正反应出现。本法特点是不需要杂质对照品溶液对比。如《中华人民共和国药典》（2020年版）规定纯化水中酸碱度的检查，取本品10ml，加甲基红指示液2滴，不得显红色；另取10ml，加溴麝香草酚蓝指示液5滴，不得显蓝色。

3. 比较法　是指取一定量的供试品依法检查，测定特定待检杂质的参数（如吸光度、炽灼残渣量、干燥失重量等）与规定的限量比较，不得超过限量。《中华人民共和国药典》（2020年版）葡萄糖注射液中5-羟甲基糠醛检查，规定在284nm的波长处测定，吸光度不得大于0.32。

（三）杂质限量计算

在对照法中，由于供试品（S）中所含杂质最大允许量可以通过杂质标准溶液的浓度（C）与其体积（V）的乘积来表达，所以，杂质限量（L）可用式（3-2）来计算。

$$杂质限量 = \frac{标准溶液的浓度 \times 标准溶液的体积}{供试品量} \times 100\% \qquad 式（3-2）$$

或

$$L = \frac{C \times V}{S} \times 100\% \qquad 式（3-3）$$

式中，L 为杂质限量；C 为标准溶液的浓度；V 为标准溶液的体积；S 为供试品量。

⊙ 案例分析 --

案例1（葡萄糖中砷盐的检查）：

按《中华人民共和国药典》（2020年版）的规定检查葡萄糖中的砷盐，取供试品2.0g，依法检查。取标准砷溶液2.0ml（每1ml相当于1μg的As）制备标准砷斑，试计算砷盐限量。

分析：

$$L = \frac{C \times V}{S} \times 100\% = \frac{1.0 \times 10^{-6} \times 2.0}{2.0} \times 100\% = 0.000\ 1\%$$

所以，砷盐限量为0.000 1%。

案例2（甘露醇中硫酸盐的检查）：

按《中华人民共和国药典》（2020年版）规定检查甘露醇中的硫酸盐，取一定量的供试品，按要求制成供试品溶液，与标准硫酸钾溶液（每1ml相当于100μg的SO_4）2.0ml制成的对照液比较，不得更浓，已知甘露醇中硫酸盐的限量为0.01%，供试品的取样量为多少克？

分析：

$$L = \frac{C \times V}{S} \times 100\%$$

$$S = \frac{C \times V}{L} = \frac{100 \times 10^{-6} \times 2.0}{0.01\%} = 2.0（g）$$

所以，供试品的取样量为2.0g。

案例3（甘油中氯化物的检查）：

按《中华人民共和国药典》（2020年版）规定检查甘油中的氯化物，取供试品5.0g，依法检查（通则0801），与一定量的标准溶液氯化钠溶液（每1ml相当于10μg的Cl）制成的对照液比较，不得更浓。已知甘油中的氯化物的限量为0.001%，应取标准溶液氯化钠溶液的体积为多少毫升？

分析：

$$L = \frac{C \times V}{S} \times 100\%$$

$$V = \frac{L \times S}{C} = \frac{0.001\% \times 5.0}{10 \times 10^{-6}} = 5.0 \text{（ml）}$$

所以，应取标准溶液氯化钠溶液的体积为5.0ml。

第二节　一般杂质检查

一般杂质广泛存在于药物中，如氯化物、硫酸盐、铁盐、重金属、砷盐等。《中华人民共和国药典》（2020年版）将它们的检查方法收载于四部的通用技术要求中，品种正文中各药品的质量标准不再重复记述这些方法，而是直接引用。本节介绍一般杂质检查的原理、方法和注意事项。

> **❓ 课堂问答**
> 《中华人民共和国药典》（2020年版）中规定的一般杂质检查法有哪些？试举例说明。

一、氯化物检查法

氯化物广泛存在于自然界中，在药物的生产过程中极易被引入，是信号杂质。因此，控制氯化物的限量有重要意义。《中华人民共和国药典》（2020年版）对氯化物的检查采用比浊法。

（一）原理

利用在硝酸酸性条件下，药物中微量的氯化物与硝酸银反应，生成氯化银白色浑浊，与一定量的标准氯化钠溶液在相同条件下生成的浑浊比较，判断供试品中氯化物是否符合限量的规定。反应式如下。

$$Cl^- + Ag^+ \longrightarrow AgCl \downarrow （白色）$$

（二）方法

除另有规定外，取各药品项下规定量的供试品，加水溶解使成25ml（溶液如显碱性，可滴加硝酸使成中性），再加稀硝酸10ml；溶液如不澄清，应滤过；置50ml纳氏比色管中，加水使成约40ml，摇匀，即得供试品溶液。另取该品种项下规定量的标准氯化钠溶液，置50ml纳氏比色管中，加稀硝酸10ml，加水使成40ml，摇匀，即得对照溶液。于供试品溶液与对照溶液中，分别加入硝酸银试液1.0ml，用水稀释使成50ml，摇匀，在暗处放置5分钟，同置黑色背景上，从比色管上方向下观察，比较，即得。

（三）注意事项

1. 平行操作　供试品与对照液的操作应同步进行，加入试剂顺序应一致。

2. 稀硝酸的作用　可避免弱酸银盐（如碳酸银、磷酸银及氧化银等沉淀）的干扰，同时还可加速氯化银沉淀的生成并产生较好的乳浊。酸度以50ml供试溶液中含稀硝酸10ml为宜。

3. 比浊浓度　氯化物浓度以50ml中含50~80μg的Cl^-为宜，此范围内氯化物所显浑浊度明显，便于比较。

4. 比浊方法　由于反应生成的氯化银为白色浑浊，对照时应将比色管同置于黑色背景上，从比色管上方向下观察、比较。

5. 暗处放置　为了避免受光线影响析出单质银，在观察前应在暗处放置5分钟。

6. 供试品溶液如带颜色，除另有规定外，可取供试品溶液两份，分置50ml纳氏比色管中，一份加硝酸银试液1.0ml，摇匀，放置10分钟，如显浑浊，可反复滤过，至滤液完全澄清，再加规定量的标准氯化钠溶液与水适量使成50ml，摇匀，在暗处放置5分钟，作为对照溶液；另一份中加硝酸银试液1.0ml与水适量使成50ml，摇匀，在暗处放置5分钟，按上述方法与对照溶液比较，即得。

7. 标准氯化钠溶液的制备　称取氯化钠0.165g，置1 000ml量瓶中，加水适量使溶解并稀释至刻度，摇匀，作为贮备液。临用前，精密量取该贮备液10ml，置100ml量瓶中，加水稀释至刻度，摇匀，即得（每1ml相当于10μg的Cl）。

🔍 **课堂问答**

请说出氯化物检查法采用哪种杂质限量检查方法，并写出操作流程。

二、硫酸盐检查法

硫酸盐也是一种广泛存在于自然界中的信号杂质，许多药物都需要检查该杂质。《中华人民共和国药典》（2020年版）对硫酸盐的检查采用比浊法。

（一）原理

利用在盐酸酸性条件下，药物中微量的硫酸盐与氯化钡作用生成硫酸钡白色浑浊，与一定量标准硫酸钾溶液在相同条件下生成的浑浊比较，判断供试品中硫酸盐是否符合限量的规定。反应式如下。

$$SO_4^{2-} + Ba^{2+} \longrightarrow BaSO_4 \downarrow （白色）$$

（二）方法

除另有规定外，取各品种项下规定量的供试品，加水溶解使成约40ml（溶液如显碱性，可滴加盐酸使成中性）；溶液如不澄清，应滤过；置50ml纳氏比色管中，加稀盐酸2ml，摇匀，即得供试品溶液。另取该品种项下规定量的标准硫酸钾溶液，置50ml纳氏比色管中，加水使成约40ml，加稀盐酸2ml，摇匀，即得对照溶液。于供试品溶液与对照溶液中，分别加入25%氯化钡溶液5ml，用水稀释至50ml，充分摇匀，放置10分钟，同置黑色背景上，从比色管上方向下观察、比较，即得。

（三）注意事项

1. 稀盐酸作用　供试品溶液加入盐酸使成酸性，可避免弱酸钡盐（如碳酸钡、磷酸钡等沉淀）的干扰。但溶液的酸度过大可使硫酸钡溶解，降低检查灵敏度，以50ml供试品溶液中含稀盐酸2ml，使溶液的pH约为1为宜。

2. 比浊浓度　50ml溶液中含0.1~0.5mg的SO_4，即相当于标准硫酸钾溶液1~5ml，在此范围内浊度梯度明显。

3. 氯化钡溶液浓度　《中华人民共和国药典》（2020年版）采用25%氯化钡溶液（不必临用前配制）。加入氯化钡溶液后，应立即充分摇匀，防止局部浓度过高而影响产生浑浊的程度。

4. 供试品溶液如带颜色，可采用内消色法处理　除另有规定外，可取供试品溶液两份，分别置50ml纳氏比色管中，一份中加25%氯化钡溶液5ml，摇匀，放置10分钟，如显浑浊，可反复滤过，至滤液完全澄清，再加规定量的标准硫酸钾溶液与水适量使成50ml，摇匀，放置10分钟，作为对照溶液；另一份中加25%氯化钡溶液5ml与水适量使成50ml，摇匀，放置10分钟，按上述方法与对照溶液比较，即得。

5. 标准硫酸钾溶液的制备　称取硫酸钾0.181g，置于1 000ml量瓶中，加水适量使溶解并稀释至刻度，摇匀，即得（每1ml相当于100μg的SO_4）。

三、铁盐检查法

微量铁盐的存在可能会加速药品的氧化、降解而变质，因而要控制药品中铁盐的限量。《中华人民共和国药典》（2020年版）采用硫氰酸盐法检查药物中的铁盐杂质。

（一）原理

利用在盐酸酸性条件下，药物中微量的铁盐与硫氰酸铵反应生成红色可溶性硫氰酸铁配位离子，与一定量标准铁溶液用同法处理后进行比色，以控制铁盐限量。反应式如下。

$$Fe^{3+} + 6SCN^- \xrightleftharpoons[\quad]{H^+} [Fe(SCN)_6]^{3-} （红色）$$

（二）方法

除另有规定外，取各药品项下规定量的供试品，加水溶解使成25ml，移置50ml纳氏比色管中，加稀盐酸4ml与过硫酸铵50mg，用水稀释使成35ml后，加30%硫氰酸铵溶液3ml，再加水适量稀释成50ml，摇匀；如显色，立即与标准铁溶液一定量制成的对照溶液（取该品种项下规定量的标准铁溶液，置50ml纳氏比色管中，加水使成25ml，加稀盐酸4ml与过硫酸铵50mg，用水稀释使成35ml，加30%硫氰酸铵溶液3ml，再加水适量稀释成50ml，摇匀）比较，即得。

> ⓠ **课堂问答**
> 1. 铁盐检查中，加入50mg过硫酸铵的目的是什么？
> 2. 铁盐检查中，加入30%的硫氰酸铵溶液3ml的目的是什么？

（三）注意事项

1. 稀盐酸的作用　加入稀盐酸溶液，可防止Fe^{3+}的水解生成棕色或棕红色的产物，影响检查。经试验，以50ml溶液中含稀盐酸4ml为宜。

2. 过硫酸铵的作用　过硫酸铵作为氧化剂，既可将供试品中Fe^{2+}氧化成Fe^{3+}，同时可防止光线使硫氰酸铁还原或分解褪色。

3. 硫氰酸铵的作用　铁盐与硫氰酸根离子的反应是可逆的，加入过量硫氰酸铵，不仅可以增加生成的配位离子的稳定性，提高反应灵敏度，还能消除氯化物等的干扰。

4. 比色浓度　以50ml溶液中含10~50μg的Fe^{3+}为宜，在此范围内色泽梯度明显，易于区别。

5. 如供试管与对照管色调不一致时，可分别移至分液漏斗中，各加正丁醇20ml提取，待分层后，将正丁醇层移置50ml纳氏比色管中，再用正丁醇稀释至25ml，比较，即得。

6. 标准铁溶液的制备　称取硫酸铁铵 ［FeNH$_4$(SO$_4$)$_2$·12H$_2$O］0.863g，置 1 000ml 量瓶中，加水溶解后，加硫酸2.5ml，用水稀释至刻度，摇匀，作为贮备液。临用前，精密量取贮备液10ml，置 100ml 量瓶中，加水稀释至刻度，摇匀，即得（每1ml相当于10μg的Fe）。

四、重金属检查法

本法所指的重金属系指在规定实验条件下能与硫代乙酰胺或硫化钠作用显色的金属杂质，如银、铅、汞、铜、镉、铋、锑、锡等。因为在药物生产过程中遇到铅的机会较多，且铅在体内易蓄积中毒，故检查时以铅作为重金属的主要检查对象。

《中华人民共和国药典》（2020年版）通用技术要求中收载了重金属的3种检查方法：硫代乙酰胺法、炽灼后的硫代乙酰胺法和硫化钠法。

（一）第一法（硫代乙酰胺法）

本法适用于溶于水、稀酸或乙醇的药物，为最常用的重金属检查法。

1. 原理　硫代乙酰胺在弱酸性（pH 3.5醋酸盐缓冲液）条件下水解，产生硫化氢，与微量重金属离子生成黄色至棕黑色的硫化物混悬液，与一定量标准铅溶液经同法处理后所呈颜色比较，判断供试品中重金属是否符合限量规定。反应式如下。

$$CH_3CSNH_2 + H_2O \longrightarrow CH_3CONH_2 + H_2S$$
$$Pb^{2+} + H_2S \longrightarrow PbS \downarrow + 2H^+$$

2. 方法　除另有规定外，取25ml纳氏比色管三支，甲管中加标准铅溶液一定量与醋酸盐缓冲液（pH 3.5）2ml后，加水或各品种项下规定的溶剂稀释成25ml，乙管中加入按各品种项下规定的方法制成的供试品溶液25ml，丙管中加入与乙管相同重量的供试品，加配制供试品溶液的溶剂适量使溶解，再加与甲管相同量的标准铅溶液与醋酸盐缓冲液（pH 3.5）2ml后，用溶剂稀释成25ml；再在甲、乙、丙三管中分别加硫代乙酰胺试液各2ml，摇匀，放置2分钟，同置白纸上，自上向下透视，当丙管中显出的颜色不浅于甲管时，乙管中显示的颜色与甲管比较，不得更深。如丙管中显出的颜色浅于甲管，应取样按第二法重新检查。

⊘ 课堂问答 —————————

1. 硫代乙酰胺法中，甲、乙、丙管的作用是什么？

2. 请画出硫代乙酰胺法中甲、乙、丙管溶液配制的流程图。

3. 注意事项

（1）重金属硫化物生成的最佳pH是3.0~3.5，因此加醋酸盐缓冲液（pH 3.5）2.00ml调节pH。

（2）若供试品溶液带颜色，可在甲管中滴加少量的稀焦糖溶液或其他无干扰的有色溶液，使之与乙管、丙管一致，再加硫代乙酰胺试液比色；如按上述方法仍不能使颜色一致时，应取样按第二法检查。

（3）配制供试品溶液时，如使用的盐酸超过1ml，氨试液超过2ml，或加入其他试剂进行处理者，除另有规定外，甲管溶液应取同样同量的试剂置瓷皿中蒸干后，加醋酸盐缓冲液（pH 3.5）2ml与水15ml，微热溶解后，移置纳氏比色管中，加标准铅溶液一定量，再用水或各品种项下规定的溶剂稀释成25ml。

（4）供试品如含高铁盐影响重金属检查时，可在甲、乙、丙三管中分别加入相同量的维生素C 0.5~1.0g，再照上述方法检查。

（5）丙管也称为"监控管"，是为了防止出现假象，如铅与有机药物形成配合物后，无游离态的铅离子，因而不能与硫化氢生成硫化铅而显色，影响试验结果。

（6）标准铅溶液的制备：称取硝酸铅0.159 9g，置1 000ml量瓶中，加硝酸5ml与水50ml溶解后，用水稀释至刻度，摇匀，作为贮备液。精密量取贮备液10ml，置100ml量瓶中，加水稀释至刻度，摇匀，即得（每1ml相当于10μg Pb），制得的标准溶液仅供当日使用。配制与贮藏用的玻璃容器均不得含铅。

（二）第二法（炽灼后的硫代乙酰胺法）

本法适用于含芳环、杂环或难溶于水、稀酸及乙醇的有机药物。如异烟肼、氧氟沙星等。由于药物中的重金属离子与芳环、杂环药物形成配位化合物，或者被不溶解的供试品包裹而不呈游离状态，不能用第一法检查。故需先将供试品炽灼破坏为重金属氧化物残渣，再加硝酸进一步破坏、蒸干后，加盐酸转化为易溶于水的氯化物，再按第一法进行检查。

🔗 知识链接 ....

重金属检查法第二法（炽灼后的硫代乙酰胺法）

重金属检查法除另有规定外，当需改用第二法检查时，取各品种项下规定量的供试品，按炽灼残渣检查法［《中华人民共和国药典》（2020年版）通则（0841）］进行炽灼处理，然后取遗留的残渣；或直接取炽灼残渣项下遗留的残渣；如供试品为溶液，则取各品种项下规定量的溶液，蒸发至干，再按上述方法处理后取遗留的残渣；加硝酸0.5ml，蒸干，至氧化氮蒸气除尽后（或取供试品一定量，缓缓炽灼至完全炭化，放冷，加硫酸0.5~1ml，使恰湿润，用低温加热至硫酸除尽后，加硝酸0.5ml，蒸干，至氧化氮蒸气除尽后，放冷，在500~600℃炽灼使完全灰化），放冷，加盐酸2ml，置水浴上蒸干后加水15ml，滴加氨试液至对酚酞指示液显微粉红色，再加醋酸盐缓冲液（pH 3.5）2ml，微热溶解后，移置纳氏比色管中，加水稀释成25ml，作为乙管；另取配制供试品溶液的试剂，置瓷皿中蒸干后，加醋酸盐缓冲液（pH 3.5）2ml与水15ml，微热溶解后，移置纳氏比色管中，加标准铅溶液一定量，再用水稀释成25ml，作为甲管；再在甲、乙两管中分别加硫代乙酰胺试液各2ml，摇匀，放置2分钟，同置白纸上，自上向下透视，乙管中显示出的颜色与甲管比较，不得更深。

（三）第三法（硫化钠法）

本法适用于溶于碱性溶液而难溶于稀酸或在稀酸中即生成沉淀的药物，如磺胺类药物、巴比妥类药物等。

在氢氧化钠碱性条件下，重金属杂质与硫化钠试液反应生成有色的硫化物，再与一定量标准铅溶液经同法处理后所呈颜色进行比较，以判断药品中重金属的限量。反应式如下。

$$Na_2S + Pb^{2+} \longrightarrow PbS \downarrow + 2Na^+$$

硫化钠试液对玻璃有一定的腐蚀性，久置产生絮状物，应临用新制。

> 🔗 **知识链接** ....

重金属的危害

重金属污染主要来源于铅、铜、汞、铋、镉、铬等，其对人体常见的危害如下。

铅是一种毒性较大的重金属，一旦进入人体很难排除。其对神经、血液、消化、心脑血管、泌尿等多个系统造成损伤，影响智力的发育和骨骼发育，造成消化不良和内分泌失调，导致贫血、高血压和心律失常，破坏肾功能和免疫功能等。

汞是一种液体金属，在常温下即可蒸发。当汞进入人体后，可集聚于肝、肾、大脑、心脏和骨髓等部位，造成神经性中毒和深部组织病变。汞的毒性是积累性的，一开始往往不易察觉，要几年甚至十几年才能反映出来。

镉是一种毒性很大的重金属，其化合物也大都属毒性物质。含镉的矿山废水污染了河水及河两岸的土壤、粮食、牧草后，就会通过食物链进入人体而慢慢积累，会破坏钙、磷以及维生素D的代谢，引起骨质疏松或者是骨质软化。

铬是一种具有银白色光泽的金属，无毒，化学性质很稳定。铬是维持哺乳动物生命健康所需的微量元素，缺乏铬可引起动脉粥样硬化，过量的铬也会对哺乳动物产生危害。铬酸、重铬酸及其盐类对人的黏膜及皮肤有刺激和灼烧作用。这些含铬化合物以蒸气或粉尘方式进入人体，均会引起鼻中隔穿孔、肠胃疾患、白细胞减少、类似哮喘的肺部病变。

五、砷盐检查法

砷盐是有毒的物质，必须严格控制其限量。砷盐多由药物生产过程所使用的无机试剂引入，多种药物均要求检查。《中华人民共和国药典》（2020年版）收载两种砷盐检查法：古蔡氏法和二乙基二硫代氨基甲酸银法，下面主要介绍其中的古蔡氏法。

（一）第一法（古蔡氏法）

1. 原理　金属锌与盐酸作用产生新生态的氢，与药物中微量砷盐反应生成具挥发性的砷化氢，反应式如下。

$$As^{3+} + 3Zn + 3H^+ \longrightarrow 3Zn^{2+} + AsH_3 \uparrow$$
$$AsO_3^{3-} + 3Zn + 9H^+ \longrightarrow 3Zn^{2+} + 3H_2O + AsH_3 \uparrow$$
$$AsO_4^{3-} + 4Zn + 11H^+ \longrightarrow 4Zn^{2+} + 4H_2O + AsH_3 \uparrow$$

砷化氢遇溴化汞试纸，产生黄色至棕色的砷斑，与一定量标准砷溶液在相同条件下生成的标准砷斑比较，可判断药物中砷盐是否符合限量规定。反应式如下。

$$AsH_3 + 3HgBr_2 \longrightarrow 3HBr + As（HgBr）_3（黄色）$$
$$2As（HgBr）_3 + AsH_3 \longrightarrow 3AsH（HgBr）_2（棕色）$$

2. 方法

（1）仪器装置：古蔡氏法仪器装置如图3-2所示。测试时，于导气管C中装入醋酸铅棉花60mg（装管高度为60~80mm），再于旋塞D的顶端平面上放一片溴化汞试纸（试纸大小以能覆盖

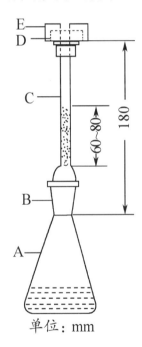

单位：mm

A—100ml标准磨口锥形瓶；B—中空的标准磨口塞（上连导气管C）；C—导气管（外径8.0mm，内径6.0mm），全长约180mm；D—具孔的有机玻璃旋塞；E—中央具有圆孔的有机玻璃旋塞盖。

图3-2　古蔡氏法砷盐检查仪器装置

孔径而不露出平面外为宜），盖上旋塞盖E并旋紧，即得。

（2）标准砷斑的制备：精密量取标准砷溶液2ml，置A瓶中，加盐酸5ml与水21ml，再加碘化钾试液5ml与酸性氯化亚锡试液5滴，在室温放置10分钟后，加锌粒2g，立即将照上法装妥的导气管C密塞于A瓶上，并将A瓶置25~40℃水浴中，反应45分钟，取出溴化汞试纸，即得。

若供试品需经有机破坏后再行检砷，则应取标准砷溶液代替供试品，照该品种项下规定的方法同法处理后，依法制备标准砷斑。

（3）供试品砷斑的制备：取按各品种项下规定方法制成的供试品溶液，置A瓶中，照标准砷斑的制备，自"再加碘化钾试液5ml"起，依法操作。将生成的砷斑与标准砷斑比较，不得更深。

? 课堂问答

古蔡氏法检查砷盐时，制备标准砷斑所需物品有哪些？

3. 注意事项

（1）醋酸铅棉花的作用：锌粒及供试品中可能含有少量硫化物，在酸性溶液中能产生硫化氢气体，与溴化汞试纸作用产生硫化汞色斑，干扰砷斑检查。故用醋酸铅棉花吸收硫化氢气体，除去干扰。《中华人民共和国药典》（2020年版）规定：醋酸铅棉花60mg，装管高度60~80mm。这样既能有效消除硫化氢的干扰，又能保证砷化氢以适宜的速度通过。反应式如下。

$$S^{2-} + 2H^+ \longrightarrow H_2S \uparrow$$
$$H_2S + HgBr_2 \longrightarrow HgS \downarrow + 2HBr$$
$$H_2S + Pb(Ac)_2 \longrightarrow PbS \downarrow + 2HAc$$

（2）碘化钾及氯化亚锡的作用：五价砷在酸性溶液中也能被金属锌还原为砷化氢，但生成砷化氢的速度较三价砷慢，故在反应液中加入碘化钾及氯化亚锡将五价砷还原成三价砷，加快砷化氢生成速度。同时碘化钾和氯化亚锡还能抑制锑化氢的生成，避免锑化氢与溴化汞试纸作用生成锑斑产生干扰。氯化亚锡可与锌作用，在锌粒表面形成锌锡齐，起去极化作用，从而使氢气均匀而连续地发生。反应式如下。

$$AsO_4^{3-} + 2I^- + 2H^+ \longrightarrow AsO_3^{3-} + I_2 + H_2O$$
$$AsO_4^{3-} + Sn^{2+} + 2H^+ \longrightarrow AsO_3^{3-} + Sn^{4+} + H_2O$$

（3）所用锌粒应无砷，以能通过一号筛的细粒为宜。

（4）由于砷斑不够稳定，反应完成后，应立即与标准砷斑比较。

（5）标准砷溶液的制备：称取三氧化二砷0.132g，置1000ml量瓶中，加20%氢氧化钠溶液5ml溶解后，用适量的稀硫酸中和，再加稀硫酸10ml，用水稀释至刻度，摇匀，作为贮备液。临用前，精密量取贮备液10ml，置1000ml量瓶中，加稀硫酸10ml，用水稀释至刻度，摇匀，即得（每1ml相当于1μg的As）。

（二）第二法（二乙基二硫代氨基甲酸银法）

金属锌与盐酸作用产生新生态的氢，与药物中微量砷盐反应生成具挥发性的砷化氢气体，还原二乙基二硫代氨基甲酸银，生成红色胶态银，与一定量标准砷对照液在相同条件下所成颜色进行目视比色，或在510nm波长处测定吸光度进行比较，以控制砷盐的限度。

六、干燥失重测定法

药物中若含有较多的水分，不仅使药物的含量降低，还会引起药物的水解或霉变，致使药物变质失效。因此，需要进行药物的干燥失重测定。干燥失重是指药物在规定的条件下，经干燥至恒重后减失的重量，以百分率表示。《中华人民共和国药典》（2020年版）凡例规定恒重，除另有规定外，系指供试品连续两次干燥或炽灼后称重的差异在0.3mg以下的重量；干燥至恒重的第二次及以后各次称重均应在规定条件下继续干燥1小时后进行；炽灼至恒重的第二次称重应在继续炽灼30分钟后进行。该法主要检查药物中的水分，也包括其他挥发性物质如乙醇等。

干燥失重测定法主要有3种：常压恒温干燥法、减压干燥法（分为室温减压干燥法与恒温减压干燥法）、干燥剂干燥法。

干燥失重按式（3-4）计算。

$$干燥失重（\%）= \frac{减失的重量}{取样量} \times 100\% \qquad 式（3-4）$$

（一）常压恒温干燥法

本法适用于受热较稳定的药物，如硝苯地平、对乙酰氨基酚等药物。

1. 方法　取供试品，混合均匀（如为较大的结晶，应先迅速捣碎使成2mm以下的小粒），取约1g或各品种项下规定的重量，置与供试品相同条件下干燥至恒重的扁形称量瓶中，精密称定，除另有规定外，在105℃干燥至恒重。由减失的重量和取样量计算供试品的干燥失重。

2. 注意事项

（1）供试品干燥时，应平铺在扁形称量瓶中，厚度不可超过5mm，如为疏松物质，厚度不可超过10mm。放入烘箱或干燥器进行干燥时，应将瓶盖取下，置称量瓶旁，或将瓶盖半开进行干燥；取出时，须将称量瓶盖好。置烘箱内干燥的供试品，应在干燥后取出置干燥器中放冷，然后称定重量。

（2）供试品如未达规定的干燥温度即融化时，除另有规定外，应先将供试品在低于熔化温度5~10℃的温度下干燥至大部分水分除去后，再按规定条件干燥。生物制品应先将供试品于较低的温度下干燥至大部分水分除去后，再按规定条件干燥。

（二）减压干燥法

减压干燥法（分为室温减压与恒温减压）适用于熔点低、受热不稳定或难去除水分的药物，如奋乃静、阿司匹林等药物。当用减压干燥器（通常为室温）或恒温减压干燥器（温度应按各品种项下的规定设置。生物制品除另有规定外，温度为60℃）时，除另有规定外，压力应在2.67kPa（20mmHg）以下。

（三）干燥剂干燥法

本法适用于受热分解或易升华的药物，如马来酸麦角新碱、苯佐卡因等药物。采用干燥剂干燥法时，将供试品置干燥器中，利用干燥器内的干燥剂吸收水分，干燥至恒重。常用的干燥剂有硅胶、无水氯化钙和五氧化二磷等。硅胶的吸水力次于五氧化二磷。硅胶显蓝色时有效，显淡红色失效，于120℃干燥至显蓝色，可再生。五氧化二磷应呈白色粉末状有效，不可再生。

七、炽灼残渣检查法

炽灼残渣是指有机药物或挥发性无机药物，加硫酸湿润，进行炭化和高温炽灼所产生的非挥发性无机杂质的硫酸盐。通常用于检查有机药物和挥发性无机药物中的非挥发性无机杂质，残渣限量一般为0.1%~0.2%。

采用炽灼残渣检查法时，取供试品1.0~2.0g或各品种项下规定的重量，置已炽灼至恒重的坩埚（如供试品分子中含有碱金属或氟元素，则应使用铂坩埚）中，精密称定，缓缓炽灼至完全炭化，放冷；除另有规定外，加硫酸0.5~1ml使湿润，低温加热至硫酸蒸气除尽后，在700~800℃炽灼使完全灰化，移置干燥器内，放冷，精密称定后，再在700~800℃炽灼至恒重，即得。按式（3-5）计算。

$$炽灼残渣（\%）=\frac{残渣及坩埚重-空坩埚重}{供试品重}×100\% \qquad 式（3-5）$$

如需将残渣留作重金属检查，则炽灼温度必须控制在500~600℃，避免重金属于高温下逸失。

第三节 特殊杂质检查

特殊杂质是指药物在生产和贮藏过程中，因生产工艺或药物本身性质可能引入的杂质，包括中间体、副产物及分解产物等。如阿司匹林中的游离水杨酸、硫酸阿托品中的莨菪碱、异烟肼中的游离肼等。特殊杂质的检查，主要是利用药物和杂质在物理或化学性质上的差异进行的，常用的方法一般有物理法、化学法、光谱法和色谱法。

一、物理法

物理法是指利用药物与杂质在颜色、臭味、挥发性、旋光性及溶解性等物理性质上的差异，对杂质进行检查的方法。

（一）颜色的差异

某些药物自身无色，但其生产过程或贮藏过程中引入的杂质有色。可用检查供试品溶液颜色的方法，以控制有色杂质的量。如盐酸胺碘酮中游离碘的检查：取本品0.50g，加水10ml，振摇30秒，放置5分钟，滤过，滤液加稀硫酸1ml与三氯甲烷2ml，振摇，三氯甲烷层不得显色。利用游离碘能溶于三氯甲烷显紫红色来检查药品中可能存在的游离碘。

（二）臭味的差异

药物本身没有特殊臭味，而所含杂质具有特殊臭味，那么可利用这种差异来控制杂质的限量。如麻醉乙醚的异臭检查：取本品10ml，置瓷蒸发皿中，使自然挥发，挥散完毕后，不得有异臭。

（三）挥发性的差异

利用药物与杂质的挥发性差异，检查药物中的特殊杂质。如樟脑（天然）的不挥发物检查：取本品2.0g，在100℃加热使樟脑全部挥发并干燥至恒重，遗留残渣不得过1mg。

（四）旋光性的差异

利用药物与杂质的旋光性质差异，可以控制杂质的限量。如硫酸阿托品为消旋体，无旋光性，而莨菪碱为左旋体。《中华人民共和国药典》（2020年版）规定硫酸阿托品中莨菪碱的检查：供试品溶液（50mg/ml）的旋光度不得过 −0.40°，以此控制莨菪碱的量。

（五）溶解性的差异

在某种溶剂中，药物可溶而杂质不溶，或者杂质可溶而药物不溶，利用药物和杂质溶解性的差异可以检查药物中的杂质。如葡萄糖中乙醇溶液的澄清度检查。葡萄糖能溶于热乙醇，糊精难溶于热乙醇，《中华人民共和国药典》（2020年版）规定：取本品1.0g，加乙醇20ml，置水浴上加热回流约40分钟，溶液应澄清。

二、化学法

化学法是指利用药物与杂质在酸碱性、氧化还原性及与试剂生成沉淀、气体或颜色等化学性质上的差异，对杂质进行检查的方法。

（一）酸碱性差异

利用药物与杂质的酸碱性质的差异，来控制杂质限量。如苯巴比妥中酸度的检查：取本品0.20g，加水10ml，煮沸搅拌1分钟，放冷，滤过，取滤液5ml，加甲基橙指示液1滴，不得显红色。此检查主要是控制反应中的副产物苯基丙二酰脲，由于其酸性较苯巴比妥强，能使甲基橙指示液显红色。

（二）氧化还原性的差异

利用药物与杂质在氧化还原性质上的差异，来控制杂质限量。如氯化钠中碘化物的检查：取本品的细粉5.0g，置瓷蒸发皿内，滴加新配制的淀粉混合液（取可溶性淀粉0.25g，加水2ml，搅匀，再加沸水至25ml，随加随搅拌，放冷，加0.025mol/L硫酸溶液2ml、亚硝酸钠试液3滴与水25ml，混匀）适量使晶粉湿润，置日光下（或日光灯下）观察，5分钟内晶粒不得显蓝色痕迹。其原理是亚硝酸钠能与碘化物发生氧化还原反应，生成的碘遇淀粉显蓝色，以此判定氯化物中是否有碘化物的存在。

（三）杂质与一定试剂产生沉淀

利用药物中杂质能与一定的试剂反应产生沉淀，通过比浊法来控制杂质限量。如甘露醇中草酸盐的检查：取本品1.0g，加水6ml，加热溶解后，放冷，加氨试液3滴与氯化钙试液1ml，摇匀，置水浴中加热15分钟后，取出，放冷；如产生浑浊，与草酸钠溶液2.0ml用同一方法制成的对照液比较，不得更浓（0.02%）。其原理是在氨碱性条件下草酸根离子能与氯化钙试液反应，生成草酸钙白色沉淀，与一定量标准草酸盐溶液在相同条件下产生的浑浊比较，以此控制草酸盐杂质的限量。

（四）杂质与一定试剂产生颜色

显色反应很多，此类方法应用较为广泛。如盐酸吗啡中罂粟酸的检查：取本品0.15g，加水5ml溶解后，加稀盐酸5ml与三氯化铁试液2滴，不得显红色。原理是罂粟酸在酸性条件下能与三氯化铁反应生成红色的罂粟酸铁，而盐酸吗啡无此反应。

三、光谱法

光谱法是利用药物与杂质对光的选择吸收性质的差异，来控制杂质的限量的。常用的光谱法有紫外分光光度法、红外分光光度法等。

> 🅠 **课堂问答** ————————————————
> 紫外分光光度法常用的波长范围是多少？测定中能否使用玻璃比色皿，为什么？
> ··

（一）紫外分光光度法

利用药物中的杂质在紫外光区有特征吸收，而药物本身无吸收的性质差异进行检查。如肾上腺素中酮体的检查：取本品，加盐酸溶液（9→2 000）制成每1ml中含2.0mg的溶液，照紫外－可见分光光度法（通则0401），在310nm的波长处测定，吸光度不得过0.05。其原理是肾上腺素在310nm波长处无吸收，而酮体在此波长处有吸收，以此控制酮体的限量。

（二）红外分光光度法

在杂质检查中，红外分光光度法主要用于药物中无效或低效晶型的检查。如《中华人民共和国药典》（2020年版）规定采用红外分光光度法对甲苯咪唑中A晶型的检查。

四、色谱法

药物中一些杂质与药物的结构相似、性质相近，或者光谱特征相似，这就很难采用物理法、化学法或光谱法进行检查。色谱法利用药物与杂质在吸附或分配性质上的差异，可有效地将药物与杂质进行分离和检测，很适合这类杂质的检查，是检查有关物质的首选方法。常用的色谱法有薄层色谱法、高效液相色谱法等。

（一）薄层色谱法

薄层色谱法（TLC）具有方法灵敏、操作简便以及设备简单等优点，因此在杂质检查中被广泛应用，常用的检查方法是杂质对照品法和自身稀释对照法。

1. **杂质对照品法**　适用于已知杂质并能制备杂质对照品的情况。检查时，取一定量供试品溶液和杂质对照品溶液，分别在同一硅胶（或其他吸附剂）薄层板上点样、展开、斑点定位，将供试品所含杂质斑点与杂质对照斑点进行比较，以此控制药物中杂质的限量。如异烟肼中游离肼的检查，规定在实验条件下，在供试品溶液主斑点前方与对照品溶液主斑点相应的位置上，不得显黄色斑点。

2. 自身稀释对照法 本法适用于杂质的结构难以确定，或没有杂质对照品的情况。检查时，将供试品溶液按照限量要求稀释至一定浓度，作为对照品溶液。取一定量供试品溶液与对照品溶液分别点样于同一薄层板上，展开后显色，供试品溶液所显杂质斑点颜色不得深于对照溶液主斑点颜色（或荧光强度）。

◎ **案例分析** -

案例（泼尼松龙中有关物质的检查）：

按照《中华人民共和国药典》（2020年版）规定，取本品适量，加三氯甲烷–甲醇（9∶1）溶解并稀释制成每1ml中约含3mg的溶液，作为供试品溶液；精密量取供试品溶液2ml，置100ml量瓶中，用三氯甲烷–甲醇（9∶1）稀释至刻度，摇匀，作为对照溶液。照薄层色谱法（通则0502）试验，吸取上述2种溶液各5μl，分别点于同一硅胶G薄层板上，以二氯甲烷–乙醚–甲醇–水（72∶12∶6∶0.4）为展开剂，展开，晾干，在105℃干燥10分钟，放冷，喷以碱性四氮唑蓝试液，立即检视。供试品溶液如显杂质斑点，不得多于3个，其颜色与对照溶液的主斑点比较，不得更深。

分析：

该法为薄层色谱法中的供试品溶液自身稀释对照法。

- -

（二）高效液相色谱法

高效液相色谱法（HPLC）分离效能高、专属性强且检测灵敏度高，可以准确地测定各组分的峰面积和峰高，在杂质检查中的应用日益增多。常用方法有内标法、外标法、加校正因子的主成分自身对照法、不加校正因子的主成分自身对照法、面积归一化法。下面介绍外标法、不加校正因子的主成分自身对照法和面积归一化法。

1. 外标法 适用于有杂质对照品，并且进样量可以准确控制的情况。按各品种项下的规定，分别配制杂质对照品溶液和供试品溶液，进样分析，测定杂质对照品溶液和供试品溶液中杂质的峰面积，按外标法计算杂质的含量。如对乙酰氨基酚中有关物质的检查。

2. 不加校正因子的主成分自身对照法 适用于没有杂质对照品的情况。按《中华人民共和国药典》（2020年版）各品种项下规定，取一定量的供试品溶液稀释成与杂质限量相当的溶液，作为对照溶液，然后取供试品溶液和对照溶液适量，分别进样，除另有规定外，供试品溶液的分析时间应为主成分色谱峰保留时间的2倍，测量供试品溶液色谱图上各杂质的峰面积，并与对照溶液主成分的峰面积比较，计算杂质含量。

案例分析

案例（地西泮片中有关物质的检查）：

按照《中华人民共和国药典》（2020年版）规定，取本品细粉适量（约相当于地西泮10mg），加甲醇溶解并制成每1ml中含地西泮约1mg的溶液，摇匀，滤过，取续滤液作为供试品溶液；精密量取供试品溶液适量，用甲醇定量稀释制成每1ml中含地西泮5μg的溶液，作为对照溶液。照地西泮有关物质项下的方法测定，供试品溶液色谱图中如有杂质峰，各杂质峰面积的和不得大于对照溶液主峰面积（0.5%）。

分析：

该法为高效液相色谱法中的不加校正因子的主成分自身对照法。

---

3. 面积归一化法　只适用于与供试品结构相似、相对含量较高且限度范围较宽的杂质含量的粗略考察。检查时，取供试品溶液进样，经色谱分离后，测定各峰面积和色谱图上除溶剂峰以外的总色谱峰面积，计算各峰面积占总峰面积的百分率，不得超过规定的限量。该法简便快捷，但在杂质结构与主成分结构相差较大时可能有较大的测量误差，因此面积归一化法一般不适用于微量杂质的检查。如维生素 K_1 中顺势异构体的检查。

章末小结

1. 药物中的杂质主要由生产过程和贮藏过程引入；杂质限量是指药品中所含杂质的最大允许量。通常用百分之几或百万分之几来表示。计算公式为：$L = \dfrac{C \times V}{S} \times 100\%$；杂质限量的检查方法主要有对照法、灵敏度法、比较法。

2. 一般杂质检查主要有氯化物检查法、硫酸盐检查法、铁盐检查法、重金属检查法、砷盐检查法、干燥失重测定法、炽灼残渣检查法等。其中氯化物检查法、硫酸盐检查法、铁盐检查法、重金属检查法、砷盐检查法多数是在一定酸碱性条件下，采用对照法的比浊法或比色法进行的，见表3-1。干燥失重测定法主要检查药物中的水分，也包括其他挥发性物质如乙醇等。炽灼残渣检查法通常用于检查有机药物和挥发性无机药物中的非挥发性无机杂质，残渣限量一般为0.1%～0.2%。

表 3-1　一般杂质检查所用的显色（沉淀）试剂、反应现象及标准溶液

一般杂质检查	显色（沉淀）试剂	反应现象	标准溶液
氯化物检查	硝酸银试液	白色浑浊	标准氯化钠溶液
硫酸盐检查	25%氯化钡溶液	白色浑浊	标准硫酸钾溶液
铁盐检查	30%硫氰酸铵溶液	红色	标准铁溶液
重金属检查	硫代乙酰胺（或硫化钠）试液	黄色至棕黑色硫化物混悬液	标准铅溶液
古蔡氏法砷盐检查	溴化汞试纸	黄色至棕色砷斑	标准砷溶液

3. 特殊杂质检查常用的方法有物理法、化学法、光谱法、色谱法。其中薄层色谱法检查杂质常用杂质对照品法、自身稀释对照法；高效液相色谱法检查杂质常用外标法、不加校正因子的主成分自身对照法、面积归一化法。

思考题

1. 什么是杂质？并举例说明杂质的来源。
2. 在氯化物检查法中加入稀硝酸的目的是什么？
3. 简述重金属检查第一法（硫代乙酰胺法）的原理和方法。
4. 简述古蔡氏法的原理和方法，以及检查中所用试剂的作用。
5. 特殊杂质检查的方法有哪些？试举例说明。
6. 葡萄糖中氯化物的检查。取本品0.60g，依法检查[《中华人民共和国药典》（2020年版）]，与标准氯化钠溶液（每1ml相当于10μg的Cl）6.0ml制成的对照液比较，不得更浓。问氯化物的限量为多少。

（蔡　欧）

第四章
药物定量分析技术

学习目标

- 掌握滴定分析法、紫外-可见分光光度法、高效液相色谱法测定药物含量的基本原理及计算方法。
- 熟悉紫外-可见分光光度法、高效液相色谱法的仪器组成及应用。
- 了解气相色谱法的基本原理、仪器组成及应用。

情境导入

情境描述：

　　小红同学是某药企质检部的一名实习生。有一次在测定维生素C含量时，测得其含量为98.9%。小红认为测定结果与《中华人民共和国药典》规定只相差0.1%[《中华人民共和国药典》（2020年版）规定维生素C含量不得少于99.0%]，结论可以写为"符合规定"。这时小红的带教老师发现了，告诉小红，不论测定结果与《中华人民共和国药典》规定相差多少，只要不符合《中华人民共和国药典》规定，结论都应为"不符合规定"。

学前导语：

　　对药物进行含量测定是药品检验的重要项目。本章将带领同学们学习药物常见的定量分析方法，学会依据《中华人民共和国药典》（2020年版）进行操作和判断测定结果。

药物定量分析是指运用化学、物理化学或生物化学的方法和技术，准确测定药物有效成分或指标性成分的含量。它是评价药品质量、判断药物优劣和保证疗效的重要手段。药物定量分析包括运用化学或物理化学原理的"含量测定"和基于生物学原理的"效价测定"。本章重点介绍用于药物含量测定的滴定分析技术和仪器分析技术。

第一节　滴定分析技术

一、基本原理

滴定分析也称"容量分析"，是一种将已知准确浓度的滴定液，滴加到待测药物的溶液中，直到所加滴定液与待测药物按化学计量关系定量反应为止，然后根据滴定液的浓度和消耗的体积，计算出待测药物含量的方法。

滴定分析技术的特点是仪器简单、操作方便、测定快速、成本低、适用范围广，具有较高的准确度和精密度。本法在中外药典中广泛应用，常用于原料药的含量测定。

二、常用方法

滴定分析技术中常用的方法有酸碱滴定法、氧化还原滴定法（碘量法、亚硝酸钠法等）、非水溶液滴定法、沉淀滴定法和配位滴定法等。

（一）酸碱滴定法

1. 基本原理　酸碱滴定法又称"中和滴定法"，是以酸碱中和反应为基础的定量分析法。离子反应式：

$$H^+ + OH^- \Longrightarrow H_2O$$

酸碱滴定法根据滴定方式的不同主要分为直接滴定法、剩余滴定法等。

（1）直接滴定法：强酸、$C \cdot K_a \geqslant 10^{-8}$ 的弱酸、多元酸都可用碱滴定液直接滴定；强碱、$C \cdot K_b \geqslant 10^{-8}$ 的弱碱都可用酸滴定液直接滴定。即精密称取供试品适量，置于锥形瓶中，加入适当的溶剂使其溶解，加指示液数滴，用酸（碱）滴定液滴定至规定的突变颜色为终点。如阿司匹林的含量测定。

（2）剩余滴定法：若药品难溶于水或有其他原因不宜采用直接滴定法时，可采用剩余滴定法，即精密称取供试品适量，置于锥形瓶中，加入适当的溶剂使其溶解，精密加入一定量过量的酸（碱）滴定液待反应完后，加指示液数滴，再用碱（酸）滴定液滴定剩余的酸（碱）滴定液至规定的突变颜色即为终点。如氯贝丁酯的含量测定。

2. 应用　酸碱滴定法广泛用于酸、碱、酯类药物的含量测定，其他能与酸、碱试剂直接或间接反应的物质，也可以用酸碱滴定法测定。一般情况下，酸性药物可用碱滴定液进行滴定；碱性药物可用酸滴定液进行滴定。

⑦ 课堂问答

《中华人民共和国药典》（2020年版）中收载的药物：水杨酸、阿司匹林、碳酸氢钠及硼砂，它们是酸性药物还是碱性药物？如果要测定它们的含量，可选用哪种滴定液？

3. 检验仪器与试剂

（1）仪器：电热恒温干燥箱、分析天平、酸式或碱式滴定管（一般常用25ml或50ml）、锥形瓶或具塞锥形瓶。

（2）试剂：①滴定液，为盐酸滴定液（0.1mol/L）、硫酸滴定液（0.05mol/L）、氢氧化钠滴定液（0.1mol/L）；②指示剂，为甲基橙、甲基红、中性红、石蕊、酚酞等；③基准试剂，为无水碳酸钠、邻苯二甲酸氢钾。

⑦ 案例分析

案例（碳酸氢钠的含量测定）：

取本品约1g，精密称定，加水50ml使溶解，加甲基红–溴甲酚绿混合指示液10滴，用盐酸滴定液（0.5mol/L）滴定至溶液由绿色转变为紫红色，煮沸2分钟，冷却至室温，继续滴定至溶液由绿色变为暗紫色。每1ml盐酸滴定液（0.5mol/L）相当于42.00mg的$NaHCO_3$。

分析：

碳酸氢钠显弱碱性，$C \cdot K_b \geq 10^{-8}$，故《中华人民共和国药典》（2020年版）采用直接酸碱滴定法测定碳酸氢钠的含量，反应式如下。

$$NaHCO_3 + HCl \longrightarrow NaCl + H_2O + CO_2\uparrow$$

4. 注意事项

（1）氢氧化钠容易腐蚀玻璃，暂时贮存可用带橡皮塞的玻璃瓶，长期应贮存于塑料瓶中。

（2）浓硫酸具有较强腐蚀性且稀释时会迅速放出大量热量，因此，稀释时严禁将水倒入浓硫酸，必须将浓硫酸缓缓倒入水中同时搅拌，配制时应配戴好口罩、防护眼镜和橡胶手套等。

（3）浓盐酸易挥发且气味刺激，在配制盐酸滴定液时应在通风橱内进行，并做好个人防护。

（4）在滴定过程中，纯化水、各种溶液、基准试剂及无水碳酸钠均容易吸收空气中的CO_2，使滴定结果产生误差，因此要注意使用新沸过的纯化水，无水碳酸钠加热至恒重或设计空白试验等方法排除干扰。

（二）碘量法

碘量法是以碘为氧化剂或以碘化钾为还原剂进行的一种氧化还原滴定法。可用于测定某些具有氧化性或还原性的药物的含量。

碘量法分为直接碘量法、剩余碘量法、置换碘量法等。本节介绍前两种。

1. 基本原理

（1）直接碘量法：将待测药物溶于某种溶剂，直接用碘滴定液滴定即为直接碘量法。I_2是较弱的氧化剂，只能与较强的还原剂作用。凡能与I_2直接快速作用的强还原性物质，例如：维生素C、硫化物、亚硫酸盐等可采用直接碘量法测定。

（2）剩余碘量法：某些还原性稍弱的药物，可先与一定量过量的碘滴定液反应，待反应完全后，再用硫代硫酸钠滴定液滴定剩余的碘滴定液，间接计算待测药物含量，例如：右旋糖酐20葡萄糖注射液中葡萄糖的含量测定、麦角胺咖啡因片中咖啡因的含量测定等。剩余碘量法只能在弱酸性、中性条件下进行。

$$还原性药物 +（定量过量）I_2 \longrightarrow 氧化产物 +（剩余）I_2$$

$$I_2 + 2Na_2S_2O_3 \longrightarrow 2NaI + Na_2S_4O_6$$

2. 检验仪器与试剂

（1）仪器：电热干燥箱、分析天平、棕色酸式滴定管（25ml、50ml）、碘量瓶（250ml）、锥形瓶（250ml）。

（2）试剂：①滴定液，为碘滴定液（0.05mol/L）、硫代硫酸钠滴定液（0.1mol/L）；②指示剂，为淀粉指示液；③基准试剂，为重铬酸钾（$K_2Cr_2O_7$，标定硫代硫酸钠滴定液）。

🔍 **案例分析** --

案例（右旋糖酐20葡萄糖注射液中葡萄糖的含量测定）：

精密量取本品2ml，置碘量瓶中，精密加碘滴定液（0.05mol/L）25ml，边振摇边滴加氢氧化钠滴定液（0.1mol/L）50ml，在暗处放置30分钟，加稀硫酸5ml，用硫代硫酸钠滴定液（0.1mol/L）滴定，至近终点时，加淀粉指示液2ml，继续滴定至蓝色消失，并将滴定的结果用0.12g（6%规格）或0.20g（10%规格）的右旋糖酐20作空白试验校正，每1ml碘滴定液（0.05mol/L）相当于9.909mg的$C_6H_{12}O_6 \cdot H_2O$。

分析：

本法为剩余碘量法。因葡萄糖分子中的醛基具有还原性，能在碱性条件下被碘氧化成羧基。先加入一定量过量的碘滴定液，待反应完全后，再用硫代硫酸钠滴定液滴定剩余的碘。

---

3. 注意事项

（1）I_2易挥发，腐蚀性强，难溶于水，因此，应在阴凉条件下进行试验，配制碘滴定液时，加入适量KI，使I_2生成I_3^-，以增加I_2的溶解度，降低I_2的挥发性。碘滴定液应贮存于棕色具塞玻璃瓶中，在凉暗处保存，不可与软木塞、橡胶管或其他有机物接触。在用碘滴定液滴定时，应使用棕色酸式滴定管。

（2）用剩余或置换碘量法时，应使用碘量瓶，在暗处放置，待反应完全后立即滴定，以减少I_2挥发造成的误差，并用空白试验校正。

（3）由于I^-在酸性条件下易被空气氧化生成I_2，因此滴定过程中要尽量减少与空气接触，不可过度摇动。

（4）用间接碘量法时，淀粉指示剂应在近终点时加入，以免淀粉吸附较多I_2造成误差。配制的淀粉指示剂遇I_2应显纯蓝色，否则不宜使用，一般在7日内使用。

（5）配制硫代硫酸钠滴定液时，要使用煮沸并冷却的纯化水，目的是除去CO_2、O_2和杀灭嗜硫菌，并加入0.02%的碳酸钠作为稳定剂，防止硫代硫酸钠分解。配制好的滴定液贮存于棕色玻璃瓶中，暗处放置7~10天，待浓度稳定后，再进行标定。若产生浑浊不得再用。

（三）亚硝酸钠法

亚硝酸钠法是以亚硝酸钠为滴定液的一种氧化还原滴定法，也称"重氮化法"。

1. 基本原理　利用亚硝酸钠在酸性溶液中可与具有芳香第一胺结构的药物发生重氮化反应，定量生成重氮盐，根据消耗亚硝酸钠滴定液的量来计算药物含量。滴定反应式如下。

$$Ar-NH_2 + NaNO_2 + 2HCl \longrightarrow [Ar-N \equiv N]^+Cl^- + NaCl + 2H_2O$$

氯化重氮盐

《中华人民共和国药典》（2020年版）采用永停滴定法指示终点。

2. 应用　亚硝酸钠滴定法主要用于芳香第一胺类药物的含量测定，如《中华人民共和国药典》（2020年版）中苯佐卡因、盐酸普鲁卡因、磺胺嘧啶等。具潜在芳香第一胺结构的药物，如水解后能生成芳香第一胺的药物亦可用本法测定。

3. 检验仪器与试剂

（1）仪器：电热干燥箱、分析天平、滴定管（25ml或50ml）、烧杯、永停滴定仪、双铂电极、电磁搅拌器。

（2）试剂：①滴定液，为亚硝酸钠滴定液（0.1mol/L）；②溶剂，为水、盐酸溶液（1→2）；③催化剂，为溴化钾；④基准试剂，为对氨基苯磺酸。

🔍 **案例分析** --

案例（磺胺嘧啶的含量测定）：

取本品约0.5g，精密称定，置烧杯中，加水40ml与盐酸溶液（1→2）15ml，置电磁搅拌器上，搅拌使溶解，再加溴化钾2g，照永停滴定法，用亚硝酸钠滴定液（0.1mol/L）滴定。每1ml亚硝酸钠滴定液（0.1mol/L）相当于25.03mg的 $C_{10}H_{10}N_4O_2S$。

分析：

本法为亚硝酸钠滴定法，指示终点的方法为永停滴定法。因磺胺嘧啶结构中含有芳香第一胺结构。

----

4. 注意事项

（1）酸度：加入过量的盐酸可加快重氮化反应的速度，提高重氮盐在酸性溶液中稳定，同时防止形成偶氮氨基化合物影响测定结果。

（2）温度：在室温条件（10~30℃）下滴定。温度太高，可使亚硝酸逸失；温度过低，反应的速度太慢。

（3）催化剂：滴定时加入溴化钾作为催化剂，以加快滴定反应的速度。

🔗 **知识链接** --

溴化钾加快重氮化反应原理

在盐酸存在下，重氮化反应的历程：

$$NaNO_2 + HCl \longrightarrow HNO_2 + NaCl$$

$$HNO_2 + HCl \longrightarrow NOCl + H_2O$$

$$Ar-NH_2 \cdots \xrightarrow[\text{慢}]{NOCl} Ar-NH-NO \xrightarrow[\text{快}]{} \cdots Ar-N=N-OH \xrightarrow[\text{快}]{HCl} Ar-N_2^+Cl^-$$

第三个反应方程式中的第一步反应速度较慢，后两步反应速度较快，所以整个反应速度取决于第一步，加入适量溴化钾，溴化钾可与盐酸作用产生氢溴酸，后者与亚硝酸作用生成NOBr，反应式如下：

$$HNO_2+HBr \longrightarrow NOBr+H_2O \qquad \qquad ①$$

若供试品溶液中仅有盐酸，则生成NOCl，反应式如下：

$$HNO_2+HCl \longrightarrow NOCl+H_2O \qquad \qquad ②$$

由于①式平衡常数比②式平衡常数约大300倍，生成的NOBr量多，使供试液中NO$^+$浓度增多，因此加入适量溴化钾可加快重氮化反应速度。

（4）滴定的方式：先快后慢。滴定开始时，为避免滴定过程中亚硝酸挥发和分解，将滴定管尖端插入液面下约2/3处，一次将大部分亚硝酸钠滴定液迅速加入。指针回零速度越来越慢，意味着接近终点，将滴定管尖端提出液面，用少量水冲洗，再缓慢滴定，直至终点。若使用自动永停滴定仪，则直接将滴定管尖端和电极插入液面下，在磁力搅拌器搅拌下由仪器自动滴定。

（5）指示终点的方法：《中华人民共和国药典》（2020年版）采用永停滴定法指示终点，是根据滴定过程中电流的变化确定滴定终点的方法，所用仪器是永停滴定仪。终点前，溶液中无亚硝酸，线路中无电流；终点时，溶液中有微量亚硝酸存在，电极发生氧化还原反应，线路中有电流通过，电流计指针突然偏转，并不再回复。电极反应如下。

阳极　　　　　　　$$NO + H_2O \longrightarrow HNO_2 + H^+ + e$$

阴极　　　　　　　$$HNO_2 + H^+ + e \longrightarrow NO + H_2O$$

（6）当电极指示迟钝、电流变化小时，电极可能被污染，可用浓硝酸10ml与1滴三氯化铁的混合溶液浸泡电极数分钟后用水冲洗干净。

（7）亚硝酸钠滴定液易分解挥发，应于棕色玻璃瓶中保存。

> ⊘ 课堂问答 —————————
>
> 为什么亚硝酸钠滴定法滴定开始时，将滴定管尖端插入液面下约2/3处，一次将大部分亚硝酸钠滴定液迅速加入？

（四）非水溶液滴定法

非水溶液滴定法是在非水溶液中进行的滴定分析方法，可用于酸碱滴定、氧化还原滴定、配位滴定等。在药物分析中，以非水酸碱滴定法应用最为广泛，非水酸碱滴定分为非水酸量法和非水碱量法。本节主要介绍非水碱量法。

1. 基本原理　非水碱量法又称高氯酸法，是以冰醋酸为溶剂，用高氯酸滴定液（0.1mol/L）滴定弱碱性药物的方法，该法在生物碱、杂环类药物的检验中运用较多。

药物表现出的酸碱强度不仅取决于药物自身的酸碱性，还受溶剂性质的影响。弱酸在碱性溶剂中，可显著增强其酸性；弱碱在酸性溶剂中，可显著增强其碱性。非水溶剂能显著增大一些弱酸、弱碱的酸碱强度，使在水中不能完成的滴定反应能够顺利进行，从而扩大了滴定分析的应用范围。

在冰醋酸中，弱碱性药物碱性增强，高氯酸可直接与弱碱性药物反应或可置换出与有机碱结合的弱酸。根据高氯酸滴定液的浓度和滴定终点消耗的体积，计算待测药物的含量。

该法多以结晶紫为指示剂指示终点，少数用电位滴定法指示终点。电位滴定时用玻璃电极为指示电极，饱和甘汞电极（玻璃套管内装氯化钾的饱和无水甲醇溶液）为参比电极。

> **知识链接** ·······································

电位滴定法

普通滴定法是依靠指示剂颜色变化来指示滴定终点的，如果待测溶液有颜色或浑浊时，终点的指示就比较困难，或者根本找不到合适的指示剂。电位滴定法是通过测量电极电位的突跃来指示滴定终点的。进行电位滴定时，待测溶液中插入一支参比电极和一支指示电极组成工作电池。随着滴定液的加入，由于发生化学反应，被测离子浓度不断变化，指示电极的电位也相应地变化，在化学计量点附近发生电位的突跃。因此测量工作电池电动势的变化，可确定滴定终点。

2. 应用　本法适用于有机弱碱及其盐，以及有机酸碱金属盐类药物的含量测定。

（1）有机弱碱性药物：胺类、生物碱、含氮杂环化合物，例如地西泮、咖啡因等。

（2）有机碱的氢卤酸盐、硫酸盐、磷酸盐、硝酸盐、有机酸盐等，例如盐酸麻黄碱、硫酸阿托品、磷酸可待因、硝酸毛果芸香碱、重酒石酸去甲肾上腺素等。

被测药物为有机碱的氢卤酸盐时，由于在冰醋酸中氢卤酸（HCl、HBr）酸性较强，用高氯酸滴定时不易反应完全，因此常需要加入醋酸汞试液3~5ml，使有机碱的氢卤酸盐生成醋酸盐，氢卤酸根生成难解离的卤化汞，从而排除酸根干扰，有利于被测药物与高氯酸反应完全。

（3）有机酸的碱金属盐，例如乳酸钠注射液、水杨酸钠、醋酸钠、枸橼酸钠等。

3. 检验仪器与试剂

（1）仪器：电热干燥箱、分析天平、10ml微量滴定管（分度值为0.05ml）、具塞锥形瓶、电位滴定仪等。

（2）试剂：①溶剂，常用冰醋酸、醋酐或两者混合物为溶剂；②滴定液，高氯酸滴定液（0.1mol/L）；③指示剂，常用结晶紫、喹哪啶红等；④基准试剂，为邻苯二甲酸氢钾。

🔗 **知识链接** ....

结晶紫

结晶紫（$C_{25}H_{30}N_3Cl \cdot 9H_2O$）又称"甲紫"，是具有金属光泽的暗绿色结晶性粉末，溶于水、乙醇和三氯甲烷，不溶于乙醚。结晶紫可用作酸碱指示剂，pH 0.15（黄）~0.32（绿），pH 1.0（绿）~1.5（蓝），pH 2.0（蓝）~3.0（紫）。结晶紫也可用于非水滴定指示终点，以及用作分光光度法测定硼、锑、铼、铊、金、钨、汞等的离子缔合剂。结晶紫还可用作生物染色剂及用作薄层色谱法测定脂质的试剂。《中华人民共和国药典》（2020年版）中结晶紫指示液的配制方法为"取结晶紫0.5g，加冰醋酸100ml使溶解，即得"。

另外，结晶紫在细胞学、组织学和细菌学等方面应用极广，是一种优良的染色剂。细胞核染色常用结晶紫，以显示染色体的中心体，并可染淀粉、纤维蛋白、神经胶质等。结晶紫水溶液又俗称"紫药水"，在临床医学应用中，1%水溶液外用可用于治疗黏膜感染，0.1%~1%水溶液外用可用于烧伤、烫伤。

案例（硫酸阿托品的含量测定）：

取本品约0.5g，精密称定，加冰醋酸与醋酐各10ml溶解后，加结晶紫指示液1~2滴，用高氯酸滴定液（0.1mol/L）滴定至溶液显纯蓝色，并将滴定的结果用空白试验校正。每1ml高氯酸滴定液（0.1mol/L）相当于67.68mg的硫酸阿托品[$(C_{17}H_{23}NO_3)_2 \cdot H_2SO_4$]。

分析：

本法为非水碱量法。硫酸阿托品为有机碱的硫酸盐，因硫酸在滴定液中的酸性很强，故用高氯酸滴定液进行非水溶液滴定时，只能滴定至HSO_4^-。

4. 注意事项

（1）非水滴定过程要避免水分的干扰：环境要求干燥恒温，玻璃仪器应干燥，试剂含水量在0.2%以下，药物应先除去所含水分等。水分的存在可影响滴定突跃，通常加入计算量的醋酐，以吸收冰醋酸及高氯酸中可能含有的水分。

（2）高氯酸遇热容易爆炸，因此要注意避光，轻拿轻放，配制高氯酸滴定液时，应将高氯酸用冰醋酸稀释后，在搅拌下缓慢滴加醋酐。高氯酸与醋酐不能直接接触，不能共用量具。

（3）由于有机溶剂的膨胀系数较大，体积随温度升高而变大，浓度也会随之变化。使用高氯酸滴定液时若标定温度与实际滴定时的温度超过10℃，应重新标定；若未超过10℃，应按浓度校正公式将滴定液浓度进行校正。

（4）高氯酸滴定液应在棕色玻璃瓶中保存，溶液变黄表明高氯酸分解，不可再用。

（5）滴定操作应在18℃以上。因冰醋酸流动缓慢，终点时应稍等片刻再读数。

（6）由于非水滴定终点指示剂颜色的变化复杂，因此应以电位滴定法为准，待熟练掌握终点颜色变化后，可用指示剂法。

三、结果计算

（一）滴定度的计算

滴定度（T）是指每1ml滴定液（mol/L）相当于待测药物的质量（mg）。根据待测物（A）与滴定液（B）之间反应的摩尔关系可计算出滴定度。

在滴定分析中，当：aA+bB=cC+dD反应到达终点时，b摩尔的B恰好与a摩尔的

A完全作用，即：$\dfrac{n_A}{n_B}=\dfrac{a}{b}$；$n_A=\dfrac{a}{b}\times n_B$。

式中，a、b为反应系数；n_A、n_B是被测物质的量。

若待测物质是固体，其与滴定液之间的关系为：$\dfrac{m_A}{M_A}=\dfrac{a}{b}\times C_B V_B$。

因此，待测物质的质量：$m_A=\dfrac{a}{b}\times C_B\times V_B\times M_A$。

式中，m_A为待测物质的质量（g）；V_B为终点时消耗滴定液的体积（L）；C_B为滴定液的物质的量浓度（mol/L）；M_A为待测药物的摩尔质量（g/mol）。

当消耗滴定液的体积V_B=1ml时，待测物质的量用T表示，称为"滴定度"，

则：$T=\dfrac{a}{b}\times C_B\times M_A$（g/L），《中华人民共和国药典》中滴定度单位为mg/ml，如果a∶b=1，

则：$T=C_B\times M_A$（mg/ml），滴定度就是滴定液的浓度乘以待测物质的摩尔质量。

🔍 案例分析

案例

试计算每1ml氢氧化钠滴定液（0.1mol/L）相当于多少毫克的呋塞米（$C_{12}H_{11}ClN_2O_5S$）？

分析

呋塞米（$C_{12}H_{11}ClN_2O_5S$）的分子量$M_{C_{12}H_{11}ClN_2O_5S}$=330.75，氢氧化钠滴定液浓度$C_{NaOH}$=0.1mol/L，该反应的物质的量之比a∶b=1，因此每1ml氢氧化钠滴定液（0.1mol/L）相当于呋塞米的质量，即滴定度T计算如下。

$$T=C_B\times M_A=0.1\times 330.75=33.08\text{mg/ml}$$

为了方便计算，在《中华人民共和国药典》（2020年版）中，如果采用滴定分析法测定药物含量，一般都直接给出滴定度，在含量测定项下以"每1ml某滴定液（XXXmol/L）相当于YYYmg的某药物"表示，"YYY"即为滴定度的值。如：每1ml硝酸银滴定液（0.1mol/L）相当于23.22mg的苯巴比妥，即硝酸银滴定液（0.1mol/L）对于苯巴比妥的滴定度为23.22（T=23.22mg/ml）。

> ❓ 课堂问答
>
> 用氢氧化钠滴定液（0.1mol/L）滴定呋塞米，当到达终点时，消耗滴定液体积为20.00ml，已知滴定度T=33.08mg/ml，请问中锥形瓶有多少毫克的呋塞米（$C_{12}H_{11}ClN_2O_5S$）？

通过滴定度计算待测组分的含量，因不需再考虑反应的物质的量之比及被测物质的分子量，使含量计算变得简单方便了。

（二）原料药百分含量的计算

原料药的含量限度是以含量百分比来表示的。

$$含量（\%）=\frac{实际测得量}{供试品重量}×100\%$$ 式（4-1）

为了保证药物质量，原料药的纯度一般都比较高。《中华人民共和国药典》中原料药的含量一般要达到99.0%或者99.5%以上。如未规定上限，系指不超过101.0%。如《中华人民共和国药典》（2020年版）规定维生素B_1原料药按干燥品计算，含$C_{12}H_{17}ClN_4OS \cdot HCl$不得少于99.0%。有时原料药也规定上限，如葡萄糖酸钙规定按干燥品计，含$C_{12}H_{22}CaO_{14} \cdot H_2O$应为99.0%~104.0%，其上限是指用质量标准规定的分析方法测定时可能达到的数值，代表限度或允许偏差，并非真实含量。

1. 计算公式　滴定分析方法常用于测定原料药的含量。

（1）直接滴定法原料药的百分含量计算公式如下。

$$含量（\%）=\frac{V×T×F}{m}×100\%$$ 式（4-2）

（2）剩余滴定法原料药的百分含量计算公式如下。

$$含量（\%）=\frac{(V_0-V)×T×F}{m}×100\%$$ 式（4-3）

式中，V为终点时消耗滴定液的体积（ml）；V_0为空白试验时消耗滴定液的体积（ml）；T为滴定度（mg/ml）；F为滴定液的浓度校正因子，$F=\dfrac{滴定液实际配制浓度}{滴定液规定的浓度}$；$m$为供试品取样量（g）。

2. 注意事项

（1）关于校正因子（F）：在实际工作中滴定液的浓度不可能正好等于规定浓度，而滴定度因浓度不同数值也相应变化，因此需要进行校正。例如规定浓度是0.1mol/L，实际配制浓度是0.102 5mol/L，规定的滴定度$T_{规定}$=8.806mg/ml，则实际滴定度$T_{实际}$如下。

$$T_{实际}=F×T_{规定}=\frac{0.102\ 5}{0.1}×T_{规定}=1.025×8.806=9.026mg/ml$$

式中，F即为滴定液浓度校正因子。

（2）关于单位换算：滴定分析属于常量分析，供试品取样量的单位为g，由于《中华人民共和国药典》（2020年版）规定滴定度的单位为mg/ml，因此，计算时需要考虑单位换算。

案例（维生素C的含量测定）：

精密称取本品0.199 8g，置锥形瓶中，加新沸过的冷水100ml与稀醋酸10ml使其溶解，加淀粉指示液1ml，立即用碘滴定液（0.050 10mol/L）滴定至溶液显蓝色并持续30秒不褪，共消耗滴定液22.52ml，求维生素C的百分含量。根据《中华人民共和国药典》（2020年版），已知每1ml碘滴定液（0.05mol/L）相当于8.806mg的$C_6H_8O_6$，含$C_6H_8O_6$不得少于99.0%。

分析：

$$含量（\%）=\frac{V \times T \times F}{m} \times 100\%$$

$$=\frac{22.52 \times 8.806 \times \dfrac{0.050\ 10}{0.05} \times 10^{-3}}{0.199\ 8} \times 100\% =99.4\%$$

根据计算结果，99.4%＞99.0%，该含量结果符合《中华人民共和国药典》（2020年版）规定。

第二节　仪器分析技术

仪器分析技术是利用精密仪器对待测物质的理化性质进行测定，根据测定产生的信号进行定性、定量分析的一类分析技术。在药品检验中，仪器分析技术广泛应用于药物的物理常数测定、鉴别、杂质限量检查及含量测定等各方面，是药物质量检验的重要方法。根据分析原理的不同，仪器分析技术可分为电化学分析法、光谱法、色谱法及质谱法四种。

仪器分析技术具有以下特点。

（1）灵敏度高，样品用量少，适用于微量和痕量物质的分析。例如：紫外－可见分光光度法的灵敏度可达$10^{-7} \sim 10^{-4}$g/ml，荧光分析法的灵敏度可达$10^{-12} \sim 10^{-10}$g/ml。

（2）选择性强。例如：色谱法可将组成复杂的样品进行分离后再测定，不仅可用于药物的含量测定和杂质检查等，也可用于体内药物分析。

（3）自动化程度高，分析速度快，适用于批量和在线分析。

本节将主要介绍紫外-可见分光光度法和高效液相色谱法，并简单介绍气相色谱法。

一、紫外-可见分光光度法

分光光度法就是通过测定物质在特定波长处或一定波长范围内的吸光度或发光强度，对该物质进行定性和定量分析的方法，属于光谱法。根据测定波长不同可以分为紫外-可见分光光度法、红外分光光度法、荧光分光光度法和原子吸收分光光度法等。在定量分析中应用广泛的是紫外-可见分光光度法。

（一）基本原理

一般具有芳香环、共轭双键等结构的药物，均可在紫外区（190~400nm）或可见光区（400~800nm）产生吸收。这些药物可用紫外-可见分光光度法进行鉴别、检查及测定含量。

紫外-可见分光光度法的依据是朗伯-比尔定律（Lambert-Beer law）：当一束平行的单色光通过均匀、无散射现象的溶液时，在单色光强度、溶液的温度不变的情况下，溶液对光的吸光度（A）与溶液中吸光物质的浓度（C）及其液层的厚度（L）的乘积成正比。朗伯-比尔定律是吸收光度法的基本定律，其数学表达式为。

$$A = \lg \frac{1}{T} = ECL \qquad\qquad 式（4-4）$$

式中，A 为吸光度；T 为透光率；E 为吸收系数；C 为供试品溶液的浓度，表示100ml溶液中所含被测物质的重量（g）；L 为液层厚度，即吸收池（比色皿）的厚度（cm），一般无特殊说明时，常用厚度为1cm的比色皿。

《中华人民共和国药典》（2020年版）中规定吸收系数为百分吸收系数，用 $E_{1cm}^{1\%}$ 表示，指在一定波长时，溶液浓度为1%（1g/100ml）、液层厚度为1cm时的吸光度。

（二）吸收光谱

吸收光谱或称吸收曲线，是以波长（λ，nm）为横坐标、吸光度（A）为纵坐标所绘制的曲线，如图4-1所示。

吸收曲线上吸光度较大的地方称为吸收峰。吸光度最大的地方称为最大吸收峰，对应的波长称为最大吸收波长，用 λ_{max} 表示，此波长处由于吸光度最大，灵敏度最高，常被选择为定量分析的测定波长。

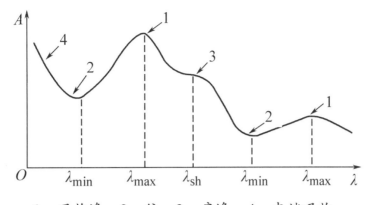

1—吸收峰；2—谷；3—肩峰；4—末端吸收。

图4-1　吸收光谱示意图

峰与峰之间吸光度较小的地方称为谷，吸光度最小的地方对应的波长称为最小吸收波长，用λ_{min}表示；在峰旁边的曲折称为肩峰，此处波长用λ_{sh}表示；在短波长端有较强吸收但不成峰的部分称为末端吸收。

同一物质在相同浓度时吸收光谱应相互重合，同一物质不同浓度时吸收峰随浓度增大而增高，同一物质的吸收光谱应有相同的λ_{max}和λ_{min}。因此可利用紫外吸收光谱鉴别药物。

（三）紫外－可见分光光度计

紫外－可见分光光度计，如图4-2所示，是在紫外－可见光区可任意选择不同波长的光测定吸光度的仪器。主要部件包括：光源、单色器、比色皿、检测器、信号处理与显示器。

1. 光源　为了满足在紫外－可见波长范围内进行测定，需要两种光源：①氢灯或氘灯用于紫外区；②钨灯和卤钨灯用于可见光区。

2. 单色器　是将光源发射的复合光分解为单一波长光的光学装置。由入射狭缝、出射狭缝、准直镜、色散元件组成。其中，色散元件是其核心部分，早期的仪器多为棱镜，现在多为光栅。

3. 比色皿　是用于盛放待测溶液的部件，有两个相互平行的透光面和两个不透光面（图4-3）。比色皿要求配对使用，匹配的比色皿厚度和透光性应相同。一般有两种材质的比色皿可供选择：①光学玻璃制成的比色皿只能用于可见光区；②熔融石英制成的比色皿适用于紫外光区，也可用于可见光区。

4. 检测器　是将光强度转换为电信号的转换器，常用光电管、光电倍增管或光二极管阵列检测器。

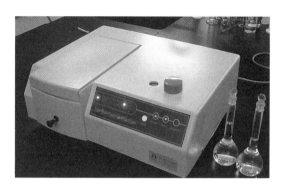

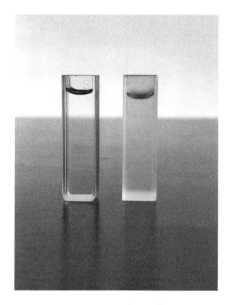

图4-2　紫外-可见分光光度计　　　　　　　　图4-3　石英比色皿

5. 信号处理与显示器　信号处理包括信号放大、数学运算过程。显示器可进行电表指示、数字显示、荧光屏显示、结果打印、曲线扫描等。显示方式有透光率、吸光度、浓度、吸收系数等。

（四）测定方法

用紫外-可见分光光度法测定药物含量方便快捷，主要有吸收系数法、对照品比较法和比色法等。本节主要介绍吸收系数法。

1. 方法　按各品种项下的方法配制供试品溶液，在规定的波长处测定其吸光度，再以该品种在规定条件下的吸收系数计算含量。用本法测定时，吸收系数通常大于100，并注意仪器的校正和检定。因为不需要对照品，也称"绝对法"。

2. 原料药百分含量计算　若已知吸收系数$E_{1cm}^{1\%}$，通过测定吸光度A即可计算供试品溶液的浓度C，根据浓度求出药品的含量。

$$C = \frac{A}{E_{1cm}^{1\%}L} \ (g/100ml) \quad 或: \ C = \frac{A}{E_{1cm}^{1\%}L} \times \frac{1}{100} \ (g/ml) \qquad 式（4-5）$$

$$含量（\%）= \frac{测得量}{供试品量} \times 100\% = \frac{C \times D \times V}{m} \times 100\%$$

$$含量（\%）= \frac{\dfrac{A}{E_{1cm}^{1\%} \times L} \times \dfrac{1}{100} \times D \times V}{m} \times 100\% \qquad 式（4-6）$$

式中，A为测定的吸光度；$E_{1cm}^{1\%}$为被测组分的吸收系数；D为供试品溶液的稀释倍数；V为供试品溶液的初始体积（ml）；m为供试品的取样量（g）。若规定百分含量以干燥品计算，则上式中供试品的取样量 m 应扣除干燥失重或水分。

🔍 案例分析

案例（维生素 B_{12} 的含量测定）：

取本品，精密称定为 0.251 0g，置200ml棕色容量瓶中，加适量水溶解后，稀释至刻度，摇匀，精密量取2ml，置100ml容量瓶中，用水稀释至刻度，摇匀。照紫外－可见分光光度法，在361nm的波长处测定吸光度为0.496。已知维生素 B_{12} 的吸收系数（$E_{1cm}^{1\%}$）为207。《中华人民共和国药典》（2020年版）规定，按干燥品计算，含 $C_{63}H_{88}CoN_{14}O_{14}P$ 不得少于96.0%。已知本品干燥失重测定为3.7%。

分析：

1. 本法为吸收系数法。

2. 供试品溶液浓度：《中华人民共和国药典》（2020年版）规定，取本品，精密称定，加水溶解并定量稀释制成每1ml中约含25μg的溶液。

3. 计算

$$含量（\%）= \frac{\dfrac{A}{E_{1cm}^{1\%} \times L} \times \dfrac{1}{100} \times D \times V}{m} \times 100\%$$

$$= \frac{\dfrac{0.496}{207 \times 1} \times \dfrac{1}{100} \times \dfrac{100}{2} \times 200}{0.251\ 0 \times (1-3.7\%)} \times 100\% = 99.1\%$$

根据计算结果，99.1%＞96.0%，故该含量结果符合《中华人民共和国药典》（2020年版）规定。

🔗 知识链接

对照品比较法

1. 方法　按各品种项下的方法，分别配制供试品溶液和对照品溶液，对照品溶液中所含被测成分的量应为供试品溶液中被测成分规定量的100%±10%，所用溶剂也应完全一致，在规定的波长处测定供试品溶液和对照品溶液的吸光度后，按下式计算供试品中被测溶液的浓度。

$$\frac{C_X}{C_R} = \frac{A_X}{A_R} \qquad C_X = \frac{A_X}{A_R} \times C_R$$

式中，C_X为供试品溶液的浓度；A_X为供试品溶液的吸光度；C_R为对照品溶液的浓度；A_R为对照品溶液的吸光度。

2. 原料药百分含量计算

$$含量（\%）= \frac{C_R \times \dfrac{A_X}{A_R} \times D \times V}{m} \times 100\%$$

式中，D为供试品溶液的稀释倍数；V为供试品溶液的初始体积（ml）；m为供试品的取样量（g）。

紫外-可见分光光度法灵敏度高，溶液的浓度在20μg/ml左右最适宜测定。由于直接称量微克（μg）级重量比较困难，常常先称量毫克（mg）级的供试品（为达到3位有效数字，应在10mg以上），然后经过稀释后才能测定吸光度。为了方便计算，在公式中引入了稀释倍数D，将测得的稀溶液的浓度换算成原始溶液浓度。而计算公式中1/100的作用，是将被测组分的百分浓度（g/100ml）换算成每1ml中含被测组分的量（g/ml）。

二、高效液相色谱法

色谱法是利用不同物质在不同的两相中所表现的物理化学性质上的差异而进行的分离和分析方法。色谱法又称"层析法"，在分析化学、有机化学、生物化学等领域有着非常广泛的应用。

（一）基本原理

高效液相色谱法（high performance liquid chromatography，HPLC），又称"高效液相层析法"，是采用高压输液泵将规定的流动相泵入装有填充剂的色谱柱，对供试品进行分离测定的色谱法。注入的供试品被流动相带入色谱柱内，各成分进行分离后，先后进入检测器，由数据处理系统记录色谱图并进行数据处理，得到测定结果。

高效液相色谱法具有分离性能高、分析速度快、检测灵敏度高、操作自动化的特点，近年来广泛用于药品及其制剂的鉴别、检查和含量测定。

（二）技术参数

1. 色谱曲线　是以检测器输出的电信号强度为纵坐标，时间为横坐标所绘制的曲线，又称"色谱图"（图4-4）。

2. 基线　是在操作条件下，没有组分流出时的流出曲线。稳定的基线应是平行于横轴的直线。

方法

<<泵>>
    模式   : 等度洗脱
    泵A型号   : LC-16

<<柱温箱>>
    型号   : CTO-16

<<检测器A>>
    波长通道1   : 278nm

样品信息

分析者   :
样品名   :
样品ID   :
样品瓶架号   : 1
样品瓶号   : 1
进样体积   : 20μl
数据文件   : 系统适用性试验对照01.led
方法文件   : 含量分析方法.lcm
批处理文件   : 盐酸环丙沙星片批处理方法.lcb
报告格式文件   : DEFAULT. lsr
分析日期/时间   : 2021/12/21 9:19:38
处理日期/时间   : 2021/12/21 9:39:41

色谱图

检测器A 278nm

峰表

峰号	保留时间/min	面积	高度	理论板数	拖尾因子	分离度
1	8.340	96 754	9 736	15 614	1.055	—
2	10.828	194 024	15 153	17 044	1.106	8.311
3	12.286	8 788 643	582 682	15 012	1.426	3.978
4	13.751	649 737	40 304	17 133	1.025	3.566
总计	—	9 729 158	647 874	—	—	—

图4-4　色谱曲线及色谱参数示意图

3. 色谱峰　是指色谱曲线上突起的部分。

4. 保留时间（t_R）　是指从进样开始到某个组分的色谱峰顶点的时间间隔，是色谱法的基本定性参数。

5. 峰面积（A）　是色谱曲线与基线间包围的面积，是色谱法的定量参数。

6. 峰高　是色谱峰顶点至基线的距离，是色谱法的定量参数。

7. 峰宽　峰宽有峰底宽和半高峰宽之分。半高峰宽为峰高一半处的峰宽。

8. 理论板数（n）　用于评价色谱柱的分离效能。在规定的色谱条件下，注入供试品溶液或各品种项下规定的内标物质溶液，记录色谱图，量出供试品主成分色谱峰或内标物质色谱峰的保留时间 t_R 和半高峰宽（$W_{h/2}$），按下式计算理论板数。

$$n = 5.54 \times (t_R / W_{h/2})^2 \qquad\qquad 式（4-7）$$

9. 分离度（R）　是相邻两组分色谱峰保留时间之差与两色谱峰峰宽均值之比，又称分辨率，用于评价待测物质与被分离物质之间的分离程度，是衡量色谱系统分离效能的关键指标。除另有规定外，分离度应不小于1.5。

10. 拖尾因子（T）　用于评价色谱峰的对称性。T 在 0.95～1.05 的色谱峰为对称峰，小于0.95者为前沿峰，大于1.05者为拖尾峰。

11. 重复性　用于评价色谱系统连续进样时响应值的重复性能。采用外标法时，取各品种项下的对照品溶液，连续进样5次，除另有规定，其峰面积测量值的相对标准偏差应不大于2.0%；采用内标法时，通常配制相当于80%、100%和120%的对照品溶液，加入规定量的内标溶液，配成3种不同浓度的溶液，分别至少进样2次，计算平均校正因子，其相对标准偏差应不大于2.0%。

?　课堂问答
高效液相色谱法中用于定性和定量的参数有哪些？

（三）高效液相色谱仪

图4-5为高效液相色谱仪实物图。高效液相色谱仪一般都由高压输液系统（储液瓶、高压泵）、进样器、色谱柱、检测器、数据处理系统（计算机及色谱工作站）组成（图4-6）。

1. 高压输液系统　该系统的作用是输送高压、无气泡、流速恒定的流动相。该系统由储液瓶、高压输液泵、过滤器装置等组成。

2. 进样器　进样器的作用是准确、定量地将样品加入色谱系统以便实现后续分离。常用的进样器称为"六通进样阀"，可准确定量进样。一般定量环有10μl、20μl、

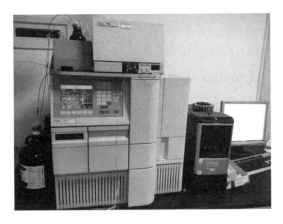

图4-5 高效液相色谱仪

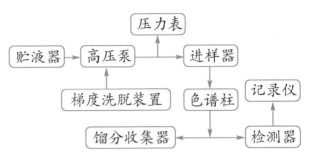

图4-6 高效液相色谱仪组成示意图

50μl、100μl等不同体积可选择，可拆洗、更换。

3. 色谱柱　色谱柱是实现分离的核心部件，一般由直形不锈钢柱管填充固定相组成。在药品检验中常用内径3.9mm或4.6mm，长15~20cm的分析柱。色谱柱内填充的固定相最为常用的是化学键合固定相，例如：十八烷基硅烷键合硅胶，简称ODS或C_{18}柱。色谱柱性能的好坏直接关系到分离效能，对色谱柱的性能可用一定试验条件下的柱压、理论板数n等指标来评价。

4. 检测器　检测器的作用是把经色谱柱分离后按顺序流出的各组分的量（或浓度）转变为电信号，获得色谱图。紫外–可见分光检测器是高效液相色谱仪中运用最广泛的检测器，对有紫外吸收的组分有响应，灵敏度高。除紫外检测器外，高效液相色谱仪还可使用荧光检测器、电化学检测器、蒸发光散射检测器、质谱检测器等。

5. 数据处理和计算机控制系统　目前，较先进的高效液相色谱仪均配置有色谱工作站，这是一种集数据采集、处理及程序化控制功能为一体的计算机软件。其中的数据处理系统能对来自检测器的原始数据进行分析处理，例如：绘出色谱图，进行峰宽、峰高、峰面积、拖尾因子、容量因子、分离度等色谱参数的计算（图4-4）。计算机控制系统能通过程序控制高效液相色谱仪的各个部件，例如：控制或改变高压输液系统中流动相的流速、流动相的配比、进样体积、柱温、紫外检测器检测波长等色谱条件，使高效液相色谱仪的分析工作变得更加快速、方便、自动和规范。

（四）操作流程

1. 流动相制备　配制流动相的试剂应为色谱纯，水应为新鲜制备的高纯水，可用超级纯水器制得或用重蒸馏水。凡规定pH的流动相，应使用精密酸度计进行调节。配制好的流动相应通过适宜的0.45μm滤膜滤过，用前脱气。应配制足量的流动相备用。

使用 C_{18} 色谱柱的色谱系统属于反相色谱系统，流动相的极性大于固定相，混合物中极性大的组分先流出色谱柱。反相色谱系统流动相首选甲醇－水系统，必要时可使用含低浓度的缓冲液（如磷酸盐缓冲液）的流动相，但有机溶剂的比例应不低于5%。由于 C_{18} 柱适用 pH 为 2~8、温度 70℃以下条件，因此流动相的 pH 和使用温度应控制在该范围内。

2. 供试品溶液配制　供试品用规定溶剂配制成供试品溶液。定量测定时，对照品溶液和供试品溶液均应分别配制两份。供试品溶液在注入色谱仪前，一般应经适宜的 0.45μm 滤膜滤过。

3. 色谱条件及系统适用性试验　依次打开泵、检测器和电脑电源，安装色谱柱，将流动相换成分析当前样品所需的流动相，开启数据在线处理系统，设定波长，记录基线。根据各品种项下色谱条件，检查系统适用性。

4. 进样、测定及计算　把注射器的平头针直插至进样器的底部，注入供试品溶液，注样的同时启动数据处理器，开始采集和处理色谱信息。最后一个色谱峰出完后，应继续走一段基线，确认再无组分流出，方能结束记录。含量测定的对照品溶液和供试品溶液每份至少进样 2 次，由全部进样结果（$n \geqslant 4$）求得平均值，相对标准偏差（RSD）一般应不大于 1.5%。

5. 清洗和关机　分析完毕后，先关检测器和数据处理器，再用经滤过和脱气的适当溶剂清洗色谱系统，如使用过含盐流动相，则先用水，然后用甲醇－水冲洗，先冲洗进样阀，可使用进样器所附的专用冲洗接头，再冲洗柱子及管道。各种冲洗剂一般冲洗 15~30 分钟，特殊情况应延长冲洗时间。冲洗完毕后，逐步降低流速至零，关泵，切断电源，作好使用登记，内容包括日期、检品、色谱柱、流动相、柱压、使用时间仪器使用前后状态等。

（五）定量分析

1. 系统适用性试验　在运用色谱法进行测定之前，为保证定量分析的准确性和重现性，色谱系统应达到一定的要求，因此首先需要对色谱系统进行系统适用性试验。《中华人民共和国药典》（2020 年版）规定色谱系统的适用性试验通常包括：理论板数、分离度、灵敏度、拖尾因子和重复性等 5 个参数。

实际分析中可按各品种项下规定的色谱条件进行重复性等系统适用性试验。在系统适用性试验各指标均符合要求，重复进样 5 次相对标准偏差不大于 2.0% 时，可进行样品的含量测定。

案例（司帕沙星的含量测定）：

【色谱条件】用十八烷基硅烷键合硅胶为填充剂；以枸橼酸钠缓冲液（称取枸橼酸2.104g与枸橼酸钠2.941g，加水至500ml，用70%高氯酸溶液调节pH至2.4）-乙腈（70：30）为流动相；检测波长为298nm；系统适用性溶液进样体积10μl，其他溶液进样体积20μl。

【系统适用性要求】系统适用性溶液色谱图中，司帕沙星峰保留时间约为7分钟，司帕沙星峰与其相对保留时间约为0.9处的杂质峰之间的分离度应符合要求，拖尾因子不得过2.0。

【测定法】精密量取供试品溶液与对照品溶液，分别注入液相色谱仪，记录色谱图。按外标法以峰面积计算。

分析：

色谱条件与系统适用性试验各项参数应符合《中华人民共和国药典》要求。通常HPLC工作站给出参数值（图4-4），如果理论板数不低于规定值，分离度不小于1.5，重复性符合标准差要求，拖尾因子在0.95~1.05或符合各品种项下规定，说明色谱条件与系统符合测定要求。

2. 测定方法　高效液相色谱法测定药物含量方法有外标法、内标法、面积归一化法等，常用外标法。因被测组分色谱峰的峰面积与其溶液的浓度成正比。根据这个原理，如果已知对照品溶液的浓度，并且供试品溶液和对照品溶液的配制方法、进样体积一致时，通过比较供试品和对照品的峰面积，即可计算出供试品溶液的浓度。这种方法就叫外标法或外标一点法。《中华人民共和国药典》（2020年版）用高效液相色谱法测定药物含量时多采用外标法，介绍如下。

（1）方法：按各品种项下的规定，精密称取供试品和对照品，分别配成供试品溶液和对照品溶液，分别精密量取一定量进样，注入色谱仪，记录色谱图。根据对照品色谱图中和供试品色谱图中主成分的峰面积A，按下式计算含量。

$$已知：\frac{C_X}{C_R}=\frac{A_X}{A_R} \qquad 或：C_X=\frac{A_X}{A_R}\times C_R \qquad\qquad 式（4-8）$$

由于微量注射器不易精确控制进样量，当采用外标法测定时，大多手动进样时采用定量环或采用自动进样系统。

（2）原料药百分含量计算：公式如下。

$$含量（\%）=\frac{C_X}{C}\times100\%=\frac{C_R\times\dfrac{A_X}{A_R}}{C}\times100\%$$

$$含量（\%）=\frac{C_R\times\dfrac{A_X}{A_R}\times D\times V}{m}\times100\% \qquad 式（4-9）$$

式中，C_X为供试品溶液实测浓度（mg/ml）；C_R为对照品溶液的浓度（mg/ml）；C为供试品溶液的配制浓度（mg/ml）；A_R为对照品峰面积；A_X为供试品峰面积。D为供试品溶液的稀释倍数；V为供试品溶液的初始体积（ml）；m为供试品的取样量（g）。

◎ 案例分析

案例［盐酸环丙沙星（$C_{17}H_{18}FN_3O_3\cdot HCl\cdot H_2O$）的含量测定］：

精密称取盐酸环丙沙星0.026 46g，置50ml容量瓶中，加流动相溶解并稀释至刻度，摇匀，精密量取5ml，置25ml容量瓶中，加流动相稀释至刻度，摇匀，作为供试品溶液。精密量取20μl注入液相色谱仪，记录色谱图。另精密称取环丙沙星（$C_{17}H_{18}FN_3O_3$）对照品0.025 78g，同法测定，按外标法以峰面积计算供试品中环丙沙星的含量。《中华人民共和国药典》（2020年版）规定按无水、无溶剂物计算，含环丙沙星不得少于88.5%。

【结果】供试品盐酸环丙沙星的峰面积为9 176 708；对照品环丙沙星的峰面积为9 046 960。

【已知】供试品盐酸环丙沙星水分为6.3%；对照品环丙沙星含量为84.6%。

分析：

$$稀释倍数=\frac{25}{5}=5$$

$$含量\%=\frac{C_R\times\dfrac{A_X}{A_R}\times D\times V}{m}\times100\%$$

$$=\frac{\dfrac{0.025\,78}{50\times5}\times84.6\%\times\dfrac{9\,176\,708}{9\,046\,960}\times\dfrac{25}{5}\times50}{0.026\,46\times(1-6.3\%)}\times100\%$$

$$=89.2\%$$

根据计算结果，盐酸环丙沙星含量为89.2%＞88.5%，该结果符合《中华人民共和国药典》（2020年版）规定。

三、气相色谱法

气相色谱法（gas chromatography，GC）系采用气体为流动相（载气）流经装有填充剂的色谱柱进行分离测定的色谱方法。主要用于维生素E等药物及其制剂的含量测定、溶剂残留量的检查、乙醇量测定以及一些挥发性杂质检查等。

（一）基本原理

不同组分在气相色谱上的分离主要依靠与固定相的作用力或溶解能力不同而实现。气相色谱的流动相只起到运输样品通过色谱柱的作用，因此称为"载气"。物质或其衍生物气化后，被载气带入色谱柱进行分离，各组分先后进入检测器，用数据处理系统记录色谱信号。

（二）气相色谱仪

气相色谱仪由气流控制系统、进样系统、色谱柱、检测器、信号记录系统及温度控制系统组成。

1. 气流控制系统　气流控制系统的作用是提供气体、气体净化和载气流速控制，包括高压钢瓶、减压阀、净化器、稳压阀、压力表、流量计等。气相色谱中常用的载气有氮气、氢气、氦气，除另有规定，药物分析中的载气均指氮气（含量为99.9%以上）。

2. 进样系统　包括进样器和气化室。按进样方式分为手动进样、自动进样、顶空进样。进样器和气化室温度应高于柱温30~50℃，以保证样品经气化室气化后进入色谱柱。一般进样量不超过数微升。

3. 色谱柱　色谱分离的好坏主要决取于于色谱柱。气相色谱柱根据内径的大小和长度，可分为填充柱和毛细管柱。填充柱内径2~4mm，长度2~4m；毛细管柱内径在0.2~0.5mm，长度一般在5~60m，柱形有U形、螺旋形。为了保证被测物质的气化状态，气相色谱法工作温度较高，色谱柱通过柱温箱控制温度。

4. 检测器　检测器作用是鉴定分离后的组分并测定其含量。在药物分析中气相色谱最常用的检测器是氢火焰离子化检测器（flame ionization detector，FID）。FID对碳氢化合物响应良好，适用于大多数化合物的检测。通常，为了防止经过色谱柱分离的组分冷凝，检测器温度应高于柱温30~50℃，在使用氢火焰离子化检测器时一般不低于150℃，通常为250~350℃。

5. 信号记录系统　包括放大器、记录仪、数据处理器或色谱工作站。

6. 温度控制系统　在气相色谱仪中，温度控制系统主要控制气化室、色谱柱、检测器的温度，气化室温度最高，检测器其次，色谱柱第三。温度的波动对分离效果、分析结果的重现性产生较大影响，需要精密控制。

（三）测定方法

包括外标法、内标法、标准溶液加入法等。外标法、内标法与高效液相色谱法相同。由于气相色谱法的进样量一般仅数微升，为减小进样误差，尤其当采用手动进样时，留针时间和室温等对进样量也有影响，故采用内标法定量为宜；当采用自动进样器时，由于进样重复性的提高，在保证分析误差的前提下，也可采用外标法定量。当采用顶空进样时，供试品和对照品处于不完全相同的基质中，故可采用标准溶液加入法，以消除基质效应的影响；当标准溶液加入法与其他定量方法结果不一致时，应以标准溶液加入法结果为准。

🔍 案例分析

案例（维生素E的含量测定）：

《中华人民共和国药典》（2020年版）维生素E的含量测定，照气相色谱法（通则0521）测定。

【色谱条件与系统适用性试验】用硅酮（OV-17）为固定液，涂布浓度为2%的填充柱，或用100%二甲基聚硅氧烷为固定液的毛细管柱；柱温为265℃。理论板数按维生素E峰计算不低于500（填充柱）或5 000（毛细管柱），维生素E峰与内标物质峰的分离度应符合要求。

【校正因子的测定】取正三十二烷适量，加正己烷溶解并稀释成每1ml中含1.0mg的溶液，作为内标溶液。另取维生素E对照品约20mg，精密称定，置棕色具塞锥形瓶中，精密加内标溶液10ml，密塞，振摇使溶解，作为对照品溶液，取1~3μl注入气相色谱仪，计算校正因子。

【测定法】取本品约20mg，精密称定，置棕色具塞锥形瓶中，精密加内标溶液10ml，密塞，振摇使溶解，作为供试品溶液；取1~3μl注入气相色谱仪，测定，计算，即得。

分析：

本法为气相色谱法，采用内标法测定维生素E的含量。

章末小结

1. 常用的滴定分析方法有酸碱滴定法、非水溶液滴定法、碘量法、亚硝酸钠法等。

2. 滴定度（T）是指每 1ml 滴定液（mol/L）相当于待测药物的质量（mg）。

3. 直接滴定法测定原料药的百分含量计算公式是：含量（%）$= \dfrac{V \times T \times F}{m} \times 100\%$。

4. 紫外-可见分光光度法测定药物含量时，含量计算的依据是朗伯-比尔定律。常采用吸收系数法，原料药的计算公式是：含量(%)$= \dfrac{\dfrac{A}{E_{1cm}^{1\%} \times L} \times \dfrac{1}{100} \times D \times V}{m} \times 100\%$。

5. 高效液相色谱法分离的核心部件是色谱柱。常用的色谱柱是 C_{18} 柱，其填充的固定相为十八烷基硅烷键合硅胶，简称 ODS。C_{18} 柱常用的流动相系统是甲醇-水，甲醇比例不能低于 5%。

6. 高效液相色谱法中外标法测定原料药百分含量计算公式是：

$$含量(\%) = \dfrac{C_R \times \dfrac{A_X}{A_R} \times D \times V}{m} \times 100\%$$

思考题

1. 滴定分析技术中的常用方法有哪些？

2. 简述紫外-可见分光光度法测定药物含量的依据。

3. 试述亚硝酸钠滴定法的原理、测定的主要条件及指示终点的方法。

4. 高效液相色谱仪的组成部件有哪些？

5. 计算题

（1）枸橼酸的含量测定：取枸橼酸（$C_6H_8O_7 \cdot H_2O$）样品，精密称定重量为 1.506 6g，置锥形瓶中，加水 40ml 溶解后，加酚酞指示液 3 滴，用氢氧化钠滴定液（0.992 4mol/L）滴定，消耗滴定液为 21.62ml。根据《中华人民共和国药典》（2020 年版）已知每 1ml 氢氧化钠滴定液（1mol/L）相当于 64.04mg 的 $C_6H_8O_7$。按无水物计算，含 $C_6H_8O_7$ 不得在 99.5%～100.5% 范围外。判断该结果是否符合规定。已知测定本品水分为 8.6%。

（2）阿莫西林的含量测定：精密称取阿莫西林 25.08mg，置 50ml 容量瓶中，用流动相溶解并稀释至刻度，摇匀，精密量取 20μl 注入液相色谱仪，记录色谱图；另精密称取阿莫西林对照品 24.94mg，同法测定。结果：供试品色谱图中待测成分峰面积 771.58，对照品峰面积 1 020.02。《中华人民共和国药典》（2020 年版）规定按无水物计算，含阿莫西林（按 $C_{16}H_{19}N_3O_5S$）不得少于 95.0%。判断该结果是否符合规定。

已知该产品水分为 12.4%，按外标法计算供试品中 $C_{16}H_{19}N_3O_5S$ 的含量。

（钟　凌）

第五章
药物制剂分析技术

学习目标

- 掌握制剂含量限度的表示方法和片剂的常规检查方法及其含量测定的计算方法。
- 熟悉常用辅料干扰的排除方法和注射剂装量、装量差异检查法及含量测定的计算方法。
- 了解注射剂的其他常规检查项目及制药用水的检查项目。

情境导入

情境描述：

　　药剂专业小刚毕业后，到了一家制药企业检验部门工作。今天，他将按照质量标准要求的项目，对车间新生产出来的一批阿奇霉素片进行逐项检验，以判断该批次药品是否符合规定。

学前导语：

　　为了保证用药的安全、有效，《中华人民共和国药品管理法》规定："药品生产企业应当对药品进行质量检验。不符合国家药品标准的，不得出厂。"本章将带领同学们学习药物制剂质量分析特点，片剂和注射剂的质量分析技术以及制药用水检验项目等内容。

第一节 概述

为了更好地发挥药物的疗效，降低毒副作用，方便运输、贮藏、处方调剂和使用，药物按照一定的生产工艺，制备成适当的剂型称为"药物制剂"。《中华人民共和国药典》（2020年版）收载的临床使用的药物剂型有片剂、注射剂、酊剂、栓剂、胶囊剂、软膏剂、乳膏剂、糊剂、眼用制剂、丸剂、植入剂、糖浆剂、颗粒剂等。

制剂分析，就是对不同剂型的药物采用化学、物理学等方法和技术进行质量检验，以判断是否符合质量标准规定，保证临床用药的安全性和有效性。

一、药物制剂分析的特点

药物在制备过程中，常加入一些特殊的物质，以改善药物的药动学和药效学特性，增强药物的稳定性和安全性，这些特殊的物质称为辅料或赋形剂。如片剂中常加入崩解剂（常用淀粉、羧甲淀粉钠等）以促进药物在消化道中快速崩解成细小粒子而提高疗效；注射剂中常加入防腐剂（如羟苯酯类、苯扎溴铵等）和抗氧剂（如硫代硫酸钠、维生素C等）以增强稳定性。这些辅料的存在，使制剂与原料药的质量分析项目和分析方法不同。

（一）性状的规定和描述不同

药品的性状是药品质量的重要表征之一。外观性状是对药品色泽和外表感观的规定。原料药性状项下主要描述药物的外观、色、臭、味、溶解度、稳定性以及物理常数等。

药物制剂对影响药物内在质量的外观性状也有规定。如《中华人民共和国药典》（2020年版）制剂通则中规定：片剂外观应完整光洁，色泽均匀，有适宜的硬度和耐磨性，以免包装、运输过程中发生磨损或破碎。制剂如有包衣或外壳，还应规定内容物的外观性状。

🔗 知识链接

阿奇霉素原料和片剂性状项下的规定

原料：本品为白色或类白色结晶性粉末；无臭；微有引湿性。本品在甲醇、丙酮、无水乙醇或稀盐酸中易溶，在乙腈中溶解，在水中几乎不溶。比旋度：取本品，精密称定，加无水乙醇溶解并定量稀释成每1ml中约含20mg的溶液，依法测定[《中华人民共和国药典》（2020年版）（通则0621）]，比旋度应为-45°至-49°。

片剂：本品为白色片或薄膜衣片，除去包衣后显白色或类白色。

（二）鉴别方法或有不同

制剂鉴别所使用的方法一般与原料药类似。如果其他成分（其他有效成分或附加成分）对该鉴别方法有干扰，则视具体情况采用不同的措施排除干扰。

1. 先分离，再鉴别　如对乙酰氨基酚片的鉴别，先将供试品研细后，用适宜溶剂（乙醇）溶解并滤过，取滤液，蒸干，再按原料药鉴别方法鉴别。

2. 选用与原料药不同的方法加以鉴别　如乙酰螺旋霉素的原料药采用薄层色谱法进行鉴别，而片剂增加了紫外-可见分光光度法鉴别。

（三）检查项目和检查要求不同

1. 检查项目　制剂是由符合药用规格的原料药，按照一定的生产工艺制备而成的，故制剂的杂质检查不需重复原料药的检查项目，主要是检查制剂在制备过程中或贮存过程中可能产生的杂质。如葡萄糖原料药的检查项目有酸度、溶液的澄清度与颜色、乙醇溶液的澄清度、氯化物、硫酸盐、亚硫酸盐与可溶性淀粉、干燥失重、炽灼残渣、蛋白质、铁盐、重金属、砷盐等，葡萄糖注射液在杂质检查项目中只保留了葡萄糖原料药中重金属的检查，其他项目不再进行检查，同时增加了5-羟甲基糠醛的检查，这是因为葡萄糖注射液在制备过程中易分解产生5-羟甲基糠醛等杂质，进一步可聚合成有色物质导致注射液变黄、沉淀。药物制剂由于剂型特点，在检查项下增加了和剂型相关的内容。《中华人民共和国药典》（2020年版）四部"制剂通则"对所收载的各种制剂的检查均有具体的规定。如片剂要常规检查重量差异或含量均匀度、崩解时限或溶出度、微生物限度等；糖浆剂则要检查装量、微生物限度等。

2. 检查要求　某些情况下，杂质限量的要求不同，如阿司匹林原料药中"游离水杨酸"含量不得大于0.1%，而阿司匹林片中"游离水杨酸"不得大于阿司匹林标示量的0.3%。

> ？ 课堂问答
> 查阅《中华人民共和国药典》（2020年版）二部，试比较维生素B$_6$原料药和片剂的检查项目和内容异同点。

（四）含量测定方法或有不同

制剂中主药的性质与存在环境，决定了制剂的含量分析方法有别于原料药。根据制剂中被测组分与其他物质之间的关系，可分为以下几种情况。

1. 主药含量大，无其他成分，或其他成分对测定无干扰或干扰可以忽略不计，则一般可采用与原料药相同的方法进行测定。如司可巴比妥钠和司可巴比妥钠胶囊均用溴量法进行含量测定等。

2. 其他成分对主药的含量测定方法有干扰，则应先排除干扰，再采用与原料药相同的方法进行测定。如维生素C注射液，即先加入丙酮与注射液中的抗氧剂发生加成反应除去后，再用与原料药相同的碘量法测定。

3. 考虑到附加成分的干扰和主药含量的多少等问题，选用与原料药不同的方法进行测定。如盐酸吗啡原料药采用非水溶液滴定法测定含量，其片剂和注射液采用紫外－可见分光光度法测定含量，其缓释片的测定方法则选用高效液相色谱法。

总之，制剂的含量测定方法要视具体情况而定，所采用的方法不一定与原料药的测定方法相同，不同剂型的测定方法也可能不同。

二、药物制剂的含量限度

（一）药物制剂含量限度的表示方法

原料药的含量限度是以含量百分比来表示的。

$$待测物质含量（\%）=\frac{实际测得量}{供试品量}×100\% \qquad 式（5-1）$$

药物制剂的含量限度一般是以含量占标示量的百分比来表示的，即单位药品的实际含量与标示量的比值，用式（5-2）表示。

$$标示量（\%）=\frac{每片（支）实测含量}{标示量}×100\% \qquad 式（5-2）$$

标示量是指单位药品中所含纯物质的理论值（即药物制剂的规格）。

⑦ 课堂问答 ——————————

1. 原料药与制剂含量限度表示方法有何不同？

2. 查阅《中华人民共和国药典》（2020年版）二部，对乙酰氨基酚片都有哪些制剂规格？

⊙ 案例分析 ......

案例（对乙酰氨基酚片的含药量计算）：

有一批对乙酰氨基酚片，规格（标示量）是0.5g，检验报告标明该批的含量是99.5%，这批药品平均单位剂量（1片）的含药量是多少？

分析：

这批片剂平均每片的含药量是0.5g×99.5%＝0.497 5g。

（二）药物制剂含量计算举例

1. 盐酸二甲双胍片 盐酸二甲双胍片的规格为0.25g，表示每片中含盐酸二甲双胍的理论值为0.25g，即标示量为0.25g。《中华人民共和国药典》（2020年版）规定盐酸二甲双胍片含盐酸二甲双胍（$C_4H_{11}N_5 \cdot HCl$）应为标示量的95.0%～105.0%。如果测定结果某批片剂平均实际含量是0.24g，含量占标示量的百分比，计算如下。

$$标示量（\%）=\frac{每片实测含量}{标示量}×100\%=\frac{0.24}{0.25}×100\%=96.0\%$$

2. 维生素B_{12}注射液 维生素B_{12}注射液的规格为2ml : 0.5mg，即标示量为2ml : 0.5mg。《中华人民共和国药典》（2020年版）规定维生素B_{12}注射液含维生素B_{12}（$C_{63}H_{88}CoN_{14}O_{14}P$）应为标示量的90.0%～110.0%。如果测定结果平均实际含量是0.24mg/ml，即每支（2ml）实际测得含量为0.48mg，则该批注射剂含量占标示量的百分比，计算如下。

$$标示量（\%）=\frac{每支实测含量}{标示量}×100\%=\frac{0.48}{0.5}×100\%=96.0\%$$

（三）含量限度的范围

制剂由合格的原料和辅料制成，杂质在允许范围内，同时由于生产、制备及测定过程相对复杂，客观存在一定偏差和变化。从生产角度看，要控制每一个制剂中主药含量绝对准确也是不可能的；从用药疗效和安全方面考虑，给药剂量在 ±5%～ ±10% 范围不会有显著影响，因此，制剂含量限度范围的规定比较宽。

制剂的含量限度范围根据剂型、主药含量的多少、原料药的含量限度、制剂的测定方法和稳定性等综合因素制订，一般为标示量的95.0%～105.0%。如《中华人民共和国药典》（2020年版）规定对乙酰氨基酚片含$C_8H_9NO_2$应为标示量的95.0%～105.0%。一些主药含量较小或规格较小、测定方法较难或稳定性差的制剂，含量限度为标示量的93.0%～107.0%或90.0%～110.0%。如《中华人民共和国药典》（2020年版）规定维生素C注射液中含$C_6H_8O_6$应为标示量的93.0%～107.0%；乙胺嘧

啶片中含 $C_{12}H_{13}ClN_4$ 应为标示量的 90.0%~110.0%。

第二节　片剂的分析技术

临床上常用的制剂有片剂、胶囊剂、颗粒剂、注射剂、眼用制剂、软膏剂、栓剂、糖浆剂等。其中片剂和注射剂是应用最广泛的两种剂型，其分析方法具代表性，本节介绍片剂的质量分析技术。

片剂系指原料药物或与适宜的辅料制成的圆形或异形的片状固体制剂。片剂以口服普通片为主，另有含片、舌下片、口腔贴片、咀嚼片、分散片、可溶片、泡腾片、阴道片、阴道泡腾片、缓释片、控释片、肠溶片与口崩片等。

一、片剂的分析步骤

片剂分析时首先要对片剂进行外观、色泽等物理性状的检查，然后进行鉴别试验；其次进行常规检查及杂质检查，对局部用片剂还需进行微生物限度的检查；最后进行含量测定。

（一）性状

性状项下应依次描述外形和颜色，如片剂是什么颜色的压制片，或包衣片（包薄膜衣或糖衣），除去包衣后，片芯的颜色。如对乙酰氨基酚片为白色片、薄膜衣或明胶包衣片，除去包衣后显白色。

（二）鉴别

片剂的鉴别试验，其方法要求同原料药，所以除尽可能采用与原料药相同的方法外，还应注意排除辅料干扰。常用的方法是过滤，或者用溶剂将主药提取出来后，除去溶剂，残留物照原料药项下鉴别。

（三）检查

《中华人民共和国药典》（2020年版）要求，除另有规定外，普通片剂的常规检查有重量差异、崩解时限、溶出度及含量均匀度等；此外，片剂在制备与贮藏过程中均可能产生特殊杂质，故还应检查这些杂质的增加情况。

（四）含量测定

片剂的含量测定，要求采用的方法具专属性与准确性，由于片剂的含量限度较宽，可选用的方法较多。当原料药的含量测定方法不受制剂辅料干扰时，可采用原料药方法。其他常用的方法有紫外-可见分光光度法和高效液相色谱法等仪器分析方法。

二、片剂的常规检查

（一）重量差异检查

片剂的重量差异是指按规定称量方法测得片剂每片的重量与平均片重之间的差异。在片剂的生产中，由于颗粒的大小不均匀，流动性差，压片机下冲升降不灵活，加料斗误差等原因，都会引起片剂重量的差异，从而造成各片之间主药含量的差异，为了控制片剂均匀性，保证用药剂量准确，片剂需要检查重量差异。

1. 检查法 取供试品20片，精密称定总重量，求得平均片重后，再分别精密称定每片的重量，每片重量与平均片重比较（凡无含量测定的片剂或有标示片重的中药片剂，每片重量应与标示片重比较），按表5-1的规定，超出重量差异限度的不得多于2片，并不得有1片超出限度1倍。

表5-1 片剂重量差异限度

平均片重或标示片重	重量差异限度
0.30g以下	±7.5%
0.30g及0.30g以上	±5%

糖衣片的片芯应检查重量差异并符合规定，包糖衣后不再检查重量差异。薄膜衣片应在包薄膜衣后检查重量差异并符合规定。

凡规定检查含量均匀度的片剂，一般不再进行重量差异检查。

2. 注意事项 称量片重时，先精密称定20片的总重量，然后用镊子依次分别精密称定每片重量，在称量过程中，应避免用手直接接触供试品。

💿 案例分析 --

案例（对乙酰氨基酚片的重量差异检查）：

某药厂片剂生产车间新生产了一批规格为0.5g的对乙酰氨基酚片，检验员对该批次药品进行重量差异检查。

分析：

20片总重：11.355 5g

每片重量：

1. 0.567 9g;　2. 0.566 8g;　3. 0.572 2g;　4. 0.568 6g;　5. 0.570 3g;

6. 0.569 0g;　7. 0.571 2g;　8. 0.560 3g;　9. 0.568 1g;　10. 0.554 3g;

11. 0.567 3g;　12. 0.567 5g;　13. 0.569 8g;　14. 0.573 2g;　15. 0.570 1g;

16. 0.564 8g;　17. 0.565 9g;　18. 0.568 5g;　19. 0.571 3g;　20. 0.568 4g。

求出平均片重（$\bar{m}$）：0.567 8g；修约至两位有效数字：0.57g，选择重量差异限度：±5%，按表5-1规定的重量差异限度，求出允许片重范围（$\bar{m} \pm \bar{m} \times$ 重量差异限度）：0.541 5~0.598 5g。

结果：每片重量均未超出允许片重范围。

结论：符合规定。

（二）含量均匀度检查

含量均匀度系指单剂量的固体、半固体和非均相液体制剂含量符合标示量的程度。

除另有规定外，片剂、硬胶囊剂、颗粒剂、注射用无菌粉末等，每一个单剂标示量小于25mg或主药含量小于每一个单剂重量25%者，均应检查含量均匀度。凡检查含量均匀度的制剂，一般不再检查重（装）量差异。

含量均匀度是考察制剂工艺水平的重要指标之一。在生产过程中，某些小剂量剂型由于工艺和设备原因，可引起含量均匀度的差异。本检查法的目的在于控制每一个单剂含量的均一性，以保证用药剂量的准确。

1. 检查法　除另有规定外，取供试品10个，照各品种项下规定的方法，分别测定每一个单剂以标示量为100的相对含量 X，求其均值 $\bar{X}$、标准差 $S\left(S = \sqrt{\dfrac{\sum(X-\bar{X})^2}{n-1}}\right)$ 以及标示量与均值之差的绝对值 A（$A = |100 - \bar{X}|$）。如 $A + 2.2S \leq L$，则供试品的含量均匀度符合规定；若 $A + S > L$，则不符合规定；若 $A + 2.2S > L$，且 $A + S \leq L$，则应另取供试品20个复试，计算初、复试30个单剂的 $\bar{X}$、S 和 A，再按《中华人民共和国药典》（2020年版）规定公式计算并判定。上述公式中 L 为规定值，除另有规定外，$L = 15.0$。

2. 注意事项

（1）供试品的主药必须溶解完全，必要时可用乳钵研磨或超声波处理，促使溶解，并定量转移至量瓶中。

（2）用紫外－可见分光光度法测定时，所用溶剂需一次配够，当用量较大时，即使是同批号的溶剂也应混合均匀后使用。

（三）崩解时限检查

崩解系指口服固体制剂在规定条件下全部崩解溶散或成碎粒，除不溶性包衣材料或破碎的胶囊壳外，应全部通过筛网；如有少量不能通过筛网，但已软化或轻质上漂且无硬心者，可作符合规定论。

片剂经口服后在胃肠道中首先要经过崩解，药物才能被释放、吸收而达到治疗目的。如果片剂不能崩解，药物就不能很好地溶出，也就起不到很好的治疗作用了。《中华人民共和国药典》把崩解时限作为片剂的常规检查项目之一。

咀嚼片不进行崩解时限检查。除另有规定外，凡规定检查溶出度、释放度或分散均匀性的制剂，不再进行崩解时限检查。

1. 检查法　采用升降式崩解仪（图5-1），主要结构为一能升降的金属支架与下端镶有筛网的吊篮，并附有挡板。

将吊篮通过上端的不锈钢轴悬挂于金属支架上，浸入1 000ml烧杯中，并调节吊篮位置使其下降至低点时筛网距烧杯底部25mm，烧杯内盛有温度为37℃±1℃的水，调节液面高度使吊篮上升至高点时筛网在液面下15mm处。吊篮顶部不可浸没于溶液中。

除另有规定外，取供试品6片，分别置上述吊篮的玻璃管中，立即启动崩解仪进行检查。各片均应在15分钟内或规定的时间内全部崩解。如有1片不能完全崩解，应另取6片复试，均应符合规定。

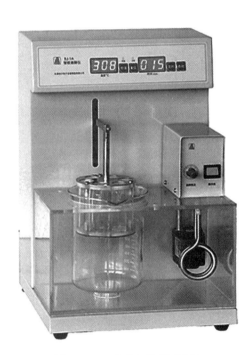

图5-1　升降式崩解仪

🔗知识链接 ....

常见片剂的崩解时限

《中华人民共和国药典》（2020年版）对常见片剂崩解时限的规定，如表5-2所示。

表 5-2 《中华人民共和国药典》（2020 年版）
对常见片剂崩解时限的规定

常见片剂类型	崩解时限
口服普通片	15 分钟
薄膜衣片	化学药 30 分钟； 中药则每管加挡板 1 块，各片均应在 1 小时内全部崩解
糖衣片	化学药 1 小时； 中药则每管加挡板 1 块，各片均应在 1 小时内全部崩解
肠溶片	盐酸溶液（9→1 000）中检查 2 小时，每片均不得有裂缝、崩解或软化现象；取出吊篮，用少量水洗涤后，每管加挡板 1 块，再在磷酸盐缓冲液（pH 6.8）中检查，1 小时内应全部崩解
含片	10 分钟内各片均不应全部崩解或溶化
舌下片	5 分钟
可溶片	20℃ ±5℃水中，3 分钟
泡腾片	20℃ ±5℃水（200ml）中，5 分钟（烧杯为 250ml 规格）
中药全粉片	每管加挡板 1 块，30 分钟
中药浸膏片 / 半浸膏片	每管加挡板 1 块，1 小时

2. 注意事项

（1）在测试过程中，烧杯内的水温（或介质温度）应保持在 37℃ ±1℃。

（2）每测试一次后，应及时清洗吊篮的玻璃内壁、筛网及挡板等，并重新更换水或规定的溶剂。

（四）溶出度检查

溶出度系指活性药物成分从片剂、胶囊剂或颗粒剂等制剂中在规定条件下溶出的速率和程度，以相当于标示量的百分率表示。在缓释制剂、控释制剂或肠溶制剂等中也称为"释放度"。固体制剂经口服后，在胃肠道要经过崩解、溶出后，才能被机体吸收，进而分布到各组织器官，发挥治疗作用。因而溶出度的测定是评价口服固体制剂质量的一个指标，是一种模拟口服固体制剂在胃肠道中崩解和溶出的体外简易试验方法。

一般在水中微溶或不溶的难溶性药物需作溶出度检查。除另有规定外，凡检查溶出度的制剂，不再进行崩解时限的检查。

《中华人民共和国药典》（2020 年版）溶出度与释放度测定法（通则 0931）项下收

载了7种测定方法：第一法为篮法，第二法为桨法，第三法为小杯法，第四法为桨碟法，第五法为转筒法，第六法为流池法，第七法为往复筒法。下面以第一法为例，介绍溶出度测定的方法。

1. 检查法　采用药物溶出度仪，主要由电动机、恒温装置、转篮（篮体、篮轴）、溶出杯及杯盖组成（图5-2）。仪器一般配有6套以上测定装置。

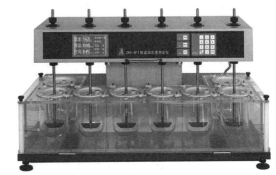

图5-2　智能溶出度测定仪

测定前，应对仪器装置进行必要的调试，使转篮底部距溶出杯的内底部25mm±2mm。分别量取经脱气处理的溶出介质，置各溶出杯内，实际量取的体积与规定体积的偏差应不超过±1%，待溶出介质温度恒定在37℃±0.5℃后，取供试品6片（粒、袋），分别投入6个干燥的转篮内，将转篮降入溶出杯中，注意供试品表面不要有气泡，按各品种项下规定的转速启动仪器，计时；至规定的取样时间（实际取样时间与规定时间的差异不得过±2%），吸取溶出液适量，立即用适当的微孔滤膜滤过，自取样至滤过应在30秒内完成。取澄清滤液，照该品种项下规定的方法测定，计算每片（粒、袋）的溶出量。

2. 计算与判断　符合下述条件之一者，可判为符合规定。

（1）6片（粒、袋）中，每片（粒、袋）的溶出量按标示量计算，均不低于规定限度（Q）。

（2）6片（粒、袋）中，如有1~2片（粒、袋）低于Q，但不低于Q-10%，且其平均溶出量不低于Q。

（3）6片（粒、袋）中，如有1~2片（粒、袋）低于Q，其中仅有1片（粒、袋）低于Q-10%，但不低于Q-20%，且其平均溶出量不低于Q时，应另取6片（粒、袋）复试；初、复试的12片（粒、袋）中有1~3片（粒、袋）低于Q，其中仅有1片（粒、袋）低于Q-10%，但不低于Q-20%，且其平均溶出量不低于Q。

以上结果判断中所示的10%、20%是指相对于标示量的百分率（%）。计算公式如下。

$$溶出度（Q）=\frac{溶出量}{标示量}\times100\%$$　　　　式（5-3）

溶出度测定时间通常为30分钟或45分钟，限度（Q）常为标示量的70%~80%。

3. 溶出条件和注意事项

（1）溶出介质：应使用各品种项下规定的溶出介质，除另有规定外，室温下体积为900ml，并应新鲜配制和经脱气处理；如果溶出介质为缓冲液，当需要调节pH时，一般调节pH至规定pH±0.05之内。

（2）转速：在各品种项下规定转速的±4%范围之内。

（3）取样：取样时应在仪器开动的情况下取样；使用专用的取样针和普通注射器（图5-3），吸取溶出液时应在转篮顶端至液面的中点，距溶出杯内壁不小于10mm处；自6杯中完成取样，时间应在1分钟以内。

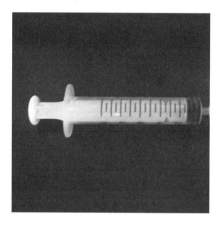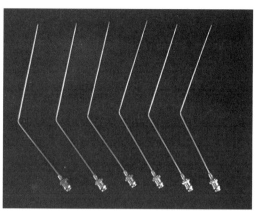

图5-3　注射器、取样针

（4）过滤：过滤使用0.8μm的微孔滤膜及微量过滤器（图5-4）。

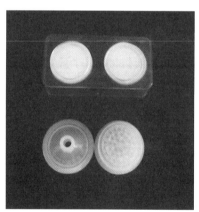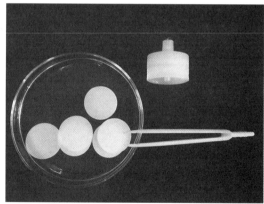

图5-4　微孔滤膜、微量过滤器

三、片剂的含量测定

（一）辅料的干扰和排除

片剂中常用的辅料有淀粉、糊精、蔗糖、乳糖、硬脂酸镁、滑石粉、硫酸钙和羧甲基纤维素钠等。辅料的存在，如对片剂的含量测定产生干扰，则需要采用方法排除辅料干扰后再进行测定。

1. 糖类　包括辅料中的淀粉、糊精、蔗糖、乳糖等，分别属于多糖和低聚糖，遇水可发生水解，酸性条件下更易发生，水解的最终产物均有葡萄糖；葡萄糖具有较强的还原性，在一定条件下可被氧化剂氧化为葡萄糖酸，故在用氧化还原法测定制剂含量时，该类辅料可产生干扰，消耗氧化性滴定液，使测定的结果偏高。

为除去糖类对测定方法的干扰，常采用不同的方法测定还原性药物的原料药与片剂的含量。如《中华人民共和国药典》（2020年版）中硫酸亚铁原料药的含量测定方法为高锰酸钾法，而其片剂和缓释片则采用的是选择性更好的硫酸铈法。这是因为高锰酸钾氧化性较强，既能将硫酸亚铁定量氧化，也能将还原糖氧化；硫酸铈氧化性较弱，只能将硫酸亚铁定量氧化，而不能将还原糖氧化。

2. 硬脂酸镁　硬脂酸镁为片剂制备中常用的润滑剂，Mg^{2+} 对配位滴定法产生干扰，可消耗 EDTA 滴定液；硬脂酸镁是弱碱，可消耗高氯酸滴定液，对非水溶液滴定法也产生干扰。

排除硬脂酸镁干扰的方法有以下几种：①改用专属性高的仪器分析法测定，如地西泮片剂用高效液相色谱法；②加入干燥的草酸或酒石酸作掩蔽剂，使之与 Mg^{2+} 形成沉淀，生成的硬脂酸在醋酐溶剂中不显酸性，再用非水溶液滴定法测定，本法适用于叔胺类或含氮杂环类药物片剂的测定。

3. 滑石粉　片剂中含有滑石粉，采用折光法、旋光法、紫外-可见分光光度法、比浊法等方法进行含量测定时，因其溶液中有滑石粉悬浮微粒而产生浑浊，对以上方法的测定产生干扰。由于滑石粉在水和有机溶剂中均不溶解，可采用适当的溶剂将被测物质溶解，过滤分离悬浮微粒后，再进行测定。

总之，对片剂进行含量测定时，应考虑主药与辅料之间的关系和不同点：如辅料的理化性质、主药与辅料的量的多少等，采取不同的措施，排除辅料的干扰；选择辅料无干扰或干扰可以忽略不计的专属性强的仪器分析方法对片剂进行含量测定。

⑦ 课堂问答 ——————————————————————
常见的辅料对片剂含量测定有何影响？应如何排除其干扰？

（二）测定方法及计算

片剂在生产过程中，原、辅料须经过混合、制粒、压片等复杂工序，每一批产品之间，即使是同批次产品之间，片与片之间均存在差异，因此在分析时，应考虑取样的代表性。一般取素片10片或20片，精密称定总重量，计算平均片重，再将其研细、混匀，精密称取片粉适量，然后按《中华人民共和国药典》规定的方法进行操作；如为糖衣片，则应先除去糖衣，再按素片的含量测定方法操作。

片剂含量测定最常用的方法有滴定分析法、紫外－可见分光光度法、高效液相色谱法等。

1. 滴定分析法（直接滴定法）

（1）操作步骤：取规定数量的片剂→精密称定并计算平均片重→研成细粉→精密称取供试品适量→溶解→滴加指示剂→滴定→判定终点→记录消耗滴定液体积→根据滴定度计算。

（2）计算公式如下。

$$标示量（\%）=\frac{V×T×F×平均片重}{m×标示量}×100\%\qquad 式（5-4）$$

式中，V为消耗滴定液的体积（ml）；T为滴定度（mg/ml）；F为滴定液的浓度校正因子；m为片剂研磨后的取样量（g）。

2. 紫外－可见分光光度法（吸收系数法）

（1）操作步骤：取规定数量的片剂→精密称定并计算平均片重→研成细粉→精密称取供试品适量→溶解定容→过滤→定量稀释→测定吸光度A→根据吸收系数计算。

（2）计算公式如下。

$$标示量（\%）=\frac{\dfrac{A}{E_{1cm}^{1\%}×L}×\dfrac{1}{100}×V×D×平均片重}{m×标示量}×100\%\qquad 式（5-5）$$

式中，A为供试品溶液的吸光度；$E_{1cm}^{1\%}$为被测成分的吸收系数；V为供试品溶液原始体积（ml）；D为稀释倍数；m为片剂研磨后的取样量（g）。

---

⑦ 课堂问答 ————————————————————

1. 吸收系数法进行片剂含量测定的计算公式是什么？公式中的字母含义分别是什么？
2. 片剂的含量测定为什么要计算平均片重？

🔍 案例分析 ----------------------------------

案例［对乙酰氨基酚片（标示量0.3g）的含量测定］：

取本品20片，称得总重量为7.089 6g。研细，精密称取片粉0.048 6g，置250ml量瓶中，加0.4%氢氧化钠溶液50ml与水50ml，振摇15分钟，用水稀释至刻度，摇匀，滤过。精密量取续滤液5ml，置100ml量瓶中，加0.4%氢氧化钠溶液10ml，加水至刻度，摇匀，照紫外－可见分光光度法，在257nm的波长处测定吸光度为0.569，按对乙酰氨基酚（$C_8H_9NO_2$）的吸收系数（$E_{1cm}^{1\%}$）为715计算。《中华人民共和国药典》（2020年版）二部规定本品含对乙酰氨基酚（$C_8H_9NO_2$）应为标示量的95.0%～105.0%。通过计算判断该含量结果是否符合规定。

分析：

$$标示量（\%）=\frac{\dfrac{A}{E_{1cm}^{1\%}\times L}\times\dfrac{1}{100}\times V\times D\times 平均片重}{m\times 标示量}\times 100\%$$

$$=\frac{\dfrac{0.569}{715}\times\dfrac{1}{100}\times 250\times\dfrac{100}{5}\times\dfrac{7.0896}{20}}{0.0486\times 0.3}\times 100\%=96.7\%$$

96.7%在95.0%～105.0%范围，该含量结果符合《中华人民共和国药典》（2020年版）规定。

3. 高效液相色谱法（外标法）

（1）操作步骤：取规定数量的片剂→精密称定并计算平均片重→研成细粉→精密称取供试品和对照品→分别配成供试品溶液和对照品溶液→分别量取一定量体积→注入色谱仪→记录色谱图→根据峰面积计算。

（2）计算公式如下。

$$标示量（\%）=\frac{C_R\times\dfrac{A_X}{A_R}\times V\times D\times 平均片重}{m\times 标示量}\times 100\% \qquad 式（5-6）$$

式中，C_R为对照品溶液的浓度（mg/ml）；A_R为对照品峰面积；A_X为供试品峰面积；V为供试品溶液原始体积（ml）；D为稀释倍数；m为片剂研磨后的取样量（g）。

⊙ 案例分析

案例［头孢克肟片（标示量0.1g）含量测定］：

【色谱条件与系统适用性试验】用十八烷基硅烷键合硅胶为填充剂；以四丁基氢氧化铵溶液－乙腈（72∶28）为流动相；检测波长为254nm；柱温为40℃。系统适用性溶液色谱图中，按头孢克肟（E）异构体、头孢克肟的顺序出峰，头孢克肟（E）异构体峰与头孢克肟峰之间的分离度应符合要求。

【测定法】取本品10片，精密称定，得总重量4.0433g，研细，精密称取细粉0.200 2g，置250ml量瓶中，加流动相溶解并稀释至刻度，摇匀，滤过，取续滤液，作为供试品溶液，精密量取20μl，注入液相色谱仪，记录色谱图；另精密称定头孢克肟对照品43.77mg（含量为89.59%），置200ml量瓶中，加流动相溶解并定量稀释至刻度，同法测定。按外标法以峰面积计算，即得。《中华人民共和国药典》（2020年版）二部规定本品含头孢克肟（按$C_{16}H_{15}N_5O_7S_2$计）应为标示量的90.0%~110.0%。通过计算判断该含量结果是否符合规定。

【结果】对照品峰面积7 223 516，供试品峰面积7 412 708。

分析：

$$标示量（\%）=\frac{C_R\times\dfrac{A_X}{A_R}\times V\times D\times 平均片重}{m\times 标示量}\times 100\%$$

$$=\frac{\dfrac{43.77\times 89.59\%\times 10^{-3}}{200}\times\dfrac{7\ 412\ 708}{7\ 223\ 516}\times 250\times 1\times\dfrac{4.043\ 3}{10}}{0.200\ 2\times 0.1}\times 100\%$$

$$=101.6\%$$

101.6%在90.0%~110.0%范围，该含量结果符合《中华人民共和国药典》（2020年版）的规定。

第三节　注射剂的分析技术

注射剂系指原料药物或与适宜的辅料制成的供注入体内的无菌制剂。注射剂可分为注射液、注射用无菌粉末与注射用浓溶液等。

一、注射剂的分析步骤

注射剂的分析首先从检查其外观性状开始，依次进行鉴别试验和杂质检查，然后按《中华人民共和国药典》（2020年版）制剂通则规定进行注射剂的常规检查。除另有规定外，常规检查项目有注射剂的装量、注射用无菌粉末的装量差异、可见异物、不溶性微粒、无菌、热原或细菌内毒素等，最后进行含量测定。

注射剂与注射液

注射剂系指原料药物或与适宜的辅料制成的供注入体内的无菌制剂。

注射剂可分为注射液、注射用无菌粉末与注射用浓溶液等。

注射液系指原料药物或与适宜的辅料制成的供注入体内的无菌液体制剂，包括溶液型、乳状液型或混悬型等注射液。可用于皮下注射、皮内注射、肌内注射、静脉注射、静脉滴注、鞘内注射、椎管内注射等。其中，供静脉滴注用的大容量注射液（除另有规定外，一般不小于100ml，生物制品一般不小于50ml）也可称为"输液"。中药注射剂一般不宜制成混悬型注射液。

二、注射剂的常规检查

（一）装量检查

装量是注射剂生产与检测中的一项重要内容，是保证单剂量注射液的注射用量不少于标示量的关键之一。《中华人民共和国药典》（2020年版）规定应对注射液及注射用浓溶液的装量进行检查。

本法适用于50ml及50ml以下的单剂量注射液的装量检查。标示装量为50ml以上的注射液和注射用浓溶液，按最低装量检查法（通则0942）检查，应符合规定。

1. 检查法　供试品标示装量不大于2ml者，取供试品5支（瓶）；2ml以上至50ml者，取供试品3支（瓶）。开启时注意避免损失，将内容物分别用相应体积的干燥注射器及注射针头抽尽，然后缓慢连续地注入经标化的量入式量筒内（量筒的大小应使待测体积至少占其额定体积的40%，不排尽针头中的液体），在室温下检视。测定油溶液、乳状液或混悬液时，应先加温（如有必要）摇匀，再用干燥注射器及注射针头抽尽后，同前法操作，放冷（加温时），检视。每支（瓶）的装量均不得少于其标示量。

2. 注意事项

（1）开启瓶盖时，擦净瓶外壁，轻弹瓶颈部使液体全部下落，小心开启。

（2）所用注射器及量具必须干净、干燥并定期检定。

（3）注射器应配上适宜号数的注射针头，其大小与临床使用情况相近为宜。

（4）检查油溶液或混悬液时，应放冷后检视，消除加热后量筒膨胀引起的误差。

（二）装量差异检查

本法适用于橡皮塞铝盖玻瓶装或安瓿装的注射用无菌粉末的装量差异检查。检查的目的在于控制各瓶间装量的一致性，以保证使用剂量的准确性。

凡规定检查含量均匀度的注射用无菌粉末，一般不再进行装量差异检查。

1. 检查法　取供试品5瓶（支），除去标签、铝盖，容器外壁用乙醇擦净，干燥，开启时注意避免玻璃屑等异物落入容器中，分别迅速精密称定；容器为玻璃瓶的注射用无菌粉末，首先小心开启内塞，使容器内外气压平衡，盖紧后精密称定。然后倾出内容物，容器用水或乙醇洗净，在适宜条件下干燥后，再分别精密称定每一容器的重量，求出每瓶（支）的装量与平均装量。每瓶（支）装量与平均装量相比较（如有标示装量，则与标示装量相比较），应符合下列规定（表5-3），如有1瓶（支）不符合规定，应另取10瓶（支）复试，应符合规定。

表5-3　注射用无菌粉末装量差异限度

平均装量或标示装量	装量差异限度
0.05g及0.05g以下	±15%
0.05g以上至0.15g	±10%
0.15g以上至0.50g	±7%
0.50g以上	±5%

2. 注意事项

（1）用水、乙醇洗涤倾去内容物后的容器时，慎勿将瓶外编号的字迹擦掉，以免影响称量结果；并将空容器与原橡皮塞或安瓿颈部配对放于原固定位置。

（2）空容器的干燥，一般可于60~70℃加热1~2小时，也可在干燥器内干燥较长时间。

（3）称量空容器时，应注意瓶身与瓶塞（或折断的瓶颈部分）的配对。

（三）可见异物检查

可见异物系指存在于注射剂、眼用液体制剂和无菌原料药中，在规定条件下目视可以观测到的不溶性物质，其粒径或长度通常大于50μm。

可见异物的检查按照《中华人民共和国药典》（2020年版）可见异物检查法（通则0904）进行，有灯检法和光散射法两种，一般常用灯检法。灯检法不适用的品种，如用深色透明容器包装或液体色泽较深（一般深于各标准比色液7号）的品种应选用光散射法。

（四）不溶性微粒检查

本法系指在可见异物检查符合规定后，用以检查静脉用注射剂（溶液型注射液、注射用无菌粉末、注射用浓溶液）及供静脉注射用无菌原料药中不溶性微粒的大小及数量的方法，包括光阻法和显微计数法。除另有规定外，照不溶性微粒检查法（通则0903）检查，应符合规定。

（五）无菌检查

照无菌检查法标准操作规范检查，应符合规定。《中华人民共和国药典》（2020年版）采用直接接种法和薄膜过滤法两种。无菌检查应在无菌条件下进行，试验环境必须达到无菌检查的要求，检验全过程应严格遵守无菌操作。

（六）细菌内毒素或热原检查

除另有规定外，静脉用注射剂按各品种项下的规定，照《中华人民共和国药典》（2020年版）细菌内毒素检查法（通则1143）或热原检查法（通则1142）检查，应符合规定。细菌内毒素检查法是利用鲎试剂和细菌内毒素的凝集反应来进行的，有凝胶法和光度测定法。热原检查采用家兔法，系将一定剂量的供试品，静脉注入家兔体内，在规定时间内，观察家兔体温升高的情况，以判定供试品中所含热原的限度是否符合规定。

三、注射剂的含量测定

注射剂在制备时，要将原料药溶解在适宜的溶剂中，配成一定浓度的溶液，经过滤、灌封、灭菌而制成。为了保证主要成分的稳定性，减少对人体组织器官的刺激性，常加入合适的辅料，如抗氧剂、pH调节剂、渗透压调节剂等。这些辅料的加入，有时对主要成分的测定会产生不同程度的干扰，因而在测定时要采取相应措施以减少或消除这些干扰。本文介绍抗氧剂的干扰与排除。

（一）抗氧剂的干扰与排除

常用的抗氧剂有亚硫酸钠、焦亚硫酸钠、亚硫酸氢钠、硫代硫酸钠和维生素C等，这些物质均具有较强的还原性，对氧化还原滴定法和亚硝酸钠滴定法产生干扰。抗氧剂消耗滴定液，导致含量测定的结果偏高。排除注射剂中抗氧剂干扰的方法如下。

1. 加入掩蔽剂消除干扰　注射剂中含有亚硫酸钠、亚硫酸氢钠、焦亚硫酸钠等抗氧剂，测定时常需加入丙酮或甲醛使其与抗氧剂发生加成反应而排除干扰。丙酮和甲醛在此称为掩蔽剂。反应式如下。

$$\begin{array}{c}H_3C\\H_3C\end{array}>C{=}O + NaHSO_3 \longrightarrow \begin{array}{c}H_3C\\H_3C\end{array}>C\begin{array}{l}OH\\SO_3Na\end{array}$$

$$HCHO + NaHSO_3 \longrightarrow \begin{array}{c}H\\H\end{array}>C\begin{array}{l}OH\\SO_3Na\end{array}$$

例如：为了防止维生素C注射液发生自动氧化而变质，在制剂时加入亚硫酸氢钠作为抗氧剂。采用碘量法测定维生素C注射液含量时，亚硫酸氢钠会消耗碘滴定液使测定结果偏高。为了排除干扰，在测定时加入丙酮作为掩蔽剂。

2. 加入强酸使抗氧剂分解　硫代硫酸钠、亚硫酸钠、焦亚硫酸钠、亚硫酸氢钠等遇强酸可分解为二氧化硫气体，加热可全部排出。

$$Na_2S_2O_5 + H_2O \longrightarrow 2NaHSO_3$$

$$NaHSO_3 + HCl \longrightarrow NaCl + H_2O + SO_2 \uparrow$$

例如：采用亚硝酸钠法测定盐酸普鲁卡因胺注射液含量时，由于亚硝酸钠是弱氧化剂，注射液中的抗氧剂亚硫酸氢钠或焦亚硫酸钠可消耗亚硝酸钠滴定液，使测定结果偏高。测定时加入盐酸，迅速煮沸，并立即冷至室温，使抗氧剂分解，再依法测定可排除干扰。

（二）测定方法及计算

注射剂含量测定最常用的方法有滴定分析法、紫外－可见分光光度法、高效液相色谱法等，常用以下计算公式。式中，m 为供试品的取样量（ml），其余各符号含义同片剂含量测定的计算公式。

1. 滴定分析法（直接滴定法）

$$标示量（\%）= \frac{V \times T \times F \times 每支装量}{m \times 标示量} \times 100\% \qquad 式（5-7）$$

2. 紫外－可见分光光度法（吸收系数法）

$$标示量（\%）= \frac{\dfrac{A}{E_{1cm}^{1\%} \times L} \times \dfrac{1}{100} \times V \times D \times 每支装量}{m \times 标示量} \times 100\% \qquad 式（5-8）$$

🔍 **案例分析** --

案例［维生素C注射液（标示量2ml：0.1g）含量测定］：

精密量取维生素C注射液4ml，加水15ml与丙酮2ml，摇匀，放置5分钟，加稀醋酸4ml与淀粉指示液1ml，用碘滴定液（0.050 09mol/L）滴定，至溶液显蓝色并持续30秒不褪，消耗碘滴定液（0.050 09mol/L）22.26ml，每1ml碘滴定液（0.05mol/L）相当于8.806mg的$C_6H_8O_6$。《中华人民共和国药典》（2020年版）二部规定本品含维生素C（$C_6H_8O_6$）应为标示量的93.0%～107.0%。通过计算判断该含量结果是否符合规定。

分析：

$$标示量（\%）=\frac{V\times T\times F\times 每支装量}{m\times 标示量}\times 100\%$$

$$=\frac{22.26\times 8.806\times 10^{-3}\times \dfrac{0.050\ 09}{0.05}\times 2}{4\times 0.1}\times 100\%$$

$$=98.2\%$$

98.2%在93.0%~107.0%范围，该含量结果符合《中华人民共和国药典》（2020年版）的规定。

3. 高效液相色谱法（外标法）

$$标示量（\%）=\frac{C_R\times \dfrac{A_X}{A_R}\times V\times D\times 每支装量}{m\times 标示量}\times 100\%\qquad 式（5-9）$$

第四节　制药用水的分析技术

　　水是药物生产中用量大、使用广的一种辅料，用于生产过程和药物制剂的制备。《中华人民共和国药典》（2020年版）中所收载的制药用水，因其使用的范围不同而分为饮用水、纯化水、注射用水和灭菌注射用水。现将纯化水、注射用水、灭菌注射用水的分析技术概述如下。

一、纯化水的分析技术

　　纯化水为饮用水经蒸馏法、离子交换法、反渗透法或其他适宜的方法制备的制药用水，不含添加剂。其质量应符合《中华人民共和国药典》（2020年版）纯化水项下的规定。

（一）性状

本品为无色的澄清液体；无臭。

（二）检查

1. 酸碱度　系检查在制备和贮存过程中引入的酸碱性杂质，如二氧化碳、氨、盐酸等。《中华人民共和国药典》（2020年版）采用指示剂法，以甲基红指示液（pH 4.2~6.3）和溴麝香草酚蓝指示液（pH 6.0~7.6）的变色来控制酸碱度限量。

操作方法：取本品10ml，加甲基红指示液2滴，不得显红色；另取10ml，加溴麝香草酚蓝指示液5滴，不得显蓝色。

2. 硝酸盐　主要由原料引入。检查原理是利用硝酸盐在硫酸存在的条件下，将二苯胺氧化成蓝色化合物，与一定量标准硝酸盐溶液同法处理后进行比色，以判断硝酸盐是否超过限量。《中华人民共和国药典》（2020年版）采用比色法检查。

操作方法：取本品5ml置试管中，于冰浴中冷却，加10%氯化钾溶液0.4ml与0.1%二苯胺硫酸溶液0.1ml，摇匀，缓缓滴加硫酸5ml，摇匀，将试管于50℃水浴中放置15分钟，溶液产生的蓝色与标准硝酸盐溶液［取硝酸钾0.163g，加水溶解并稀释至100ml，摇匀，精密量取1ml，加水稀释成100ml，再精密量取10ml，加水稀释成100ml，摇匀，即得（每1ml相当于1μg NO_3）］0.3ml，加无硝酸盐的水4.7ml，用同一方法处理后的颜色比较，不得更深（0.000 006%）。

3. 亚硝酸盐　主要由原料引入。亚硝酸盐可与具有芳香第一胺结构的对氨基苯磺酰胺反应生成重氮盐，再与盐酸萘乙二胺偶合而显色，与一定量的标准亚硝酸盐溶液用同一方法处理后产生的颜色比较，不得更深。《中华人民共和国药典》（2020年版）采用比色法检查。

操作方法：取本品10ml，置纳氏管中，加对氨基苯磺酰胺的稀盐酸溶液（1→100）1ml与盐酸萘乙二胺溶液（0.1→100）1ml，产生的粉红色，与标准亚硝酸盐溶液［取亚硝酸钠0.750g（按干燥品计算），加水溶解，稀释至100ml，摇匀，精密量取1ml，加水稀释成100ml，摇匀，再精密量取1ml，加水稀释成50ml，摇匀，即得（每1ml相当于1μg NO_2）］0.2ml，加无亚硝酸盐的水9.8ml，用同一方法处理后的颜色比较，不得更深（0.000 002%）。

4. 氨　由原料、制备及贮存时引入。《中华人民共和国药典》（2020年版）采用比色法检查。

操作方法：取本品50ml，加碱性碘化汞钾试液2ml，放置15分钟；如显色，与氯化铵溶液（取氯化铵31.5mg，加无氨水适量使溶解并稀释成1 000ml）1.5ml，加无氨水48ml与碱性碘化汞钾试液2ml制成的对照液比较，不得更深（0.000 03%）。

5. 电导率　水的电导率与水的纯度密切相关，纯度越高，电导率越小，反之纯度越低，电导率越大。本法是通过检查制药用水的电导率，进而控制水中电解质总量。

操作方法：照《中华人民共和国药典》（2020年版）四部（通则0681）检查，如果测定的电导率值不大于限度值，则判为符合规定。

6. 易氧化物　指易氧化的有机杂质，主要由原料引入。《中华人民共和国药典》（2020年版）采用灵敏度法检查。

操作方法：取本品100ml，加稀硫酸10ml，煮沸后，加高锰酸钾滴定液（0.02mol/L）0.10ml，再煮沸10分钟，粉红色不得完全消失。

7. 不挥发物　该项检查是控制纯化水中的无机盐类杂质，如碱金属、碱土金属的氯化物、硫酸盐等。《中华人民共和国药典》（2020年版）采用重量法检查。

操作方法：取本品100ml，置105℃恒重的蒸发皿中，在水浴上蒸干，并在105℃干燥至恒重，遗留残渣不得过1mg。

8. 重金属　主要由生产过程中引入。《中华人民共和国药典》（2020年版）采用重金属检查法中第一法检查。

操作方法：取本品100ml，加水19ml，蒸发至20ml，放冷，加醋酸盐缓冲液（pH3.5）2ml与水适量使成25ml，加硫代乙酰胺试液2ml，摇匀，放置2分钟，与标准铅溶液1.0ml加水19ml用同一方法处理后的颜色比较，不得更深（0.000 01%）。

9. 微生物限度　由生产和贮存过程中引入。《中华人民共和国药典》（2020年版）采用微生物限度检查法检查。

操作方法：取本品不少于1ml，经薄膜过滤法处理，采用R2A琼脂培养基，30~35℃培养不少于5天，依法检查（通则1105），1ml供试品中需氧菌总数不得过100cfu。

二、注射用水的分析技术

注射用水为纯化水经蒸馏所得的水，其质量应符合《中华人民共和国药典》（2020年版）注射用水项下的规定。其性状与杂质（硝酸盐与亚硝酸盐、电导率、总有机碳、不挥发物与重金属检查和限量）均与纯化水相同。在酸碱度、氨和微生物限度检查方面比纯化水要求严格，酸碱度以酸度计测定pH值应为5.0~7.0；氨的检查规定注射用水中含氨量限度是0.000 02%，但对照用氯化铵溶液改为1.0ml；微生物限度检查取注射用水不少于100ml，经薄膜过滤法处理，依法检查（通则1105），100ml供试品中需氧菌总数不得过10cfu。另外，增加了细菌内毒素检查，每1ml中含内毒素的量应小于0.25EU（通则1143）。

三、灭菌注射用水的分析技术

灭菌注射用水为注射用水按照注射剂生产工艺制备所得。《中华人民共和国药典》（2020年版）对灭菌注射用水的质量要求与注射用水相比更加严格。性状及对酸碱度、硝酸盐、亚硝酸盐、氨、电导率、不挥发物、重金属、细菌内毒素的检查和限量与注射用水相同，除增加了对氯化物、硫酸盐、钙盐、二氧化碳、易氧化物等杂质的检查外，还增加了注射剂项下有关的各项规定，如可见异物检查、无菌检查等。

● · · · · **章末小结** · · · · ·

1. 药物制剂由于辅料的存在，与原料药物比较，其质量分析在性状、鉴别、检查和含量测定等方面有所不同。

2. 药物制剂含量限度一般是以含量占标示量的百分比来表示的，用下式表示。

$$标示量（\%）=\frac{每片（支）实测含量}{标示量}\times100\%$$

3. 片剂检验的步骤是：性状→鉴别→检查（杂质检查、常规检查）→含量测定。除另有规定外，普通片剂的常规检查有重量差异、崩解时限、溶出度及含量均匀度等。

4. 片剂的含量测定常受糖类、硬脂酸镁和滑石粉等辅料的干扰，需排除辅料干扰后进行测定。片剂的含量测定方法主要有滴定分析法、紫外-可见分光光度法、高效液相色谱法等。

5. 注射剂检验的步骤是：性状→鉴别→检查（杂质检查、常规检查）→含量测定。其中常规检查主要有：装量、装量差异、可见异物、不溶性微粒、无菌、细菌内毒素或热原等。

6. 注射剂中抗氧剂干扰氧化还原滴定，可用加入掩蔽剂或强酸下加热的方法排除。注射剂的含量测定方法主要有滴定分析法、紫外-可见分光光度法、高效液相色谱法等。

7. 纯化水的检查项目主要有：酸碱度、硝酸盐、亚硝酸盐、氨、电导率、易氧化物、不挥发物、重金属、微生物限度等。注射用水和灭菌注射用水的质量要求均比纯化水的质量要求严格，灭菌注射用水的检查增加了注射剂项下的有关规定。

思考题

1. 药物制剂分析与原料药分析相比，有哪些特点？

2. 片剂的常规检查方法有哪些？各自含义是什么？

3. 片剂常用辅料中的糖类对哪些含量测定方法有干扰？如何排除？

4. 如何排除注射剂中抗氧剂对含量测定的干扰？

5. 计算题：取规格为50mg的盐酸普罗帕酮片20片，精密称定总重为3.684 8g，研细，精密称定片粉0.184 9g，置100ml量瓶中，加乙醇适量，振摇使盐酸普罗帕酮溶解，用乙醇稀释至刻度，摇匀，滤过，精密量取续滤液5ml，置100ml量瓶中，加乙醇稀释至刻度，摇匀。照紫外-可见分光光度法，在248nm的波长处测定吸光度为0.561，按$C_{21}H_{27}NO_3 \cdot HCl$的吸收系数（$E_{1cm}^{1\%}$）为220计算。本品含盐酸普罗帕酮（$C_{21}H_{27}NO_3 \cdot HCl$）应为标示量的93.0%~107.0%。通过计算判断该结果是否符合规定。

（万爱萍）

第六章
典型药物分析技术

学习目标

- 掌握典型药物的鉴别和含量测定的原理、方法与操作。
- 熟悉典型药物中主要特殊杂质的来源及检查方法。
- 了解典型药物的结构特征和主要理化性质。

情境导入

情境描述：

　　某药厂质检员小李今天接到了工作任务：检验一批刚生产出来的阿司匹林肠溶片。他首先查阅了该药物的结构、性质、质量标准和检验标准操作规程，熟悉了如何对阿司匹林肠溶片进行质量检验。在检验过程中，按照要求认真准备试剂、仪器，严格操作规范，最后书写检验记录并出具检验报告。

学前导语：

　　药物质量分析的主要依据是《中华人民共和国药典》等药品质量标准以及药品检验标准操作规程，从性状、鉴别、检查、含量测定等几个方面对药物质量进行分析。通过本章的学习，同学们将了解典型药物的结构、性质等基础知识，学会怎样系统检验药物的质量。

第一节 芳酸及其酯类药物分析

一、典型药物的结构与性质

芳酸及其酯类药物系指结构中含有苯环、羧基及其他取代基的化合物。本类药物按结构特征可分为苯甲酸类药物、水杨酸类药物和其他芳酸类药物3种类型。

（一）苯甲酸类药物

《中华人民共和国药典》（2020年版）收载的苯甲酸类药物主要有苯甲酸、苯甲酸钠、羟苯乙酯、丙磺舒、泛影酸等。表6-1列出了苯甲酸类典型药物的结构与主要理化性质。

表 6-1　苯甲酸类典型药物的结构与主要理化性质

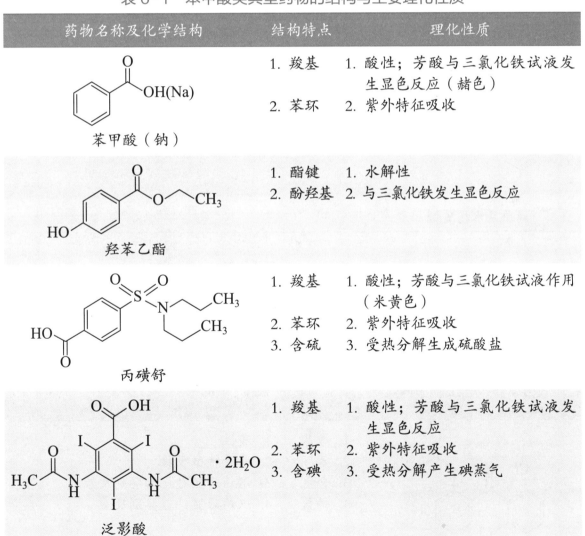

药物名称及化学结构	结构特点	理化性质
苯甲酸（钠）	1. 羧基 2. 苯环	1. 酸性；芳酸与三氯化铁试液发生显色反应（赭色） 2. 紫外特征吸收
羟苯乙酯	1. 酯键 2. 酚羟基	1. 水解性 2. 与三氯化铁发生显色反应
丙磺舒	1. 羧基 2. 苯环 3. 含硫	1. 酸性；芳酸与三氯化铁试液作用（米黄色） 2. 紫外特征吸收 3. 受热分解生成硫酸盐
泛影酸	1. 羧基 2. 苯环 3. 含碘	1. 酸性；芳酸与三氯化铁试液发生显色反应 2. 紫外特征吸收 3. 受热分解产生碘蒸气

（二）水杨酸类药物

《中华人民共和国药典》（2020年版）收载的水杨酸类药物主要有水杨酸、阿司匹林、贝诺酯、对氨基水杨酸钠等。表6-2列出了水杨酸类典型药物的结构与主要理化性质。

表6-2　水杨酸类典型药物的结构与主要理化性质

药物名称及化学结构	结构特点	理化性质
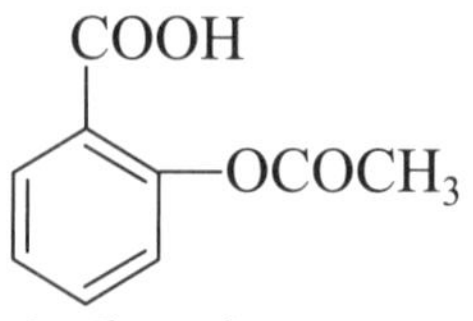 阿司匹林	1. 酯键 2. 羧基	1. 水解性：水解后产生游离的酚羟基，与三氯化铁发生显色反应 2. 酸性
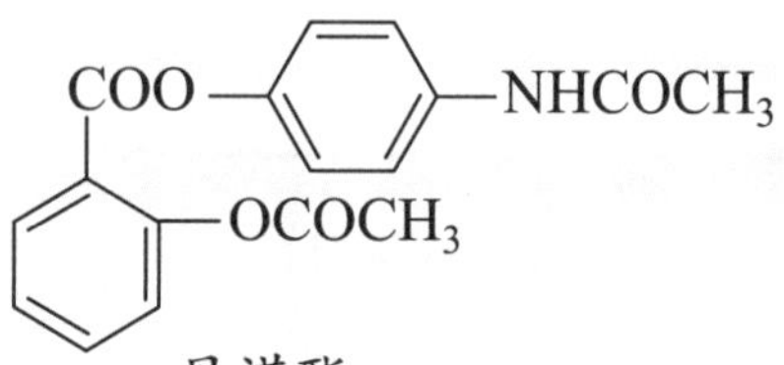 贝诺酯	1. 酯键 2. 酰胺键 3. 苯环	1. 水解性：水解后产生游离的酚羟基，与三氯化铁发生显色反应 2. 水解后产生芳香第一胺，发生重氮化-偶合反应 3. 紫外特征吸收
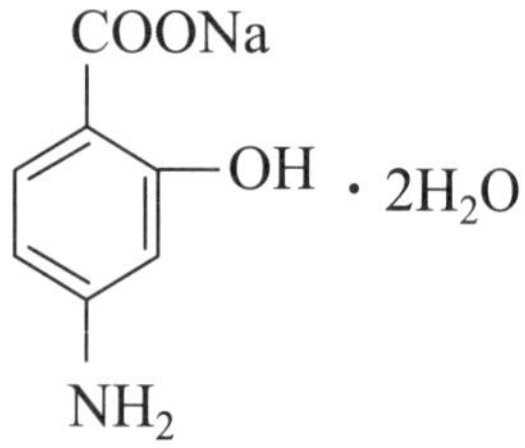 对氨基水杨酸钠	1. 芳香第一胺 2. 酚羟基 3. 有机酸的钠盐	1. 重氮化-偶合反应 2. 与三氯化铁发生显色反应 3. 钠盐的鉴别反应

（三）其他芳酸类药物

《中华人民共和国药典》（2020年版）收载的其他芳酸类药物主要有双氯芬酸钠、布洛芬、吲哚美辛、氯贝丁酯等。表6-3列出了其他芳酸类典型药物的结构与主要理化性质。

表6-3　其他芳酸类典型药物的结构与主要理化性质

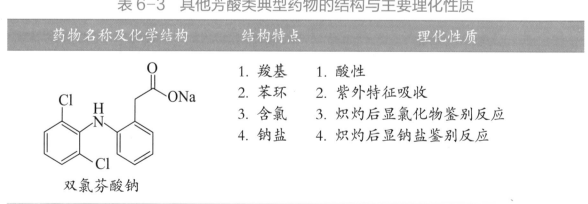

药物名称及化学结构	结构特点	理化性质
双氯芬酸钠	1. 羧基 2. 苯环 3. 含氯 4. 钠盐	1. 酸性 2. 紫外特征吸收 3. 炽灼后显氯化物鉴别反应 4. 炽灼后显钠盐鉴别反应

药物名称及化学结构	结构特点	理化性质
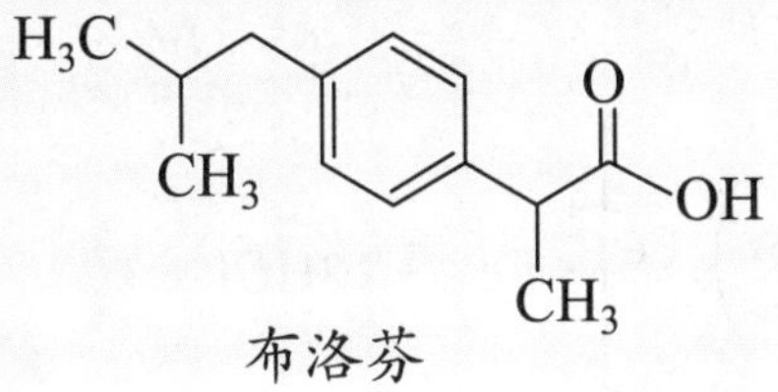 布洛芬	1. 羧基 2. 苯环	1. 酸性 2. 紫外特征吸收
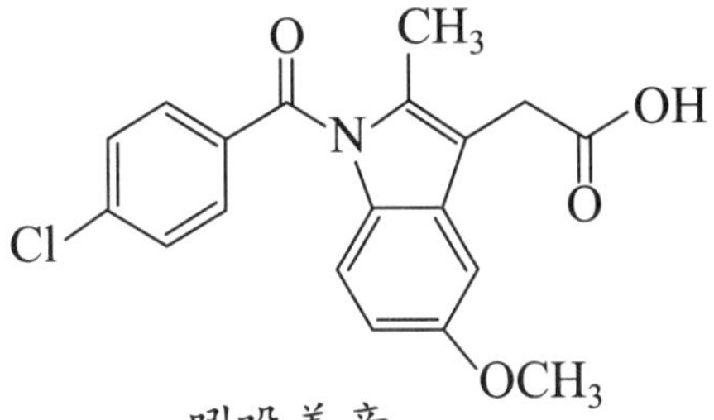 吲哚美辛	1. 羧基 2. 苯环 3. 酰胺键	1. 酸性 2. 紫外特征吸收 3. 水解反应
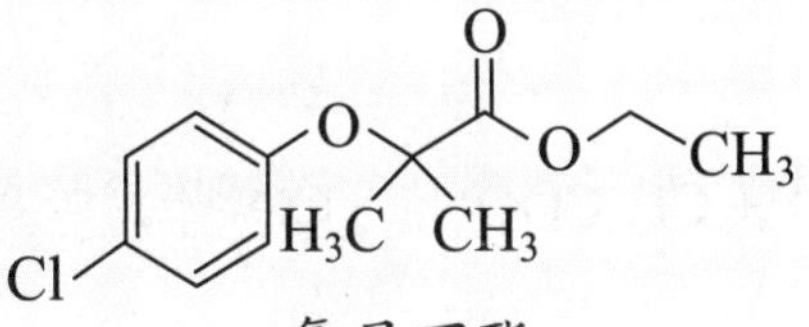 氯贝丁酯	1. 酯键 2. 苯环	1. 酯键：易水解生成羧酸和乙醇，还可以与盐酸羟胺及三氯化铁试液作用，生成有色的异羟肟酸铁 2. 紫外特征吸收

二、阿司匹林及其制剂的分析

阿司匹林是一种解热镇痛、非甾体抗炎药，抗血小板聚集药。《中华人民共和国药典》（2020年版）二部收载本品，其制剂有阿司匹林片、阿司匹林肠溶片、阿司匹林泡腾片、阿司匹林肠溶胶囊和阿司匹林栓。

（一）性状

1. 外观与臭味　阿司匹林为白色结晶或结晶性粉末；无臭或微带醋酸臭；遇湿气即缓缓水解。

2. 溶解度　本品在乙醇中易溶，在三氯甲烷或乙醚中溶解，在水或无水乙醚中微溶；在氢氧化钠溶液或碳酸钠溶液中溶解，但同时分解。

（二）鉴别

1. 三氯化铁反应　取本品约0.1g，加水10ml，煮沸，放冷，加三氯化铁试液1滴，即显紫堇色。反应式如下。

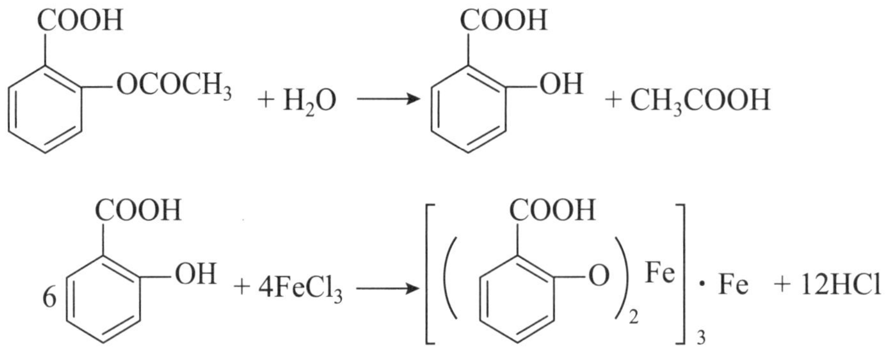

$$\text{(2-OCOCH}_3\text{ benzoic acid)} + H_2O \longrightarrow \text{(2-OH benzoic acid)} + CH_3COOH$$

$$6\,\text{(salicylic acid)} + 4FeCl_3 \longrightarrow \left[\left(\text{(2-O benzoic acid)}_2 Fe\right)_3\right] \cdot Fe + 12HCl$$

（紫堇色）

解析：阿司匹林分子结构中无游离酚羟基，不能直接与三氯化铁试液反应。但其含有酯键，加热煮沸后，可发生水解，产生具有酚羟基的水杨酸；水杨酸可以和三氯化铁发生反应，产生紫堇色配位化合物。

阿司匹林的制剂均用该法鉴别。

2. 水解反应　取本品约0.5g，加碳酸钠试液10ml，煮沸2分钟后，放冷，加过量的稀硫酸，即析出白色沉淀，并产生醋酸的臭气。反应式如下。

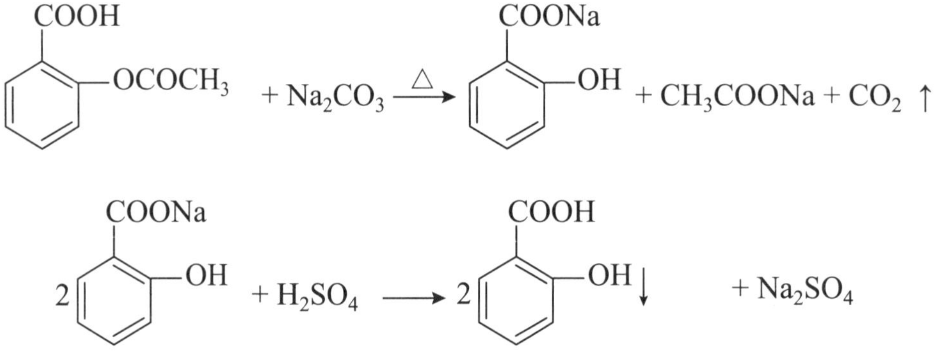

$$\text{(2-OCOCH}_3\text{ benzoic acid)} + Na_2CO_3 \xrightarrow{\triangle} \text{(2-OH, COONa)} + CH_3COONa + CO_2 \uparrow$$

$$2\,\text{(2-OH, COONa)} + H_2SO_4 \longrightarrow 2\,\text{(2-OH, COOH)} \downarrow + Na_2SO_4$$

（白色）

$$2CH_3COONa + H_2SO_4 \longrightarrow 2CH_3COOH \uparrow + Na_2SO_4$$

解析：阿司匹林分子结构中具有酯键，与碳酸钠试液共热，水解生成水杨酸钠和醋酸钠，放冷后用稀硫酸酸化，析出白色的水杨酸沉淀，并产生醋酸的臭气。

3. 红外分光光度法　《中华人民共和国药典》（2020年版）中，阿司匹林采用红外分光光度法鉴别，本品的红外光吸收图谱（图6-1）应与对照的图谱（光谱集5图）一致。

解析：阿司匹林分子中含有羧基、酯基及邻位取代苯环，它们都可在红外光吸收图谱中产生特征吸收峰。

4. 高效液相色谱法　《中华人民共和国药典》（2020年版）中，阿司匹林的制剂除阿司匹林栓外，其他制剂如阿司匹林片、阿司匹林肠溶片、阿司匹林肠溶胶囊、阿司匹林泡腾片均采用高效液相色谱法鉴别。规定在含量测定项下记录的色谱图中，供试品溶液主峰的保留时间应与对照品溶液主峰的保留时间一致。

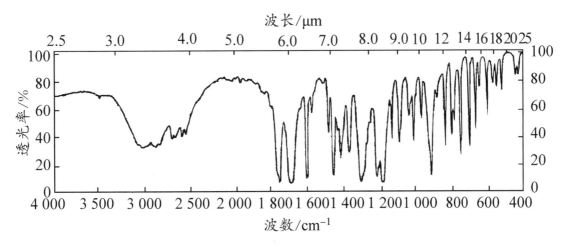

图6-1 阿司匹林的红外吸收图谱

（三）杂质检查

阿司匹林除检查"炽灼残渣""重金属""易炭化物"等一般杂质外，还应检查以下特殊杂质。

1. 溶液的澄清度　取本品0.50g，加温热至约45℃的碳酸钠试液10ml溶解后，溶液应澄清。

解析：阿司匹林具有酸性，可以溶于碱性的碳酸钠试液中；而杂质（如生产阿司匹林过程中，反应副产物苯酚、醋酸苯酯、水杨酸苯酯和乙酰水杨酸苯酯等）的化学结构中不含羧基，不具有酸性，不溶于碱溶液。

2. 游离水杨酸　《中华人民共和国药典》（2020年版）采用高效液相色谱法检查阿司匹林中的游离水杨酸。临用新制。

溶剂：1%冰醋酸的甲醇溶液。

供试品溶液：取本品约0.1g，精密称定，置10ml量瓶中，加溶剂适量，振摇使溶解并稀释至刻度，摇匀。

对照品溶液：取水杨酸对照品约10mg，精密称定，置100ml量瓶中，加溶剂适量使溶解并稀释至刻度，摇匀，精密量取5ml，置50ml容量瓶中，用溶剂稀释至刻度，摇匀。

色谱条件：用十八烷基硅烷键合硅胶为填充剂；以乙腈－四氢呋喃－冰醋酸－水（20：5：5：70）为流动相；检测波长为303nm；进样体积10μl。

系统适用性要求：理论板数按水杨酸峰计算不低于5 000。阿司匹林峰与水杨酸峰之间的分离度应符合要求。

测定法：精密量取供试品溶液与对照品溶液，分别注入液相色谱仪，记录色谱图。

限度：供试品溶液色谱图中如有与水杨酸峰保留时间一致的色谱峰，按外标法以峰面积计算，不得过0.1%。

解析：阿司匹林是以水杨酸为原料，在硫酸催化下，用醋酐乙酰化制得。合成反应中乙酰化不完全或贮藏过程中水解产生水杨酸。水杨酸对人体有毒性，且其分子中的酚羟基在空气中被逐渐氧化成一系列有色（如淡黄、红棕甚至深棕色）醌型化合物，使阿司匹林成品变色，因而需加以控制。

由于阿司匹林制剂在生产过程中易水解产生水杨酸，因此《中华人民共和国药典》（2020年版）规定阿司匹林制剂均采用高效液相色谱法控制游离水杨酸的限量（表6-4）。

表6-4 阿司匹林制剂中游离水杨酸的限量

阿司匹林制剂	游离水杨酸的限量
阿司匹林片	不得过标示量的0.3%
阿司匹林肠溶片	不得过标示量的1.5%
阿司匹林肠溶胶囊	不得过标示量的1.0%
阿司匹林泡腾片	不得过标示量的3.0%
阿司匹林栓	不得过标示量的3.0%

3. 有关物质 《中华人民共和国药典》（2020年版）采用高效液相色谱法主成分自身对照法检查阿司匹林中的有关物质。限度规定：供试品溶液的色谱图中如有杂质峰，除水杨酸峰外，其他各杂质峰面积的和不得大于对照溶液主峰面积（0.5%）。

（四）含量测定

1. 阿司匹林原料药的含量测定

（1）原理：《中华人民共和国药典》（2020年版）利用阿司匹林游离羧基的酸性，用氢氧化钠滴定液直接滴定。反应式如下。

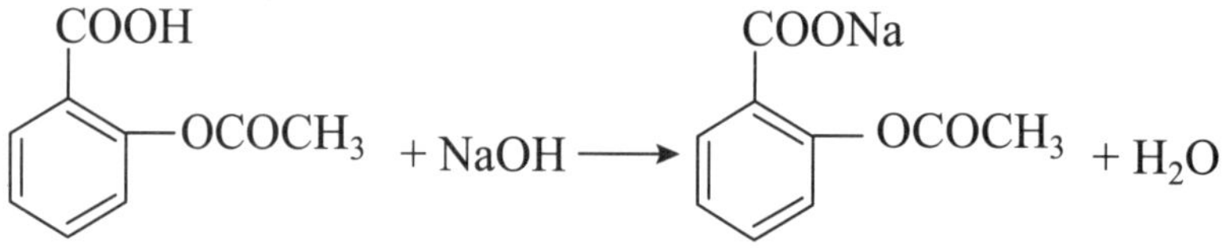

（2）测定方法：直接酸碱滴定法。取本品约0.4g，精密称定，加中性乙醇（对酚酞指示液显中性）20ml溶解后，加酚酞指示液3滴，用氢氧化钠滴定液（0.1mol/L）滴定。每1ml氢氧化钠滴定液（0.1mol/L）相当于18.02mg的$C_9H_8O_4$。

❓ 课堂问答 ————————————————————————————

药师小明今天接到一个工作任务，测定新购进的一批原料药阿司匹林的含量。他用分析天平精密称取了两份供试品，分别为0.349g和0.356g，依法测定，第一份供试品滴定终点时消耗氢氧化钠滴定液体积记录为19.3ml。这时滴定管中还剩有许多氢氧化钠滴定液，他就接着用该剩余的滴定液继续滴定第二份供试品。

该含量测定过程中有4处不规范操作，请同学们帮他找出来。

……………………………………………………………………………………

（3）含量计算：公式如下。

$$阿司匹林含量（\%）=\frac{V \times T \times F}{m} \times 100\% \qquad 式（6-1）$$

式中，V为消耗氢氧化钠滴定液的体积（ml）；T为滴定度（mg/ml）；F为氢氧化钠滴定液的浓度校正因子；m为供试品的取样量（g）。

（4）注意事项：①阿司匹林在水中溶解度小，同时阿司匹林酯键在滴定时易水解，致使测定结果偏高，因此不能用水为溶剂，而用中性乙醇溶液溶解样品；②本品为有机酸，酸性较弱，用强碱进行滴定时，化学计量点偏碱性，故选用碱性区变色的酚酞作为指示剂；③中性乙醇的配制，取一定量乙醇加酚酞指示剂数滴，用氢氧化钠滴定液（0.1mol/L）滴定至显粉红色。

🔍 案例分析 ————————————————————————————

案例（阿司匹林的含量测定）：

质检员小明接到一个工作任务，负责测定一批新购进的阿司匹林原料药含量。操作如下：精密称取供试品两份（经测定本品干燥品失重为0.2%），质量为0.398 6g、0.408 1g，分别消耗氢氧化钠滴定液（0.101 5mol/L）21.66ml和22.21ml。《中华人民共和国药典》（2020年版）规定，本品按干燥品计算，含$C_9H_8O_4$不得少于99.5%。已知每1ml氢氧化钠滴定液（0.1mol/L）相当于18.02mg的$C_9H_8O_4$，通过计算判断该供试品的含量是否符合规定。

分析：

$$F=\frac{0.101\,5}{0.1}=1.015$$

（1）阿司匹林含量（\%）$=\dfrac{V \times T \times F}{m} \times 100\%$

$$= \frac{21.66 \times 18.02 \times 10^{-3} \times 1.015}{0.398\,6 \times (1 - 0.2\%)} \times 100\% = 99.59\%$$

（2）阿司匹林含量（%）$= \dfrac{V \times T \times F}{m} \times 100\%$

$$= \frac{22.21 \times 18.02 \times 10^{-3} \times 1.015}{0.408\,1 \times (1 - 0.2\%)} \times 100\% = 99.74\%$$

平均含量 $= \dfrac{99.74\% + 99.59\%}{2} \approx 99.7\%$

相对平均偏差（%）$= \dfrac{99.74\% - 99.59\%}{99.74\% + 99.59\%} \times 100\% = 0.08\%$

根据计算结果，两次测定平均含量为99.7%＞99.5%，精密度也符合要求（相对平均偏差≤0.3%），则该阿司匹林供试品含量符合《中华人民共和国药典》（2020年版）规定。

2. 阿司匹林制剂的含量测定 《中华人民共和国药典》（2020年版）采用高效液相色谱法外标法测定阿司匹林制剂的含量。阿司匹林肠溶片、阿司匹林肠溶胶囊、阿司匹林泡腾片、阿司匹林栓等均用此法测定含量。如阿司匹林片的含量测定。

（1）测定方法

溶剂：见游离水杨酸项下。

供试品溶液：取本品20片，精密称定，充分研细，精密称取细粉适量（约相当于阿司匹林10mg），置100ml量瓶中，用溶剂强烈振摇使阿司匹林溶解，并用溶剂稀释至刻度，摇匀，滤膜滤过，取续滤液。

对照品溶液：取阿司匹林对照品适量，精密称定，加溶剂振摇使溶解并定量稀释制成每1ml中约含0.1mg的溶液。

色谱条件：见游离水杨酸项下。检测波长为276nm。

系统适用性要求：理论板数按阿司匹林峰计算不低于3 000。阿司匹林峰与水杨酸峰之间的分离度应符合要求。

测定法：精密量取供试品溶液与对照品溶液，分别注入液相色谱仪，记录色谱图。按外标法以峰面积计算。

（2）含量计算

$$\text{标示量（\%）} = \frac{C_R \times \dfrac{A_X}{A_R} \times V \times D \times \text{平均片重}}{m \times \text{标示量}} \times 100\% \qquad \text{式（6-2）}$$

解析：阿司匹林制剂中加有少量的酒石酸或枸橼酸作稳定剂，同时，在制片或贮存过程中阿司匹林的酯键还可能水解产生水杨酸和醋酸，这些酸性物质给直接酸碱滴定法带来干扰；酯类杂质也会因水解而干扰酸碱滴定法。因此《中华人民共和国药典》（2020年版）采用高效液相色谱法测定阿司匹林制剂的含量。

第二节　芳胺类药物分析

芳胺类药物是指氨基直接与芳环相连的药物，具有芳胺的基本结构，按取代基结构不同又可分为两类：对氨基苯甲酸酯类药物和芳酰胺类药物。

一、典型药物的结构与性质

（一）对氨基苯甲酸酯类药物

本类药物均具有对氨基苯甲酸酯母核，结构通式如下。

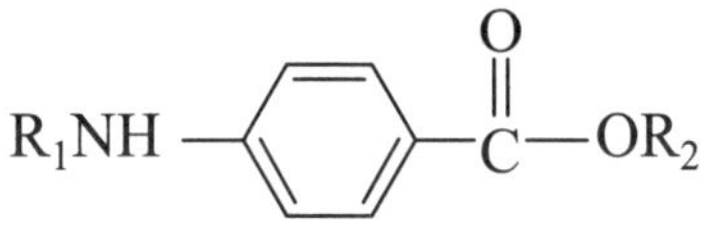

《中华人民共和国药典》（2020年版）收载的对氨基苯甲酸酯类药物主要有盐酸普鲁卡因、苯佐卡因和盐酸丁卡因等，其结构与主要理化性质详见表6-5。

表6-5　对氨基苯甲酸酯类典型药物的结构与主要理化性质

药物名称及化学结构	结构特点	理化性质
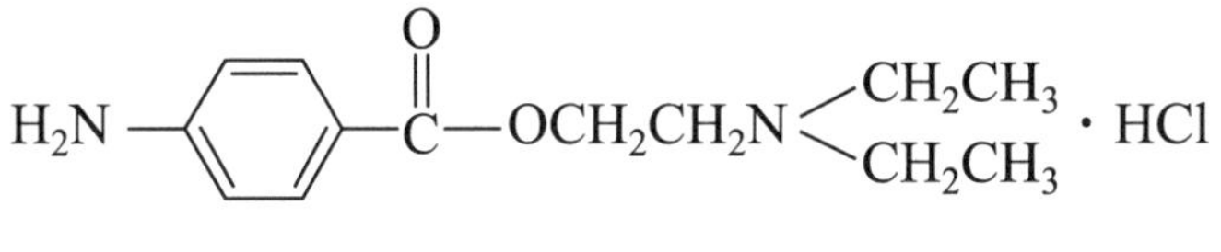 盐酸普鲁卡因	1. 芳香第一胺 2. 酯键 3. 叔胺基 4. 苯环 5. 有机碱盐酸盐	1. 重氮化-偶合反应；与芳醛缩合反应；易被氧化 2. 水解反应：水解后生成二乙氨基乙醇与对氨基苯甲酸 3. 弱碱性：与酸成盐 4. 紫外特征吸收 5. 氯化物鉴别反应

药物名称及化学结构	结构特点	理化性质
$H_2N-\!\!\bigcirc\!\!-\overset{\overset{O}{\|}}{C}-OCH_2CH_3$ 苯佐卡因	1. 芳香第一胺 2. 酯键 3. 苯环	1. 重氮化–偶合反应；与芳醛缩合反应；易被氧化 2. 水解反应：水解后生成乙醇与对氨基苯甲酸 3. 紫外特征吸收
$CH_3(CH_2)_3NH-\!\!\bigcirc\!\!-\overset{\overset{O}{\|}}{C}-OCH_2CH_2N\overset{CH_3}{\underset{CH_3}{<}}\cdot HCl$ 盐酸丁卡因	1. 酯键 2. 叔胺基 3. 苯环 4. 有机碱盐酸盐	1. 水解反应：水解后生成二甲氨基乙醇与对丁氨基苯甲酸 2. 弱碱性：与酸成盐 3. 紫外特征吸收 4. 氯化物鉴别反应

（二）芳酰胺类药物

本类药物的芳香第一胺基被酰化且芳环有取代基，结构通式如下。

$$R_1-\!\!\bigcirc\!\!\underset{R_4}{\overset{R_3}{}}-NH-\overset{\overset{O}{\|}}{C}-R_2$$

《中华人民共和国药典》（2020年版）收载的芳酰胺类药物主要有对乙酰氨基酚、盐酸利多卡因和盐酸布比卡因等，其结构与主要理化性质详见表6-6。

表6-6 芳酰胺类典型药物的结构与主要理化性质

药物名称及化学结构	结构特点	理化性质
$HO-\!\!\bigcirc\!\!-\overset{H}{N}-\overset{\overset{O}{\|}}{C}-CH_3$ 对乙酰氨基酚	1. 酚羟基 2. 酰胺键 3. 苯环	1. 与三氯化铁反应显色 2. 水解性：水解后可发生芳香第一胺反应 3. 紫外特征吸收

药物名称及化学结构	结构特点	理化性质
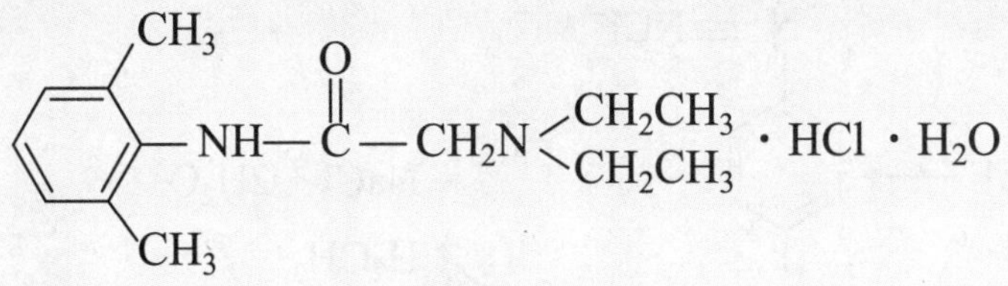 盐酸利多卡因	1. 酰胺键 2. 叔胺基 3. 苯环 4. 有机碱盐酸盐	1. 酰胺键上的氮原子可与重金属离子发生配位反应 2. 弱碱性：与酸成盐；与生物碱沉淀试剂反应 3. 紫外特征吸收 4. 氯化物鉴别反应
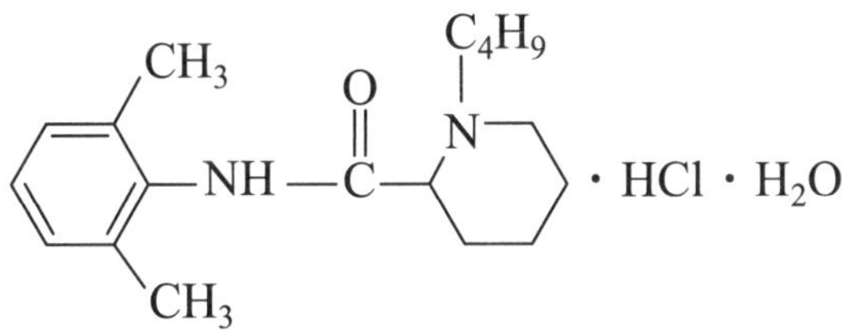 盐酸布比卡因	1. 酰胺键 2. 叔胺基 3. 苯环 4. 有机碱盐酸盐	1. 酰胺键上的氮原子与重金属离子发生配位反应 2. 弱碱性：可与酸成盐；与生物碱沉淀试剂反应 3. 紫外特征吸收 4. 氯化物鉴别反应

二、盐酸普鲁卡因及其制剂的分析

盐酸普鲁卡因是局部麻醉药，是一种能在用药部位局部可逆性阻断感觉神经冲动发生与传导的药物。《中华人民共和国药典》（2020年版）二部收载本品，其制剂有盐酸普鲁卡因注射液、注射用盐酸普鲁卡因。

（一）性状

1. 外观与臭味　白色结晶或结晶性粉末；无臭。

2. 溶解度　在水中易溶，在乙醇中略溶，在三氯甲烷中微溶，在乙醚中几乎不溶。

3. 熔点　本品的熔点（通则0612第一法）为154~157℃。

（二）鉴别

1. 芳香第一胺反应　取供试品约50mg，加稀盐酸1ml，必要时缓缓煮沸使溶解，加0.1mol/L亚硝酸钠溶液数滴，加与0.1mol/L亚硝酸钠溶液等体积的1mol/L脲溶液，振摇1分钟，滴加碱性β-萘酚试液数滴，生成由粉红到猩红色的沉淀。反应式如下。

解析：本品显芳香第一胺类的鉴别反应［《中华人民共和国药典》（2020年版）（通则0301）］。该反应又名重氮化-偶合反应，适用于具有芳香第一胺或潜在芳香第一胺的药物的鉴别。盐酸普鲁卡因具有芳香第一胺基，在盐酸溶液中与亚硝酸钠作用生成重氮盐，重氮盐与碱性β-萘酚偶合，生成猩红色偶氮染料。

2. 水解反应　取本品约0.1g，加水2ml溶解后，加10%氢氧化钠溶液1ml，即生成白色沉淀；加热，变成油状物，继续加热，产生的蒸气能使湿润的红色石蕊试纸变为蓝色；加热至油状物消失后，放冷，加盐酸酸化，即析出白色沉淀。反应式如下。

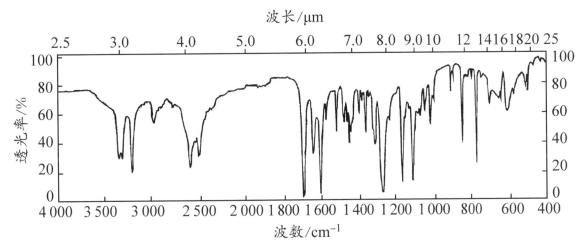

$$H_2N-\text{苯环}-COONa \xrightarrow{HCl} H_2N-\text{苯环}-COOH\downarrow（白色）$$

解析：盐酸普鲁卡因遇强碱氢氧化钠试液可游离出普鲁卡因，呈白色沉淀，因其熔点低，加热后形成油状物，继续加热则发生水解，产生具有挥发性的产物二乙氨基乙醇和水溶性产物对氨基苯甲酸钠，前者具有碱性能使湿润的红色石蕊试纸变蓝，而反应液中因存在对氨基苯甲酸钠，放冷后，加盐酸酸化，则生成对氨基苯甲酸（白色沉淀），该沉淀能溶于过量的盐酸。

盐酸普鲁卡因的制剂如注射用盐酸普鲁卡因也用该法鉴别。

3. 红外分光光度法　本品的红外光吸收图谱应与对照的图谱（光谱集397图）一致。其红外光谱图见图6-2。

图6-2　盐酸普鲁卡因的红外吸收图谱（氯化钾压片）

4. 氯化物反应　盐酸普鲁卡因中含有氯离子，本品的水溶液显氯化物鉴别（1）的反应［《中华人民共和国药典》（2020年版）（通则0301）］。

取供试品溶液，加稀硝酸使成酸性后，滴加硝酸银试液，即生成白色凝乳状沉淀；分离，沉淀加氨试液即溶解，再加稀硝酸酸化后，沉淀复生成。如供试品为生物碱或其他有机碱的盐酸盐，须先加氨试液使成碱性，将析出的沉淀滤过除去，取滤液进行试验。

5. 高效液相色谱法　《中华人民共和国药典》（2020年版）中，盐酸普鲁卡因的制剂盐酸普鲁卡因注射液采用高效液相色谱法鉴别，规定在含量测定项下记录的色谱图中，供试品溶液主峰的保留时间应与对照品溶液主峰的保留时间一致。

（三）杂质检查

盐酸普鲁卡因除检查"溶液的澄清度""干燥失重""炽灼残渣""铁盐""重金属"等一般杂质外，还应检查以下特殊杂质。

1. 酸度　取本品 0.40g，加水 10ml 溶解后，加甲基红指示液 1 滴，如显红色，加氢氧化钠滴定液（0.02mol/L）0.20ml，应变为橙色。

解析：盐酸普鲁卡因在制备过程中的氧化、酯化、成盐等反应都需要酸性反应条件，可能会引入酸性杂质；在贮藏过程中，可能因贮藏条件不当发生水解生成对氨基苯甲酸，故《中华人民共和国药典》规定要进行酸度检查。

2. 对氨基苯甲酸　《中华人民共和国药典》（2020 年版）规定，采用高效液相色谱法检查盐酸普鲁卡因原料药及其制剂中水解产物对氨基苯甲酸。

供试品溶液的制备：取本品，精密称定，加水溶解并定量稀释制成每 1ml 中含 0.2mg 的溶液，作为供试品溶液。

对照品溶液的制备：取对氨基苯甲酸对照品适量，精密称定，加水溶解并定量稀释制成每 1ml 中约含 1μg 的溶液。

系统适用性溶液的制备：取供试品溶液 1ml 与对照品溶液 9ml，混匀。

色谱条件：用十八烷基硅烷键合硅胶为填充剂；以含 0.1% 庚烷磺酸钠的 0.05mol/L 磷酸二氢钾溶液（用磷酸调节 pH 3.0）－甲醇（68∶32）为流动相；检测波长为 279nm；进样体积 10μl。

系统适用性要求：系统适用性溶液色谱图中，理论板数按对氨基苯甲酸峰计算不低于 2 000，普鲁卡因峰与对氨基苯甲酸峰的分离度应大于 2.0。

测定法：精密量取供试品溶液与对照品溶液，分别注入液相色谱仪，记录色谱图。

限度：供试品溶液色谱图中如有与对氨基苯甲酸峰保留时间一致的色谱峰，按外标法以峰面积计算，不得超过 0.5%。

解析：盐酸普鲁卡因结构中有酯键，可发生水解反应，特别是注射液在制备过程中，受灭菌温度、时间、溶液 pH、光线及金属离子等因素的影响，易水解生成二乙氨基乙醇和对氨基苯甲酸。在贮藏时间延长或高温加热等条件下，后者可进一步脱羧基转化为苯胺，而苯胺又可继续被氧化为有色物，使该注射液颜色变黄，疗效下降，毒性增加。因此《中华人民共和国药典》（2020 年版）规定，采用高效液相色谱法检查盐酸普鲁卡因原料药及其制剂中水解产物对氨基苯甲酸。

盐酸普鲁卡因注射液及注射用盐酸普鲁卡因中对氨基苯甲酸杂质限量见表6-7。

表 6-7 盐酸普鲁卡因制剂中对氨基苯甲酸的限量

盐酸普鲁卡因制剂	对氨基苯甲酸的限量
盐酸普鲁卡因注射液	不得超过标示量的1.2%（有关物质）
注射用盐酸普鲁卡因	不得超过标示量的0.5%

（四）含量测定

1. 盐酸普鲁卡因原料药的含量测定

（1）原理：《中华人民共和国药典》（2020年版）收载的含量测定方法是亚硝酸钠滴定法（又称重氮化法），采用永停滴定法指示终点。该法利用盐酸普鲁卡因具有芳香第一胺基，在盐酸酸性条件下，与亚硝酸钠滴定液定量发生重氮化反应，生成重氮盐。反应式如下。

$$Ar—NH_2 + NaNO_2 + 2HCl \longrightarrow [Ar—N≡N]^+Cl^- + NaCl + 2H_2O$$
$$氯化重氮盐$$

（2）测定方法：取本品约0.6g，精密称定，照永停滴定法（通则0701），在15~25℃，用亚硝酸钠滴定液（0.1mol/L）滴定。每1ml亚硝酸钠滴定液（0.1mol/L）相当于27.28mg的$C_{13}H_{20}N_2O_2·HCl$。

（3）含量计算：公式如下。

$$盐酸普鲁卡因含量（\%）= \frac{V×T×F}{m}×100\% \qquad 式（6-3）$$

式中，V为供试品消耗亚硝酸钠滴定液的体积（ml）；T为滴定度（mg/ml）；F为亚硝酸钠滴定液的浓度校正因子；m为供试品取样量（g）。

🔍 **案例分析** --

案例（盐酸普鲁卡因的含量测定）：

质检员小李接到一个工作任务，负责测定一批新购进的盐酸普鲁卡因原料药含量。他按照《中华人民共和国药典》（2020年版）规定的方法平行测定2次，实验数据如下：干燥失重为0.3%，m_1= 0.549 5g、m_2=0.548 8g，V_1= 19.95ml，V_2= 19.90ml，F=1.005，T=27.28mg/ml。《中华人民共和国药典》（2020年版）规定，本品按干燥品计算，含$C_{13}H_{20}N_2O_2·HCl$不得少于99.0%。通过计算判断该供试品的含量是否符合规定。

分析：

（1）盐酸普鲁卡因含量（%）$=\dfrac{V \times T \times F}{m} \times 100\%$

$=\dfrac{19.95 \times 27.28 \times 10^{-3} \times 1.005}{0.549\ 5 \times (1-0.3\%)} \times 100\% = 99.84\%$

（2）盐酸普鲁卡因含量（%）$=\dfrac{V \times T \times F}{m} \times 100\%$

$=\dfrac{19.90 \times 27.28 \times 10^{-3} \times 1.005}{0.548\ 8 \times (1-0.3\%)} \times 100\% = 99.71\%$

平均含量 $=\dfrac{99.84\% + 99.71\%}{2} \approx 99.8\%$

相对平均偏差（%）$=\dfrac{99.84\% - 99.71\%}{99.84\% + 99.71\%} \times 100\% = 0.06\%$

根据计算结果，两次测定平均含量99.8%＞99.0%，精密度也符合要求（相对平均偏差≤0.3%），则该盐酸普鲁卡因供试品含量符合《中华人民共和国药典》（2020年版）规定。

---

2. **盐酸普鲁卡因制剂的含量测定**　注射用盐酸普鲁卡因也采用亚硝酸钠滴定法进行含量测定。盐酸普鲁卡因注射液在生产或贮藏过程中，可能水解产生对氨基苯甲酸具有芳香第一胺基，会干扰亚硝酸钠滴定法。因此《中华人民共和国药典》（2020年版）采用高效液相色谱外标法测定盐酸普鲁卡因注射液的含量。

三、对乙酰氨基酚及其制剂的分析

对乙酰氨基酚属于解热镇痛、非甾体抗炎药，主要用于感冒发热、关节痛、神经痛及偏头痛等。《中华人民共和国药典》（2020年版）二部收载本品及其制剂（对乙酰氨基酚片、咀嚼片、泡腾片、注射液、栓剂、胶囊、滴剂、颗粒、凝胶等）。

（一）性状

1. **外观与臭味**　白色结晶或结晶性粉末；无臭。

2. **溶解度**　在热水或乙醇中易溶，在丙酮中溶解，在水中略溶。

3. **熔点**　本品的熔点（通则0612）为168～172℃。

（二）鉴别

1. **三氯化铁反应**　取本品的水溶液加三氯化铁试液，即显蓝紫色。反应式如下。

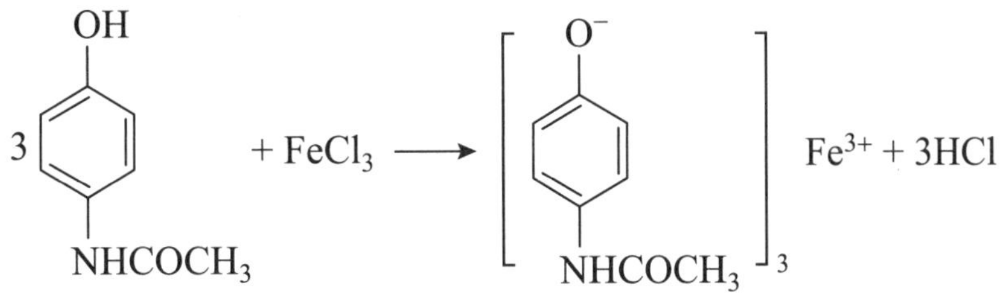

（蓝紫色）

解析：对乙酰氨基酚结构中有酚羟基，可直接与三氯化铁试液反应显蓝紫色。

2. 水解产物的芳香第一胺反应　取本品约0.1g，加稀盐酸5ml，置水浴中加热40分钟，放冷；取0.5ml，滴加亚硝酸钠试液5滴，摇匀，用水3ml稀释后，加碱性β-萘酚试液2ml，振摇，即显红色。反应式如下。

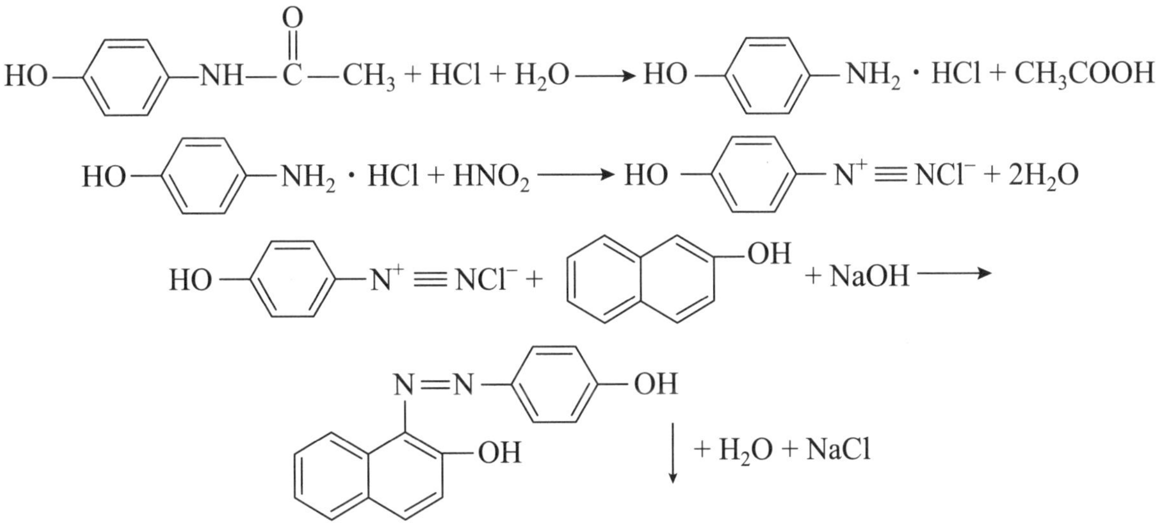

解析：对乙酰氨基酚苯环对位被乙酰氨基取代，具有潜在的芳香第一胺基，在酸性溶液中水解后生成对氨基酚（具有芳香第一胺基），能发生重氮化-偶合反应。

3. 红外分光光度法　《中华人民共和国药典》（2020年版）中对乙酰氨基酚及其制剂对乙酰氨基酚片、对乙酰氨基酚咀嚼片、对乙酰氨基酚栓均采用红外分光光度法鉴别，其红外光吸收图谱应与对照的图谱（光谱集131图）一致。

4. 高效液相色谱法　《中华人民共和国药典》（2020年版）收载的对乙酰氨基酚制剂如对乙酰氨基酚泡腾片、对乙酰氨基酚注射液、对乙酰氨基酚滴剂等均采用高效液相色谱法鉴别。规定在含量测定项下记录的色谱图中，供试品溶液主峰的保留时间应与对照品溶液主峰的保留时间一致。

5. 紫外-可见分光光度法　《中华人民共和国药典》（2020年版）规定对乙酰氨基酚凝胶采用该法鉴别。供试品溶液在248nm的波长处有最大吸收。

（三）杂质检查

对乙酰氨基酚除检查"酸度""氯化物""硫酸盐""干燥失重""炽灼残渣""重

金属"等一般杂质外，还应检查以下内容。

1. 乙醇溶液的澄清度与颜色　取本品1.0g，加乙醇10ml溶解后，溶液应澄清无色；如显浑浊，与1号浊度标准液（通则0902第一法）比较，不得更浓；如显色，与棕红色2号或橙红色2号标准比色液（通则0901第一法）比较，不得更深。

解析：对乙酰氨基酚在生产工艺中使用铁粉作为还原剂，可能带入成品中，致使乙醇溶液产生浑浊。中间体对氨基酚的有色氧化产物，在乙醇中显橙红色或棕色，所以《中华人民共和国药典》（2020年版）规定要对其检查乙醇溶液的澄清度与颜色。

2. 对氨基酚及有关物质　《中华人民共和国药典》（2020年版）收载的方法是高效液相色谱法（通则0512）。临用新制。

溶剂：甲醇－水（4∶6）。

供试品溶液的制备：取本品适量，精密称定，加溶剂溶解并定量稀释制成每1ml中约含对乙酰氨基酚20mg的溶液。

对照品溶液的制备：取对氨基酚对照品适量，精密称定，加溶剂溶解并定量稀释制成每1ml中约含0.1mg的溶液。

对照溶液的制备：精密量取对照溶液与供试品溶液各1ml，置同一100ml量瓶中，用溶剂稀释至刻度，摇匀。

色谱条件：用辛基硅烷键合硅胶为填充剂；以磷酸盐缓冲液（取磷酸氢二钠8.95g，磷酸二氢钠3.9g，加水溶解至1 000ml，加10%四丁基氢氧化铵溶液12ml）－甲醇（90∶10）为流动相；检测波长为245nm；柱温为40℃；进样体积20μl。

系统适用性要求：理论板数按对乙酰氨基酚峰计算不低于2 000。对氨基酚峰与对乙酰氨基酚峰之间的分离度应符合要求。

测定法：精密量取供试品溶液与对照溶液，分别注入液相色谱仪，记录色谱图至主峰保留时间的4倍。

限度：供试品溶液色谱图中如有与对氨基酚保留时间一致的色谱峰，按外标法以峰面积计算，含对氨基酚不得过0.005%，其他单个杂质峰面积不得大于对照溶液中对乙酰氨基酚峰面积的0.1倍（0.1%），其他各杂质峰面积的和不得大于对照溶液中对乙酰氨基酚峰面积的0.5倍（0.5%）。

解析：对氨基酚是合成对乙酰氨基酚的中间产物，在反应中乙酰化不完全或对乙酰氨基酚贮藏不当发生水解，均能引入对氨基酚。该杂质不仅对人体有毒，而且易被氧化变色使成品颜色加深，因此需严格控制含量。对乙酰氨基酚可分别以对硝基苯酚、对氯硝基酚、苯酚为原料进行合成，不同的生产工艺路线所引入的杂质也不相同，《中华人民共和国药典》规定检查"有关物质"来控制这些杂质，主要包括中间体、副产物及分解产物，如邻乙酰基对乙酰氨基酚、偶氮苯、氧化偶氮苯、苯醌和醌亚胺等。

《中华人民共和国药典》（2020年版）收载的对乙酰氨基酚片、对乙酰氨基酚咀嚼片、对乙酰氨基酚泡腾片、对乙酰氨基酚注射液、对乙酰氨基酚胶囊、对乙酰氨基酚颗粒、对乙酰氨基酚滴剂等制剂均需检查对氨基酚，规定该杂质限量不得过标示量的0.1%。对乙酰氨基酚注射液还需检查有关物质，规定其他各杂质峰面积的和不得大于对照溶液的主峰面积（1.0%）。

3. 对氯苯乙酰胺 《中华人民共和国药典》（2020年版）采用高效液相色谱法检查该杂质。临用新制。规定按外标法以峰面积计算，含对氯苯乙酰胺不得过0.005%。

解析：合成对乙酰氨基酚过程中易引入中间体、副产物及分解产物等杂质，如对氯苯乙酰胺。

（四）含量测定

1. 对乙酰氨基酚原料药的含量测定 《中华人民共和国药典》（2020年版）采用紫外-可见分光光度法中的吸收系数法测定对乙酰氨基酚的含量。

（1）原理：对乙酰氨基酚结构中有苯环，具紫外特征吸收，在0.4%氢氧化钠溶液中，于波长257nm处有最大吸收。

（2）测定方法：取本品约40mg，精密称定，置250ml容量瓶中，加0.4%氢氧化钠溶液50ml溶解后，加水稀释至刻度，摇匀；精密量取5ml，置100ml容量瓶中，加0.4%氢氧化钠溶液10ml，加水稀释至刻度，摇匀；按照紫外-可见分光光度法，在257nm的波长处测定吸光度，按对乙酰氨基酚（$C_8H_9NO_2$）的吸收系数（$E_{1cm}^{1\%}$）为715计算，即得。

（3）含量计算：公式如下。

$$对乙酰氨基酚含量（\%）=\frac{\dfrac{A}{E_{1cm}^{1\%}}\times\dfrac{1}{100}\times D\times V}{m}\times100\% \qquad 式（6-4）$$

式中，A为供试品溶液的吸光度；$E_{1cm}^{1\%}$为对乙酰氨基酚的吸收系数；V为供试品溶液原始体积（ml）；D为稀释倍数；m为供试品的取样量（g）。

2. 对乙酰氨基酚制剂的含量测定 《中华人民共和国药典》（2020年版）收载的对乙酰氨基酚片、对乙酰氨基酚咀嚼片、对乙酰氨基酚栓、对乙酰氨基酚胶囊及对乙酰氨基酚颗粒的含量测定，采用紫外-可见分光光度法。

对乙酰氨基酚泡腾片、对乙酰氨基酚注射液、对乙酰氨基酚滴剂、对乙酰氨基酚凝胶则采用高效液相色谱法测定含量，主要是考虑到以上制剂在生产制备及贮存过程中有对氨基酚及其他杂质生成，加之有些制剂由于稳定性较差的原因，制备过程中需添加稳定剂、助溶剂、着色剂等辅料而影响主药在紫外－可见光区的特征吸收，故选用专属性更强的高效液相色谱法。

案例分析

案例（对乙酰氨基酚的含量测定）：

药师小美接到一个工作任务，负责测定一批新购进的对乙酰氨基酚原料药含量。操作如下：精密称取两份供试品（经测定本品干燥品失重为0.4%），质量分别为0.042 5g、0.041 8g，置250ml容量瓶中，加0.4%氢氧化钠溶液50ml，溶解后，加水稀释至刻度，摇匀。精密量取该溶液5ml，置100ml容量瓶中，加0.4%氢氧化钠溶液10ml，加水稀释至刻度，摇匀。在257nm的波长处测得吸光度分别为0.595、0.590，按对乙酰氨基酚（$C_8H_9NO_2$）的吸收系数（$E_{1cm}^{1\%}$）为715计算其含量。《中华人民共和国药典》（2020年版）规定，按干燥品计算，含$C_8H_9NO_2$应为98.0%~102.0%。通过计算判断该样品的含量是否符合规定。

分析：

（1）对乙酰氨基酚含量（%）=$\dfrac{\dfrac{A}{E_{1cm}^{1\%}} \times \dfrac{1}{100} \times V \times D}{m} \times 100\%$

$$=\dfrac{\dfrac{0.595}{715} \times \dfrac{1}{100} \times 250 \times \dfrac{100}{5}}{0.042\ 5 \times (1-0.4\%)} \times 100\% = 98.30\%$$

（2）对乙酰氨基酚含量（%）=$\dfrac{\dfrac{0.590}{715} \times \dfrac{1}{100} \times 250 \times \dfrac{100}{5}}{0.041\ 8 \times (1-0.4\%)} \times 100\% = 99.10\%$

平均含量 $=\dfrac{98.30\% + 99.10\%}{2} = 98.7\%$

相对平均偏差（%）$=\dfrac{99.10\% - 98.30\%}{99.10\% + 98.30\%} \times 100\% = 0.41\%$

根据计算结果，两次测定平均含量为98.7%在98.0%~102.0%范围，精密度也符合要求（分光光度法相对平均偏差≤1.5%）则该对乙酰氨基酚供试品含量符合《中华人民共和国药典》（2020年版）规定。

第三节　巴比妥类药物分析

巴比妥类药物是第一代镇静催眠药，对中枢神经系统有普遍性抑制作用。随剂量的增加，中枢抑制作用由弱变强，相应表现为镇静、催眠、抗惊厥及抗癫痫、麻醉等作用。《中华人民共和国药典》（2020年版）收载的巴比妥类药物有苯巴比妥及苯巴比妥钠、异戊巴比妥及异戊巴比妥钠、司可巴比妥钠、注射用硫喷妥钠等原料药及制剂。

一、典型药物的结构与性质

巴比妥类药物的结构中均具有环状的丙二酰脲基本母核，因其C_5位和C_2位上的取代基不同，组成了不同的巴比妥类药物。此类药物的基本结构如下。

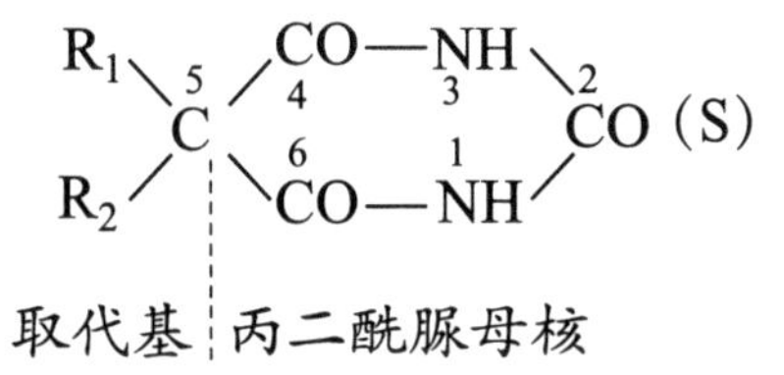

此类药物既具有丙二酰脲母核的共同性质，又因为有各自的特征取代基而有不同的性质。苯巴比妥、司可巴比妥钠及硫喷妥钠的结构与主要化学性质见表6-8。

二、苯巴比妥及其制剂的分析

（一）性状

1. 外观与臭味　苯巴比妥为白色有光泽的结晶性粉末；无臭；饱和水溶液显酸性反应。

2. 溶解度　本品在乙醇或乙醚中溶解，在三氯甲烷中略溶，在水中极微溶解；在氢氧化钠或碳酸钠溶液中溶解。

3. 熔点　本品的熔点（通则0612第一法）为174.5~178℃。

（二）鉴别

1. 丙二酰脲类的鉴别反应　因结构中含有丙二酰脲母核，能发生丙二酰脲类鉴别反应，该反应被收载于《中华人民共和国药典》（2020年版）四部通则"一般鉴别试验"项下（通则0301），包括银盐反应和铜盐反应。

表 6-8　巴比妥类典型药物的结构与主要化学性质

药物名称及化学结构	结构特点	理化性质
 苯巴比妥	1. 二酰亚胺基团（—CO—NH—CO—） 2. 酰亚胺键 3. 丙二酰脲母核 4. 苯环	1. 弱酸性：二酰亚胺基能发生酮式-烯醇式互变；酸性比碳酸弱；可溶于氢氧化钠或碳酸钠溶液 2. 水解性：易水解开环失效，温度升高及碱性条件可加速水解 3. 丙二酰脲母核的性质 （1）与重金属离子反应：银盐反应、铜盐反应 （2）紫外特征吸收 4. 取代苯环的反应：硫酸-亚硝酸钠反应、甲醛-硫酸反应
 司可巴比妥钠	1. 二酰亚胺基团 2. 酰亚胺键 3. 丙二酰脲母核 4. 双键（烯丙基）	1. 弱酸性 2. 水解性 3. 丙二酰脲母核的性质 4. 双键的性质 （1）还原性：与高锰酸钾试液反应，高锰酸钾试液的紫色消失 （2）加成反应：与碘试液反应，碘试液的棕黄色消失，用于鉴别；与溴定量反应，用于含量测定

药物名称及化学结构	结构特点	理化性质
 硫喷妥钠	1. 二酰亚胺基团 2. 酰亚胺键 3. 丙二酰脲母核 4. 硫元素	1. 弱酸性 2. 水解性 3. 丙二酰脲母核的性质 4. 与醋酸铅试液反应：生成白色沉淀，加热后变黑色沉淀

（1）银盐反应：取供试品约0.1g，加入碳酸钠试液1ml与水10ml，振摇2分钟，滤过；滤液中逐滴加入硝酸银试液，即生成白色沉淀，振摇，沉淀即溶解；继续滴加过量的硝酸银试液，沉淀不再溶解。反应式如下。

解析：苯巴比妥在碳酸钠溶液中，与硝酸银试液反应，先生成可溶性的一银盐，继续加入过量的硝酸银试液即生成难溶性的二银盐白色沉淀。在滴加硝酸银试液时，由于硝酸银局部浓度过高，暂时产生二银盐白色沉淀，但轻轻振摇后，沉淀迅速消失，最后生成稳定的二银盐，沉淀不再溶解。

（2）铜盐反应：取供试品约50mg，加吡啶溶液（1→10）5ml，溶解后，加铜吡啶试液1ml，即显紫色或生成紫色沉淀。

解析：不含硫的巴比妥类药物如苯巴比妥在吡啶溶液中与铜吡啶作用，生成稳定的配合物，呈紫色或紫色沉淀，而硫代巴比妥类如硫喷妥钠则显绿色或生成绿色沉淀。

2. 苯环的鉴别反应

（1）硫酸-亚硝酸钠反应：取本品约10mg，加硫酸2滴与亚硝酸钠约5mg，混合，即显橙黄色，随即转为橙红色。

（2）甲醛-硫酸反应：取本品约50mg，置试管中，加甲醛试液1ml，加热煮沸，冷却，沿管壁缓缓加硫酸0.5ml，使成两液层，置水浴中加热。接界面显玫瑰红色。

解析：苯巴比妥C_5位具有苯取代基，《中华人民共和国药典》（2020年版）采用苯环的反应鉴别苯巴比妥及其盐类。

3. 红外分光光度法　本品的红外光吸收图谱应与对照的图谱（光谱集227图）一致。

> ⑦ 课堂问答 ——————————————
>
> 苯巴比妥钠、司可巴比妥钠和硫喷妥钠在结构和性质上有何异同点？试用化学方法区别这三个药物。

（三）杂质检查

苯巴比妥除需检查"干燥失重"和"炽灼残渣"外，还应作以下项目检查。

1. 酸度　取本品0.20g，加水10ml，煮沸搅拌1分钟，放冷，滤过，取滤液5ml，加甲基橙指示液1滴，不得显红色。

解析：酸度检查主要是控制苯巴比妥合成过程中的副产物苯基丙二酰脲，其酸性较苯巴比妥强，能使甲基橙指示液显红色。

2. 乙醇溶液的澄清度　取本品1.0g，加乙醇5ml，加热回流3分钟，溶液应澄清。

解析：本检查主要是为了控制苯巴比妥酸等在乙醇中不溶解的杂质，利用杂质在乙醇中的溶解度小的性质，进行检查。

3. 有关物质　《中华人民共和国药典》（2020年版）采用高效液相色谱法检查苯巴比妥中的有关物质。以辛基硅烷键合硅胶为填充剂，乙腈-水（25∶75）为流动相，在220nm波长处检测，记录色谱图至主成分峰保留时间的3倍，规定供试品溶液色谱图中如有杂质峰，单个杂质峰面积不得大于对照溶液主峰面积（0.5%），各杂质峰面积的和不得大于对照溶液主峰面积的2倍（1.0%）。

4. 中性或碱性物质　取本品1.0g，置分液漏斗中，加氢氧化钠试液10ml溶解后，加水5ml与乙醚25ml，振摇1分钟，分取醚层，用水振摇洗涤3次，每次5ml，取醚液经干燥滤纸滤过，滤液置105℃恒重的蒸发皿中，蒸干，在105℃干燥1小时，遗留残渣不得超过3mg。

解析：本检查方法为提取重量法。此项检查主要是控制生产过程中的中间体、副产物或分解产物等杂质，如酰胺、酰脲类杂质，利用此类杂质不溶于氢氧化钠试液而溶于乙醚，而苯巴比妥溶于氢氧化钠溶液的性质，用乙醚提取杂质后干燥称重，判断杂质是否超过限量。

（四）含量测定

1. 苯巴比妥原料药的含量测定 《中华人民共和国药典》（2020年版）采用银量法测定苯巴比妥原料药。苯巴比妥钠原料药及注射用苯巴比妥钠的含量测定亦采用银量法。

（1）原理：苯巴比妥具有环状丙二酰脲母核，在碳酸钠溶液中可与硝酸银定量反应生成银盐，故采用硝酸银滴定液直接滴定测其含量。

（2）方法：取本品约0.2g，精密称定，加甲醇40ml使溶解，再加新制的3%无水碳酸钠溶液15ml，照电位滴定法（通则0701），用硝酸银滴定液（0.1mol/L）滴定。每1ml硝酸银滴定液（0.1mol/L）相当于23.22mg的苯巴比妥（$C_{12}H_{12}N_2O_3$）。

（3）含量计算：公式如下。

$$含量(\%) = \frac{V \times T \times F}{m} \times 100\% \qquad 式（6-5）$$

式中，V为消耗硝酸银滴定液的体积（ml）；T为滴定度（mg/ml）；F为滴定液浓度校正因子；m为供试品的称样量（g）。

（4）注意事项

1）本方法操作简便，干扰较少，专属性强。

2）苯巴比妥在水中溶解度较差，故选用甲醇和3%无水碳酸钠作为介质，3%的无水碳酸钠溶液必须新鲜配制。因为碳酸钠溶液在贮存过程中会吸收空气中的二氧化碳，生成碳酸氢钠，影响滴定结果的准确性。

3）本法是以银-玻璃电极系统电位滴定法指示终点的。测定前应将银电极在稀硝酸中浸洗活化1~2分钟，再用纯化水冲洗干净后使用。

⊙ 案例分析 --

案例（苯巴比妥的含量测定）：

某药厂药检科对一批苯巴比妥原料药进行含量测定。精密称取供试品（已知干燥失重0.4%）两份，分别为0.205 2g和0.210 2g，分别加甲醇40ml使溶解，再加新制的3%无水碳酸钠溶液15ml，照电位滴定法，用硝酸银滴定液（0.100 6mol/L）滴定，分别消耗硝酸银滴定液8.70ml和8.92ml。每1ml硝酸银滴定液（0.1mol/L）相当于23.22mg的$C_{12}H_{12}N_2O_3$。《中华人民共和国药典》（2020年版）规定，本品按干燥品计算，含$C_{12}H_{12}N_2O_3$不得少于98.5%。通过计算判断该供试品的含量是否符合规定。

分析：

（1）苯巴比妥含量（％）$=\dfrac{V \times T \times F}{m} \times 100\%$

$$=\dfrac{8.70 \times 23.22 \times 10^{-3} \times \dfrac{0.100\,6}{0.1}}{0.205\,2 \times (1-0.4\%)} \times 100\% = 99.44\%$$

（2）苯巴比妥含量（％）$=\dfrac{V \times T \times F}{m} \times 100\%$

$$=\dfrac{8.92 \times 23.22 \times 10^{-3} \times \dfrac{0.100\,6}{0.1}}{0.210\,2 \times (1-0.4\%)} \times 100\% = 99.53\%$$

平均含量$=\dfrac{99.44\% + 99.53\%}{2} \approx 99.5\%$

相对平均偏差（％）$=\dfrac{99.53\% - 99.44\%}{99.53\% + 99.44\%} \times 100\% = 0.05\%$

根据计算结果，99.5%＞98.5%，精密度也符合要求（相对平均偏差≤0.3%），所以，该苯巴比妥供试品的含量符合《中华人民共和国药典》（2020年版）的规定。

2. 苯巴比妥片的含量测定 《中华人民共和国药典》（2020年版）采用高效液相色谱法测定苯巴比妥片剂的含量。

（1）色谱条件与系统适用性要求：用辛基硅烷键合硅胶为填充剂；以乙腈－水（30：70）为流动相；检测波长为220nm。理论板数按苯巴比妥峰计算不低于2 000，苯巴比妥峰与相邻色谱峰的分离度应符合要求。

（2）测定方法：取本品20片，精密称定，研细，精密称取适量（约相当于苯巴比妥30mg），置50ml容量瓶中，加流动相适量，超声处理20分钟使苯巴比妥溶解，放冷，用流动相稀释至刻度，摇匀，滤过；精密量取续滤液1ml，置10ml容量瓶中，用流动相稀释至刻度，摇匀；精密量取10μl，注入液相色谱仪，记录色谱图。另取苯巴比妥对照品，精密称定，加流动相溶解并定量稀释制成每1ml中约含苯巴比妥60μg的溶液，同法测定。按外标法以峰面积计算，即得。

（3）含量计算：公式如下。

$$标示量（\%）=\dfrac{C_R \times \dfrac{A_X}{A_R} \times V \times D \times 平均片重}{m \times 标示量} \times 100\% \qquad 式（6-6）$$

式中，C_R 为对照品溶液的浓度（mg/ml）；A_R 为对照品峰面积；A_X 为供试品峰面积；V 为供试品溶液原始体积（ml）；D 为稀释倍数；m 为片剂研磨后的取样量（g）。

第四节 杂环类药物分析

杂环类药物是指分子结构中含有杂环的一类药物。杂环即碳环中夹杂非碳原子的环状有机化合物，环中的非碳原子称为"杂原子"，一般为氧、硫、氮等，药物中以含氮杂环数量最多。杂环类药物一般按母核结构不同进行分类，《中华人民共和国药典》（2020年版）收载的杂环类药物有吡啶类药物、吩噻嗪类药物、苯并二氮杂䓬类药物、喹诺酮类药物等。

一、典型药物的结构与性质

（一）吡啶类药物

此类药物结构中多含有吡啶环或 1,4-二氢吡啶环，《中华人民共和国药典》（2020 年版）收载的吡啶类药物有异烟肼、尼可刹米、硝苯地平、尼群地平、碘解磷定等。异烟肼和尼可刹米的结构与主要理化性质见表6-9。

表 6-9 吡啶类典型药物的结构与主要理化性质

药物名称及化学结构	结构特点	理化性质
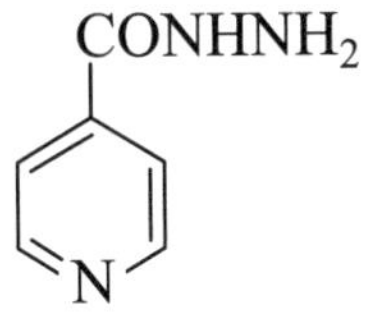 CONHNH$_2$ 异烟肼	1. 吡啶环 2. 酰肼基	1. 吡啶环的性质 （1）弱碱性：吡啶环中的氮原子有弱碱性 （2）开环反应 （3）紫外特征吸收 2. 酰肼基的性质 （1）还原性：被氧化剂如氨制硝酸银、溴酸钾等氧化 （2）水解性：易水解产生游离肼 （3）缩合反应：与某些羰基化合物如芳醛，发生缩合反应生成腙

药物名称及化学结构	结构特点	理化性质
尼可刹米 （CON(C₂H₅)₂ 结构图，含吡啶环）	1. 吡啶环 2. 酰胺键	1. 吡啶环的性质 （1）弱碱性：吡啶环中的氮原子有弱碱性 （2）开环反应 （3）紫外特征吸收 2. 水解性：碱性条件下水解产生二乙胺气体，使湿润的红色石蕊试纸变蓝

（二）苯并二氮杂䓬类药物

苯并二氮杂䓬类药物是临床应用最广泛的抗焦虑和抗惊厥药，是由苯环和七元含氮杂环稠合而成的。《中华人民共和国药典》（2020年版）收载的药物有地西泮、奥沙西泮、氯氮䓬等，其结构与主要理化性质见表6-10。

表6-10　苯并二氮杂䓬类典型药物的结构与主要理化性质

药物名称及化学结构	结构特点	理化性质
地西泮（化学结构图）	1. 二氮杂䓬七元环 2. 共轭体系 3. 氯原子	1. 二氮杂䓬环的性质 （1）碱性：环中的氮原子有弱碱性，可用非水溶液滴定法测定含量 （2）生物碱沉淀试剂反应 （3）水解性：在强酸溶液中水解开环生成二苯甲酮衍生物 2. 紫外特征吸收、硫酸-荧光反应 3. 氧瓶燃烧破坏后，显氯化物的反应
奥沙西泮（化学结构图） 氯氮䓬（化学结构图）	1. 二氮杂䓬七元环 2. 共轭体系 3. 氯原子	1. 二氮杂䓬环的性质 （1）碱性：环中的氮原子有弱碱性 （2）生物碱沉淀试剂反应 （3）水解性：水解开环生成含有芳香第一胺结构的二苯甲酮衍生物，发生重氮化-偶合反应 2. 紫外特征吸收、硫酸-荧光反应 3. 氧瓶燃烧破坏后，显氯化物的反应

二、异烟肼及其制剂的分析

异烟肼是一种抗结核药。《中华人民共和国药典》（2020年版）二部收载本品，其制剂有异烟肼片、注射用异烟肼。

（一）性状

1. 外观与臭味　本品为无色结晶，白色或类白色的结晶性粉末；无臭；遇光渐变质。

2. 溶解度　本品在水中易溶，在乙醇中微溶，在乙醚中极微溶解。

3. 熔点　本品的熔点（通则0612）为170～173℃。

（二）鉴别

1. 氨制硝酸银试液反应　取本品约10mg，置试管中，加水2ml溶解后，加氨制硝酸银试液1ml，即产生气泡与黑色浑浊，并在试管壁上生成银镜。反应式如下。

$$H_2N-NH_2 + 4AgNO_3 \longrightarrow 4Ag\downarrow + N_2\uparrow + 4HNO_3$$

解析：异烟肼结构中的酰肼基水解生成的游离肼具有较强的还原性，能将硝酸银的银离子还原为单质银，又能被氨制硝酸银氧化产生氮气。

2. 高效液相色谱法　在含量测定项下记录的色谱图中，供试品溶液主峰的保留时间应与对照品溶液主峰的保留时间一致。

3. 红外分光光度法　本品的红外光吸收图谱应与对照的图谱（光谱集166图）一致。

> ② **课堂问答**
> 尼可刹米能否与氨制硝酸银试液反应生成银镜？为什么？
> 如何鉴别尼可刹米？

（三）杂质检查

《中华人民共和国药典》（2020年版）规定，异烟肼除需要检查"酸碱度""溶液的澄清度与颜色""干燥失重""炽灼残渣""重金属"等一般杂质外，还应检查以下特殊杂质。

1. 游离肼　《中华人民共和国药典》（2020年版）采用薄层色谱法检查异烟肼中

的游离肼。

取本品，加丙酮－水（1∶1）溶解并稀释制成每1ml中约含0.1g的溶液，作为供试品溶液；另取硫酸肼对照品，加丙酮－水（1∶1）溶解并定量稀释制成每1ml中约含80μg（相当于游离肼20μg）的溶液，作为对照品溶液；取异烟肼与硫酸肼各适量，加丙酮－水（1∶1）溶解并稀释制成每1ml中分别含异烟肼0.1g及硫酸肼80μg的混合溶液，作为系统适用性溶液。照薄层色谱法（通则0502）试验，吸取上述3种溶液各5μl，分别点于同一硅胶G薄层板上，以异丙醇－丙酮（3∶2）为展开剂，展开，晾干，喷以乙醇制对二甲氨基苯甲醛试液，15分钟后检视。系统适用性溶液所显游离肼与异烟肼的斑点应完全分离，游离肼的R_f值约为0.75，异烟肼的R_f值约为0.56。在供试品溶液主斑点前方与对照品溶液主斑点相应的位置上，不得显黄色斑点。

解析：异烟肼中的酰肼基和游离肼与显色剂发生缩合反应，生成有颜色的斑点。异烟肼斑点呈棕橙色，R_f值约为0.56；游离肼斑点呈鲜黄色，R_f值约为0.75。本法以试验条件下不出现游离肼斑点为合格。肼的检测限为0.1μg，控制限量为0.02%。异烟肼片也检查游离肼，方法同上。

🔗 知识链接 ··

游离肼

游离肼结构如图，又被称作"联氨"，是无色油状的液体，有毒，能强烈侵蚀皮肤，对人的眼睛和肝脏有损害作用。肼的用途十分广泛，是一种良好的火箭燃料，与适当的氧化剂配合，可以组成液体推进剂用于卫星和导弹的姿态控制。

异烟肼不稳定，贮存过程中易水解产生游离肼，制备时亦可能由原料引入游离肼。国内外药典多数规定对异烟肼及其制剂（如异烟肼片、注射用异烟肼）中的游离肼进行限度检查。《中华人民共和国药典》（2020年版）采用薄层色谱法检查游离肼。

2. 有关物质 《中华人民共和国药典》（2020年版）采用高效液相色谱主成分自身对照法检查异烟肼、异烟肼片、注射用异烟肼中的有关物质。

取本品适量，加水溶解并稀释制成每1ml中约含0.5mg的溶液，作为供试品溶液；精密量取1ml，置100ml容量瓶中，用水稀释至刻度，摇匀，作为对照溶液。照含量测定项下的色谱条件，精密量取供试品溶液与对照溶液各10μl，分别注入液相色谱仪，记录色谱图至主成分峰保留时间的3.5倍。供试品溶液的色谱图中如有杂质峰，单个杂质峰面积不得大于对照溶液主峰面积的0.35倍（0.35%），各杂质峰面积的和不得大于对照溶液主峰面积（1.0%）。

（四）含量测定

《中华人民共和国药典》（2020年版）采用高效液相色谱法测定异烟肼原料药的含量。

（1）色谱条件与系统适用性要求：用十八烷基硅烷键合硅胶为填充剂；以0.02mol/L磷酸氢二钠溶液（用磷酸调pH至6.0）－甲醇（85∶15）为流动相；检测波长为262nm。理论板数按异烟肼峰计算不低于4 000。

（2）测定方法：取本品适量，精密称定，加水溶解并定量稀释制成每1ml中约含0.1mg的溶液，作为供试品溶液，精密量取10μl注入液相色谱仪，记录色谱图；另取异烟肼对照品，同法测定。按外标法以峰面积计算，即得。

（3）含量计算：公式如下。

$$含量（\%）=\dfrac{C_R \times \dfrac{A_X}{A_R} \times D \times V}{m} \times 100\% \qquad\qquad 式（6-7）$$

式中，A_X为供试品峰面积；A_R为对照品峰面积；C_R为对照品溶液的浓度（mg/ml），D为供试品的稀释倍数；V为供试品初次配制的体积（ml）；m为供试品的取样量（g）。

异烟肼片和注射用异烟肼的含量测定方法同原料药，均采用高效液相色谱法。

三、地西泮及其制剂的分析

地西泮是一种抗焦虑药、抗惊厥药。《中华人民共和国药典》（2020年版）二部收载本品，其制剂有地西泮片、地西泮注射液。

（一）性状

1. 外观与臭味　本品为白色或类白色的结晶性粉末；无臭。

2. 溶解度　本品在丙酮或三氯甲烷中易溶，在乙醇中溶解，在水中几乎不溶。

3. 熔点　本品的熔点（通则0612第一法）为130~134℃。

4. 吸收系数　取本品，精密称定，加0.5%硫酸的甲醇溶液溶解并定量稀释使成每1ml中约含10μg的溶液，照紫外－可见分光光度法（通则0401），在284nm的波长处测定吸光度，吸收系数（$E_{1cm}^{1\%}$）为440~468。

（二）鉴别

1. 硫酸－荧光反应　取本品约10mg，加硫酸3ml，振摇使溶解，在紫外光灯

（365nm）下检视，显黄绿色荧光。

知识链接

苯并二氮杂䓬类药物的硫酸－荧光反应

苯并二氮杂䓬类药物溶于硫酸后，在紫外光（365nm）下，呈现不同颜色的荧光，可供鉴别。如地西泮为黄绿色，氯氮䓬为黄色。若在稀硫酸中，则荧光颜色略有差异，如地西泮为黄色，氯氮䓬为紫色。

2. **紫外－可见分光光度法**　取本品，加0.5%硫酸的甲醇溶液制成每1ml中含5μg的溶液，照紫外－可见分光光度法（通则0401）测定，在242nm、284nm与366nm的波长处有最大吸收；在242nm波长处的吸光度约为0.51，在284nm波长处的吸光度约为0.23。

3. **红外分光光度法**　本品的红外光吸收图谱应与对照的图谱（光谱集138图）一致。

4. **氯化物反应**　取本品20mg，用氧瓶燃烧法（通则0703）进行有机破坏，以5%氢氧化钠溶液5ml为吸收液，燃烧完全后，用稀硝酸酸化，并缓缓煮沸2分钟，溶液显氯化物鉴别（1）的反应（通则0301）。

解析：地西泮结构中的氯原子以共价键与苯环相连，结合牢固，不能直接鉴别，须先用氧瓶燃烧法破坏，使有机结合的氯转化为游离的氯离子，再行氯化物的鉴别试验。

课堂问答

如何用化学方法区别地西泮和氯氮䓬？有何现象？

（三）杂质检查

地西泮除需要检查"乙醇溶液的澄清度与颜色""氯化物""干燥失重""炽灼残渣"等一般杂质外，还应作"有关物质"的检查。

有关物质检查：《中华人民共和国药典》（2020年版）用高效液相色谱法主成分自身对照法检查地西泮中的有关物质。

取本品，加甲醇溶解并稀释制成每1ml中约含1mg的溶液，作为供试品溶液；精密量取供试品溶液1ml，置200ml量瓶中，用甲醇稀释至刻度，摇匀，作为对照溶液。用十八烷基硅烷键合硅胶为填充剂；以甲醇－水（70∶30）为流动相；精密量取对照溶液和供试品溶液各10μl，注入液相色谱仪，于254nm波长处进行检测。记录色谱图至主成分峰保留时间的4倍。供试品溶液色谱图中如有杂质峰，各杂质峰面积的和不得大于对照溶液主峰面积的0.6倍（0.3%）。

解析：有关物质的检查主要是控制地西泮在合成过程中反应不完全的去甲基地西泮以及分解产物等杂质。

地西泮的片剂及注射液除检查制剂项下有关的各项规定外，均需要检查有关物质，方法同原料药，均是规定供试品溶液的色谱图中如有杂质峰，各杂质峰面积的和不得大于对照溶液主峰面积（有关物质的限量为0.5%）。

（四）含量测定

1. 地西泮原料药的含量测定

（1）原理：地西泮结构中二氮杂草环上的氮原子呈弱碱性，在非水介质中碱性增强，可被高氯酸滴定液直接滴定，《中华人民共和国药典》（2020年版）采用非水溶液滴定法测定地西泮原料药的含量。

（2）测定方法：取本品约0.2g，精密称定，加冰醋酸与醋酐各10ml使溶解，加结晶紫指示液1滴，用高氯酸滴定液（0.1mol/L）滴定至溶液显绿色。每1ml高氯酸滴定液（0.1mol/L）相当于28.47mg的地西泮（$C_{16}H_{13}ClN_2O$）。

（3）含量计算：公式如下。

$$含量（\%）=\frac{V \times T \times F}{m} \times 100\% \qquad 式（6-8）$$

式中，V为消耗高氯酸滴定液的体积（ml）；T为滴定度（mg/ml）；F为高氯酸滴定液的浓度校正因子；m为供试品的取样量（g）。

🔍 **案例分析** --

案例（地西泮的含量测定）：

精密称取供试品两份（经测定本品干燥品失重为0.3%），0.204 3g和0.198 6g两份，分别加冰醋酸与醋酐各10ml使溶解，加结晶紫指示液1滴，用高氯酸滴定液（0.101 4mol/L）滴定至溶液显绿色，分别消耗高氯酸滴定液（0.101 4mol/L）7.01ml和6.78ml。每1ml高氯酸滴定液（0.1mol/L）相当于28.47mg的$C_{16}H_{13}ClH_2O$。《中华人民共和国药典》（2020年版）规定，本品按干燥品计算，含$C_{16}H_{13}ClH_2O$不得少于98.5%。通过计算，判断本品含量是否符合《中华人民共和国药典》的规定。

分析：

（1）地西泮含量（%）$=\frac{V \times T \times F}{m} \times 100\%$

$$=\frac{7.01\times28.47\times10^{-3}\times\dfrac{0.101\ 4}{0.1}}{0.204\ 3\times(1-0.3\%)}\times100\%$$

$$=99.35\%$$

（2）地西泮含量（%）$=\dfrac{V\times T\times F}{m}\times100\%$

$$=\frac{6.78\times28.47\times10^{-3}\times\dfrac{0.101\ 4}{0.1}}{0.198\ 6\times(1-0.3\%)}\times100\%$$

$$=98.85\%$$

平均含量$=\dfrac{99.35\%+98.85\%}{2}=99.1\%$

相对平均偏差（%）$=\dfrac{99.35\%-98.85\%}{99.35\%+98.85\%}\times100\%=0.25\%$

根据计算结果，99.1%＞98.5%，精密度也符合要求（相对平均偏差≤0.3%），故该地西泮的含量符合《中华人民共和国药典》（2020年版）的规定。

2. 地西泮制剂的含量测定 《中华人民共和国药典》（2020年版）对地西泮片及注射液的含量测定均采用高效液相色谱法。如地西泮片的含量测定如下。

（1）色谱条件与系统适用性试验：用十八烷基硅烷键合硅胶为填充剂；以甲醇-水（70∶30）为流动相；检测波长为254nm。理论板数按地西泮峰计算不低于1 500。

（2）测定方法：取本品20片，精密称定，研细，精密称取适量（约相当于地西泮10mg），置50ml容量瓶中，加甲醇适量，振摇，使地西泮溶解，用甲醇稀释至刻度，摇匀，滤过，取续滤液作为供试品溶液，精密量取10μl注入液相色谱仪，记录色谱图；另取地西泮对照品约10mg，精密称定，同法测定。按外标法以峰面积计算，即得。

（3）含量计算：公式如下。

$$标示量(\%)=\frac{C_R\times\dfrac{A_X}{A_R}\times V\times D\times平均片重}{m\times标示量}\times100\%\qquad 式（6-9）$$

式中，A_X为供试品峰面积；A_R为对照品峰面积；C_R为对照品溶液的浓度（mg/ml），D为供试品的稀释倍数；V为供试品初次配制的体积（ml）；m为供试品的取样量（g）。

解析：地西泮片剂中的附加剂硬脂酸镁及地西泮注射液中的水分均可干扰非水溶液滴定法含量测定，故《中华人民共和国药典》（2020年版）对地西泮制剂的含量测定均采用高效液相色谱法。

第五节 生物碱类药物分析

生物碱是指存在于生物体内的一类含有氮原子的有机化合物，多呈碱性，故有生物碱之称。生物碱的数目较多，大多具有特殊而显著的生理活性，广泛应用于临床。

一、典型药物的结构与性质

生物碱类药物一般按母核的化学结构分类，《中华人民共和国药典》（2020年版）收载的生物碱类药物主要有苯烃胺类药物、托烷类药物、喹啉类药物、异喹啉类药物、吲哚类药物及黄嘌呤类药物。本节主要介绍前四类。

（一）苯烃胺类药物

《中华人民共和国药典》（2020年版）收载的苯烃胺类药物主要有盐酸麻黄碱和盐酸伪麻黄碱，其结构与主要理化性质详见表6-11。

表6-11 苯烃胺类典型药物的结构与主要理化性质

药物名称及化学结构	结构特点	理化性质
盐酸麻黄碱	1. 氨基醇侧链 2. 仲胺基 3. 手性碳原子 4. 苯环	1. 双缩脲反应 2. 碱性 3. 旋光性（左旋） 4. 紫外特征吸收
盐酸伪麻黄碱	1. 氨基醇侧链 2. 仲胺基 3. 手性碳原子 4. 苯环	1. 双缩脲反应 2. 碱性 3. 旋光性（右旋） 4. 紫外特征吸收

（二）托烷类药物

《中华人民共和国药典》（2020年版）收载的托烷类药物主要有硫酸阿托品和氢溴酸山莨菪碱，其结构与主要理化性质详见表6-12。

表 6-12　托烷类典型药物的结构与主要理化性质

药物名称及化学结构	结构特点	理化性质
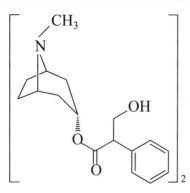 硫酸阿托品	1. 酯键 2. 叔胺结构 3. 外消旋体	1. 水解性：易发生水解生成莨菪酸，可发生Vitali反应 2. 碱性 3. 无旋光性
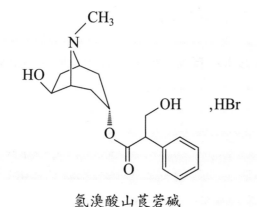 氢溴酸山莨菪碱	1. 酯键 2. 叔胺结构 3. 手性碳原子	1. 水解性：易发生水解生成莨菪酸，可发生Vitali反应 2. 碱性 3. 旋光性（左旋）

（三）喹啉类药物

《中华人民共和国药典》（2020年版）收载的喹啉类药物主要有硫酸奎宁和硫酸奎尼丁，其结构与主要理化性质详见表6-13。

（四）异喹啉类药物

《中华人民共和国药典》（2020年版）收载的异喹啉类药物主要有盐酸吗啡和盐酸小檗碱，其结构与主要理化性质详见表6-14。

二、盐酸麻黄碱及其制剂的分析

盐酸麻黄碱是 β_2 肾上腺素受体激动药，《中华人民共和国药典》（2020年版）二部收载本品，其制剂有盐酸麻黄碱注射液和盐酸麻黄碱滴鼻液。

表 6-13　喹啉类典型药物的结构与主要理化性质

药物名称及化学结构	结构特点	理化性质
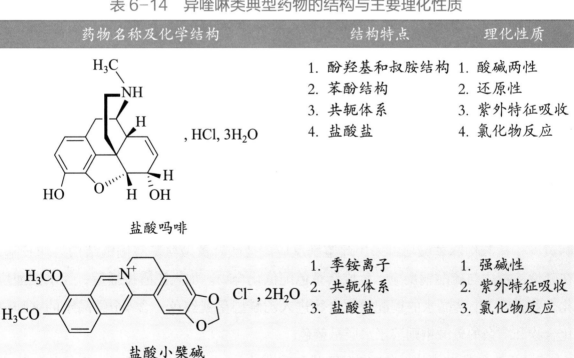硫酸奎宁	1. 喹啉环 2. 喹核碱 3. 手性碳原子 4. 共轭体系	1. 弱碱性：喹啉环芳环氮碱性弱，不与硫酸成盐 2. 碱性较强：喹核碱脂环氮碱性强，可与硫酸成盐 3. 旋光性：奎宁与奎尼丁中喹核碱部分立体结构不同，奎宁为左旋 4. 紫外特征吸收
硫酸奎尼丁	1. 喹啉环 2. 喹核碱 3. 手性碳原子 4. 共轭体系	1. 弱碱性 2. 碱性较强 3. 旋光性（右旋） 4. 紫外特征吸收

表 6-14　异喹啉类典型药物的结构与主要理化性质

药物名称及化学结构	结构特点	理化性质
盐酸吗啡	1. 酚羟基和叔胺结构 2. 苯酚结构 3. 共轭体系 4. 盐酸盐	1. 酸碱两性 2. 还原性 3. 紫外特征吸收 4. 氯化物反应
盐酸小檗碱	1. 季铵离子 2. 共轭体系 3. 盐酸盐	1. 强碱性 2. 紫外特征吸收 3. 氯化物反应

加强含麻黄碱类复方制剂的管理

盐酸麻黄碱是合成苯丙胺类毒品（冰毒）的最主要原料，由于很多感冒药中含有麻黄碱成分，可能被不法分子大量购买用于非法提炼和制造毒品，加强对麻黄碱类复方制剂的管理是十分必要的。

对此，2012年9月4日国家食品药品监督管理局、公安部、卫生部联合发布通知，加强含麻黄碱类复方制剂管理。通知要求如下：①药品零售企业销售含麻黄碱类复方制剂，应当查验购买者的身份证，并予以登记。除处方药按处方剂量销售外，一次销售不得超过2个最小包装。②药品零售企业不得开架销售含麻黄碱类复方制剂，应当设置专柜由专人管理、专册登记。③含麻黄碱类复方制剂每个最小包装规格麻黄碱类药物含量口服固体制剂不得超过720mg，口服液体制剂不得超过800mg。④单位剂量麻黄碱类药物含量大于30mg（不含30mg）的含麻黄碱类复方制剂，列入必须凭处方销售的处方药管理。

（一）性状

1. 外观与臭味　本品白色针状结晶或结晶性粉末；无臭。

2. 溶解度　本品在水中易溶，在乙醇中溶解，在三氯甲烷或乙醚中不溶。

3. 熔点　本品的熔点（通则0612）为217~220℃。

4. 比旋度　取本品，精密称定，加水溶解并定量稀释制成每1ml中约含50mg的溶液，依法测定（通则0621），比旋度为-33°~-33.5°。

解析：盐酸麻黄碱芳环侧链结构上有2个手性碳原子，具有旋光性，是左旋体。

（二）鉴别

1. 双缩脲反应　取本品约10mg，加水1ml溶解后，加硫酸铜试液2滴与20%氢氧化钠溶液1ml，即显蓝紫色；加乙醚1ml，振摇后，放置，乙醚层即显紫红色，水层变成蓝色。

解析：此反应系芳环侧链具有氨基醇结构的生物碱类药物的特征鉴别反应。盐酸麻黄碱、盐酸伪麻黄碱均可采用此鉴别反应。盐酸麻黄碱氨基醇侧链结构为仲胺基，在碱性溶液中与硫酸铜反应，生成紫堇色配位化合物。加入乙醚振摇后，无水铜配位化合物及含2个结晶水的铜配位化合物进入乙醚层呈紫红色，含4个结晶水的铜配位化合物和剩余的硫酸铜则溶于水层呈蓝色。

2. 红外分光光度法　《中华人民共和国药典》（2020年版）规定，本品的红外光吸收图谱应与对照的图谱（光谱集387图）一致。

3. 氯化物反应　本品按一般鉴别试验（通则0301）"氯化物"项下（1）的鉴别试验进行操作，应显相同的反应。

4. 高效液相色谱法　《中华人民共和国药典》（2020年版）收载的盐酸麻黄碱注射液、盐酸麻黄碱滴鼻液不但采用双缩脲反应、氯化物反应进行鉴别，还均采用高效液相色谱法鉴别。规定在含量测定项下记录的色谱图中，供试品溶液主峰的保留时间应与对照品溶液主峰的保留时间一致。

（三）杂质检查

盐酸麻黄碱除需检查"酸碱度""溶液的澄清度""干燥失重""炽灼残渣""重金属"等一般杂质外，还应检查"有关物质"。《中华人民共和国药典》（2020年版）采用高效液相色谱主成分自身对照法对有关物质进行检查。

取本品约50mg，置50ml容量瓶中，加流动相溶解并稀释至刻度，摇匀，作为供试品溶液。精密量取供试品溶液1ml，置100ml容量瓶中，用流动相溶解并稀释至刻度，摇匀，作为对照溶液。用十八烷基硅烷键合硅胶为填充剂；以磷酸盐缓冲液（取磷酸二氢钾6.8g，三乙胺5ml，磷酸4ml，加水至1 000ml，用稀磷酸或三乙胺调节pH至3.0±0.1）－乙腈（90∶10）为流动相；精密量取对照溶液和供试品溶液各10μl，注入液相色谱仪，于210nm波长处进行检测，记录色谱图至主成分峰保留时间的2倍。供试品溶液的色谱图中如有杂质峰，各杂质峰面积的和不得大于对照溶液主峰面积的0.5倍（0.5%）。

解析：盐酸麻黄碱主要是从中药麻黄中提取分离而得的。天然药物提取工艺可能带入盐酸伪麻黄碱、草酸及麻黄中的其他麻黄碱类似物或降解产物，为控制其质量，需进行有关物质检查。《中华人民共和国药典》（2020年版）规定盐酸麻黄碱原料药及盐酸麻黄碱注射液均需检查有关物质，采用高效液相色谱法主成分自身对照法进行检查。

（四）含量测定

1. 盐酸麻黄碱原料药的含量测定

（1）原理：盐酸麻黄碱的氨基醇侧链有仲胺基，显弱碱性，但在非水溶剂冰醋酸中碱性明显增强，并能与高氯酸滴定液直接发生反应。《中华人民共和国药典》（2020年版）采用非水溶液滴定法测定盐酸麻黄碱的含量。反应式如下。

$$2BH^+ \cdot X^- + Hg(Ac)_2 \longrightarrow 2BH^+ \cdot Ac^- + HgX_2$$
$$BH^+ \cdot Ac^- + HClO_4 \longrightarrow BH^+ \cdot ClO_4^- + HAc$$

式中，$BH^+ \cdot X^-$表示生物碱的氢卤酸盐；$BH^+ \cdot Ac^-$表示生物碱的醋酸盐；$BH^+ \cdot ClO_4^-$表示生物碱的高氯酸盐。

🔗 知识链接

盐酸麻黄碱含量测定中加入醋酸汞的目的

本法实际为置换反应，由于被高氯酸置换出的HCl在冰醋酸中酸性较强，滴定反应不易进行完全，故滴定前先加入过量醋酸汞试液，使HCl生成难解离的氯化汞，消除其对滴定的干扰。而盐酸麻黄碱则转变为麻黄碱醋酸盐，可被高氯酸定量测定。

（2）测定方法：取本品约0.15g，精密称定，加冰醋酸10ml，加热溶解后，加醋酸汞试液4ml与结晶紫指示液1滴，用高氯酸滴定液（0.1mol/L）滴定至溶液显翠绿色，并将滴定结果用空白试验校正。每1ml高氯酸滴定液（0.1mol/L）相当于20.17mg的盐酸麻黄碱（$C_{10}H_{15}NO \cdot HCl$）。

（3）含量计算：公式如下。

$$盐酸麻黄碱的含量（\%）= \frac{(V-V_0) \times T \times F}{m} \times 100\% \qquad 式（6-10）$$

式中，V为供试品消耗高氯酸滴定液的体积（ml）；V_0为空白试验消耗高氯酸滴定液的体积（ml）；T为盐酸麻黄碱的滴定度（mg/ml）；F为高氯酸滴定液的浓度校正因子；m为供试品的取样量（g）。

❓ 课堂问答

在盐酸麻黄碱的含量测定方法中，需要做空白试验，此处空白试验能消除哪些原因引起的误差？

🔍 案例分析

案例（盐酸麻黄碱的含量测定）：

小张同学按《中华人民共和国药典》（2020年版）规定的方法测定盐酸麻黄碱的含量：精密称取两份供试品（经测定本品干燥品失重为0.3%）分别为0.151 2g、0.149 8g，各加冰醋酸10ml，加热溶解后，加醋酸汞试液4ml与结晶紫指示液1滴，用高氯酸滴定液（0.101 1mol/L）滴定至溶液显翠绿色，分别消耗高氯酸滴定液7.37ml和7.28ml，空白试验分别消耗高氯酸滴定液0.02ml和0.01ml。《中华人民共和国药典》（2020年版）规定，本品按干燥品计算，含$C_{10}H_{15}NO \cdot HCl$不得少于99.0%。已知每1ml高氯酸滴定液（0.1mol/L）相当于20.17mg的盐酸麻黄碱

（$C_{10}H_{15}NO \cdot HCl$），通过计算判断该供试品的含量是否符合规定。

分析：

$$F = \frac{0.101\,1}{0.1} = 1.011$$

（1）盐酸麻黄碱的含量（%）$= \frac{(V - V_0) \times T \times F}{m} \times 100\%$

$$= \frac{(7.37 - 0.02) \times 20.17 \times 10^{-3} \times 1.011}{0.151\,2 \times (1 - 0.3\%)} \times 100\% = 99.43\%$$

（2）盐酸麻黄碱的含量（%）$= \frac{(7.28 - 0.01) \times 20.17 \times 10^{-3} \times 1.011}{0.149\,8 \times (1 - 0.3\%)} \times 100\% = 99.26\%$

平均含量 $= \frac{99.43\% + 99.26\%}{2} \approx 99.3\%$

相对平均偏差（%）$= \frac{99.43\% - 99.26\%}{99.43\% + 99.26\%} \times 100\% = 0.09\%$

根据计算结果，两次测定平均含量为99.3%，大于99.0%，精密度也符合要求（相对平均偏差≤0.3%，）则该盐酸麻黄碱含量符合《中华人民共和国药典》（2020年版）规定。

---

2. 盐酸麻黄碱注射液的含量测定 《中华人民共和国药典》（2020年版）采用高效液相色谱外标法测定盐酸麻黄碱注射液的含量。

（1）色谱条件与系统适用性试验：以十八烷基硅烷键合硅胶为填充剂；以磷酸盐缓冲液（取磷酸二氢钾6.8g、三乙胺5ml、磷酸4ml，加水至1 000ml，用稀磷酸或三乙胺调节pH至3.0±0.1）－乙腈（90∶10）为流动相；检测波长为210nm。理论板数按麻黄碱峰计算不低于3 000，麻黄碱峰与相邻杂质峰之间的分离度应符合要求。

（2）测定方法：精密量取本品适量，用流动相定量稀释制成每1ml中约含30μg的溶液，精密量取10μl注入液相色谱仪，记录色谱图；另取盐酸麻黄碱对照品，同法测定。按外标法以峰面积计算，即得。

（3）含量计算：公式如下。

$$\text{标示量（%）} \frac{C_R \times \dfrac{A_X}{A_R} \times V \times D \times 每支装量}{m \times 标示量} \times 100\% \qquad 式（6-11）$$

式中，A_X为供试品峰面积；A_R为对照品峰面积；C_R为对照品溶液的浓度（mg/ml），D为供试品的稀释倍数；V为供试品初次配制的体积（ml）；m为供试品的取样量（g）。

第六节　糖类药物分析

糖是生命体的重要组成部分，糖类化合物是生物体合成其他化合物的基本原料。

一、典型药物的结构与性质

《中华人民共和国药典》（2020年版）收载的糖类药物有葡萄糖、蔗糖、乳糖、果糖及麦芽糖等。此类典型药物的结构与主要理化性质见表6-15。

表6-15　糖类典型药物的结构与主要理化性质

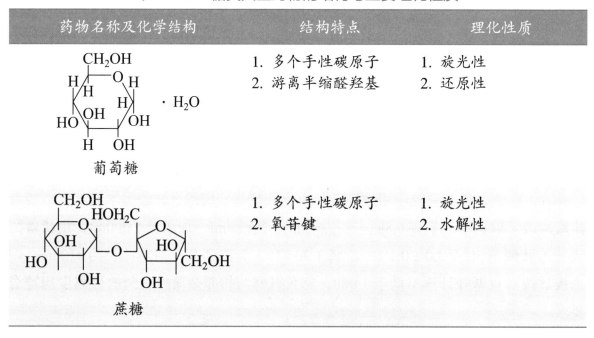

药物名称及化学结构	结构特点	理化性质
葡萄糖	1. 多个手性碳原子 2. 游离半缩醛羟基	1. 旋光性 2. 还原性
蔗糖	1. 多个手性碳原子 2. 氧苷键	1. 旋光性 2. 水解性

二、葡萄糖及其制剂的分析

（一）性状

1. 外观与臭味　本品为无色结晶或白色结晶性或颗粒性粉末；无臭，味甜。

2. 溶解度　本品在水中易溶，在乙醇中微溶。

3. 比旋度　取本品约10g，精密称定，置100ml量瓶中，加水适量与氨试液0.2ml，溶解后，用水稀释至刻度，摇匀，放置10分钟，在25℃时，依法测定（通则0621），比旋度为+52.6°~+53.2°。

（二）鉴别

1. 与碱性酒石酸铜试液的反应　取本品约0.2g，加水5ml溶解后，缓缓滴入微温的碱性酒石酸铜试液中，即生成氧化亚铜的红色沉淀。

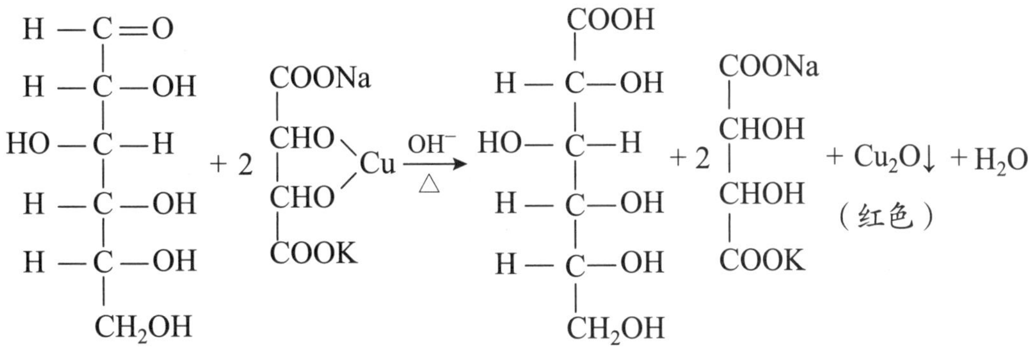

解析：在水溶液中，葡萄糖主要呈半缩醛的环状结构，可开环形成具有醛基的链状结构，具有还原性。与碱性酒石酸铜试液共热，可将Cu^{2+}还原，生成红色氧化亚铜沉淀。

2. 红外分光光度法　《中华人民共和国药典》（2020年版）规定葡萄糖采用此法鉴别。取干燥失重项下的本品适量，依法测定，本品的红外光吸收图谱应与对照的图谱（光谱集702图）一致。

（三）杂质检查

葡萄糖除检查"溶液的澄清度与颜色""氯化物""硫酸盐""干燥失重""炽灼残渣""钡盐""钙盐""铁盐""重金属""砷盐"等一般杂质与"微生物限度"外，还应检查以下特殊杂质。

1. 酸度　取本品2.0g，加水20ml溶解后，加酚酞指示液3滴与氢氧化钠滴定液（0.02mol/L）0.20ml，应显粉红色。

解析：葡萄糖分子中有半缩醛羟基，易被氧化成羧酸，所以要检查其酸度。

? 课堂问答 ——————————

葡萄糖酸度检查中，如果看到最后的溶液显粉红色，说明什么？如果显无色，又说明什么？

---

2. 乙醇溶液的澄清度　取本品1.0g，加乙醇20ml，置水浴上加热回流约40分钟，溶液应澄清；若供试品中有糊精，则澄清度差。

解析：此法主要用于控制葡萄糖中的糊精。葡萄糖可溶于热乙醇，而糊精在热乙醇中溶解度小，使澄清度变差。

3. 亚硫酸盐与可溶性淀粉　取本品1.0g，加水10ml溶解后，加碘试液1滴，应即显黄色。

解析：在制备葡萄糖的过程中，原料中部分硫酸被还原，可能产生亚硫酸盐；而原料中的淀粉亦可能残留在葡萄糖中，故在供试品中需检查亚硫酸盐和可溶性淀粉。若供试品中有亚硫酸盐，因其具有还原性，会使碘液褪色；若供试品中有可溶性淀粉，则遇碘显蓝色。

4. 蛋白质　取本品1.0g，加水10ml溶解后，加磺基水杨酸溶液（1→5）3ml，不得产生沉淀。

解析：制备葡萄糖的原料淀粉主要通过植物的根、茎、种子提取获得，在提取过程中常有蛋白质被同时提出，故需检查供试品中是否有蛋白质残留。蛋白质类杂质遇酸即变性产生沉淀，故利用此性质进行检查。

5. 5-羟甲基糠醛　《中华人民共和国药典》（2020年版）规定葡萄糖注射液、葡萄糖氯化钠注射液等都要检查5-羟甲基糠醛，葡萄糖原料药不需要做此项检查。

精密量取本品适量（约相当于葡萄糖0.1g），置100ml容量瓶中，加水稀释至刻度，摇匀，照紫外-可见分光光度法（通则0401），在284nm的波长处测定，吸光度不得大于0.32。

解析：葡萄糖注射液在制备过程中，由于受到灭菌温度、时间、溶液的pH等因素的影响，能发生脱水反应，生成5-羟甲基糠醛，进而聚合生成有色沉淀，或进一步分解最终生成乙酰丙酸与甲酸，导致其注射液变黄，产生沉淀，pH下降等现象。因此需要检查5-羟甲基糠醛。

本法系利用药物与杂质对光吸收性质的差异，采用紫外-可见分光光度法控制5-羟甲基糠醛的限量。

（四）含量测定

🔗 知识链接 ···

葡萄糖溶液的变旋现象

葡萄糖在水溶液中存在3种互变异构体，即半缩醛环状结构的 α-D-葡萄糖、β-D-葡萄糖和开链的醛式-D-葡萄糖，这三者在水溶液中存在下列互变平衡，且它们的比旋度差异大，只有达到平衡时比旋度才恒定为+52.6°~+53.2°，这种现象称为葡萄糖溶液的变旋现象。

α–D–葡萄糖　　　　　　醛式–D–葡萄糖　　　　　　β–D–葡萄糖

$[\alpha]_D^{25}=+113.4°$　　　　$[\alpha]_D^{25}=+52.75°$　　　　$[\alpha]_D^{25}=+19.7°$

因此测定葡萄糖含量时，应首先使上述反应达到平衡，一般至少放置6小时。加热、加酸或加弱碱，均可加速达到平衡。《中华人民共和国药典》（2020年版）采用加适量氨试液的方法，加速达到变旋平衡。

1. 原理　葡萄糖原料药与粉剂按《中华人民共和国药典》（2020年版）的规定不需要测定含量，因为在性状检查中已测定比旋度，比旋度符合规定则含量也符合规定。根据葡萄糖的旋光性，《中华人民共和国药典》（2020年版）采用旋光度法测定制剂中葡萄糖的含量。如葡萄糖注射液的含量测定如下。

2. 测定方法　精密量取本品适量（约相当于葡萄糖10g），置100ml容量瓶中，加氨试液0.2ml（10%或10%以下规格的本品可直接取样测定），用水稀释至刻度，摇匀，静置10分钟，在25℃时，依法测定旋光度（通则0621），与2.085 2相乘，即得供试量中含有 $C_6H_{12}O_6 \cdot H_2O$ 的重量（g）。

> ⑦ 课堂问答
>
> 大于10%规格的葡萄糖注射液含量的测定中，为什么要加适量的氨试液，放置10分钟，再依法测定其旋光度？

3. 含量计算　公式如下。

$$C=\alpha \times 2.085\ 2 \qquad\qquad 式（6-12）$$

式中，C为葡萄糖的浓度（g/100ml），α为测得的旋光度，2.085 2为换算因数。

葡萄糖注射液含量测定计算中换算因数 2.085 2 的由来

无水葡萄糖 25℃时的比旋度为 +52.75°，按下式计算无水葡萄糖的浓度。

$$无水葡萄糖浓度（C'）=\frac{100\times\alpha}{[\alpha]_D^{25}\times l}$$

如果换算成含一分子水葡萄糖浓度（C）时，则应为。

$$C=C'\times\frac{198.17(M_{C_6H_{12}O_6\cdot H_2O})}{180.16(M_{C_6H_{12}O_6})}$$

$$=\alpha\times\frac{100}{52.75\times1}\times\frac{198.17}{180.16}=\alpha\times2.085\ 2$$

因此，可将计算公式简化为：$C=\alpha\times2.085\ 2$。需注意的是，应用该简化公式计算出的浓度为含 1 个结晶水葡萄糖的浓度，使用的测定管为 1dm。

4. 注意事项

（1）每次测定前应以溶剂作空白校正，测定后，再校正 1 次，以确定在测定时零点有无变动。

（2）测定葡萄糖注射液含量时，温度是 25℃ ±0.5℃。

（3）物质的比旋度与测定光源、测定波长、溶剂、浓度和温度等因素有关。因此，测定旋光度时应严格按照《中华人民共和国药典》规定的条件。

🔍 案例分析 ··

案例（葡萄糖注射液的含量测定）：

取规格为 500ml：50g 的葡萄糖注射液，缓缓注入长度为 1dm 的测定管中，依法测定旋光度为 +4.791°。《中华人民共和国药典》（2020 年版）规定，本品为葡萄糖或无水葡萄糖的灭菌水溶液。含葡萄糖（$C_6H_{12}O_6\cdot H_2O$）应为标示量的 95.0%~105.0%。请通过计算判断该供试品的含量是否符合规定。

分析：

根据 $C=\alpha\times2.085\ 2$，

$$C=4.791\times2.085\ 2=9.990（g/100ml）$$

$$葡萄糖标示量（\%）=\frac{\alpha\times2.085\ 2\times每瓶装量}{100\times标示量}\times100\%$$

$$=\frac{4.791\times2.085\,2\times500}{100\times50}\times100\%$$

$$=99.9\%$$

根据计算结果，99.9%在95.0%~105.0%范围，该含量测定结果符合《中华人民共和国药典》（2020年版）规定。

第七节　维生素类药物分析

维生素是维持人体正常代谢功能所必需的活性物质，主要用于机体的能量转移和代谢调节，体内不能自行合成，需从食物中摄取。它们的结构各不相同，有些是醇、酯，有些是胺、酸，还有些是酚和醛。不同的维生素，具有不同的理化性质和生理作用。《中华人民共和国药典》（2020年版）收载的维生素类原料药和制剂有四十多种，按其在油脂中和水中的溶解度不同，可分为水溶性维生素和脂溶性维生素两大类。

> ❷ 课堂问答
>
> 维生素是人体不可或缺的重要组成部分，但它不能在体内合成，必须从外界获取，同学们是否知道哪些食物中含有丰富的维生素？

一、典型药物的结构与性质

（一）水溶性维生素类药物

水溶性维生素是能在水中溶解的一组维生素，《中华人民共和国药典》（2020年版）收载的水溶性维生素类药物主要有维生素B族和维生素C等，此类典型药物的结构与主要理化性质见表6-16。

表 6-16　水溶性维生素类典型药物的结构与主要理化性质

药物名称及化学结构	结构特点	理化性质
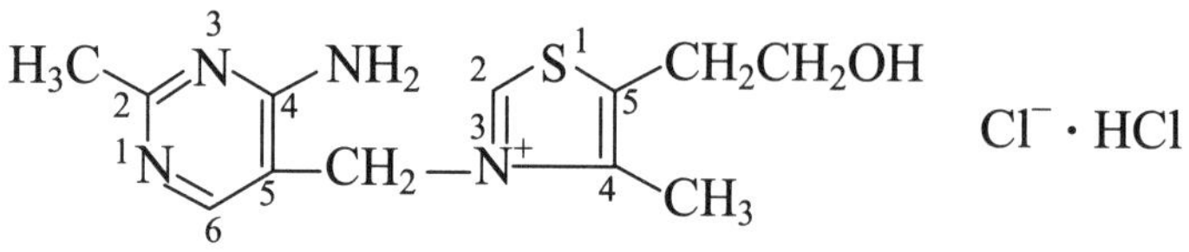 维生素B$_1$	1. 季铵氮及伯氨基 2. 噻唑环 3. 含氮芳杂环 4. 盐酸盐	1. 碱性 2. 碱性介质中可开环、环合、氧化成硫色素 3. 与生物碱沉淀试剂反应；紫外特征吸收 4. 氯化物鉴别反应
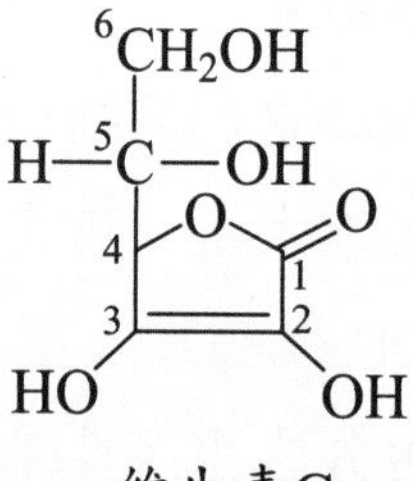 维生素C	1. 手性碳原子 2. 连烯二醇 3. 内酯环 4. 共轭双键	1. 旋光性 2. 酸性、还原性 3. 水解性 4. 紫外特征吸收

（二）脂溶性维生素类药物

脂溶性维生素是由长的碳氢链或稠环组成的聚戊二烯化合物，《中华人民共和国药典》（2020年版）收载的脂溶性维生素类药物有维生素A、维生素D$_2$、维生素D$_3$、维生素E和维生素K$_1$等。此类典型药物的结构与主要理化性质见表6-17。

表 6-17　脂溶性维生素类典型药物的结构与主要理化性质

药物名称及化学结构	结构特点	理化性质
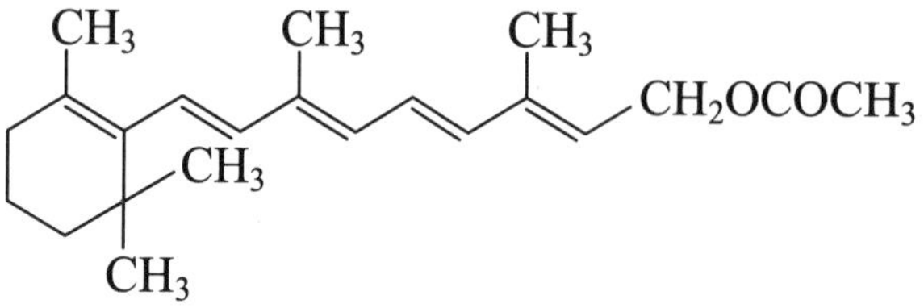 维生素A	1. 共轭多烯醇侧链 2. 环己烯环	1. 易氧化变质；具紫外特征吸收 2. 与三氯化锑反应呈不稳定蓝色

药物名称及化学结构	结构特点	理化性质
维生素D$_2$	1. 手性碳原子 2. 类似甾类母核 3. 共轭体系	1. 均有旋光性 2. 均可与醋酐－硫酸试液、三氯化锑、三氯化铁等试剂反应显色 3. 均产生紫外特征吸收；均易氧化变质
维生素D$_3$		
维生素E	1. 手性碳原子 2. 醋酸酯 3. 苯环	1. 旋光性（天然品为右旋体，合成品为消旋体） 2. 水解性，水解后产生游离酚羟基具有还原性，易被易化 3. 紫外特征吸收

二、维生素B$_1$及其制剂的分析

维生素B$_1$又称"硫胺素"，主要用于维生素B$_1$缺乏的预防和治疗，如脚气病、周围神经炎及消化不良等。《中华人民共和国药典》（2020年版）二部收载本品，其制剂有维生素B$_1$片、维生素B$_1$注射液。

（一）性状

1. 外观与臭味　本品为白色结晶或结晶性粉末；有微弱的特臭，味苦；干燥品在空气中迅速吸收约4%的水分。

2. 溶解度　本品在水中易溶，在乙醇中微溶，在乙醚中不溶。

3. 吸收系数　取本品，精密称定，加盐酸溶液（9→1 000）溶解并定量稀释制

成每1ml约含12.5μg的溶液，照紫外－可见分光光度法（通则0401），在246nm的波长处测定吸光度，吸收系数（$E_{1cm}^{1\%}$）为406~436。

解析：维生素B_1分子结构中具有氨基嘧啶环和噻唑环等共轭体系，因此有紫外吸收，可在246nm最大吸收波长处测定吸光度，利用吸收系数等紫外特征对其进行鉴别。

（二）鉴别

1. 硫色素反应　取本品约5mg，加氢氧化钠试液2.5ml溶解后，加铁氰化钾试液0.5ml与正丁醇5ml，强力振摇2分钟，放置使分层，上面的醇层显强烈的蓝色荧光；加酸使成酸性，荧光即消失；再加碱使成碱性，荧光又显出。

解析：在碱性溶液中维生素B_1结构中的噻唑环可开环，与嘧啶环上氨基环合，可被铁氰化钾氧化生成硫色素。硫色素能溶于正丁醇中，使正丁醇层显蓝色荧光。

2. 红外分光光度法　取本品适量，加水溶解，水浴蒸干，在105℃干燥2小时测定，本品的红外光吸收图谱应与对照的图谱（光谱集1205图）一致。

3. 氯化物反应　维生素B_1是一种盐酸盐，故本品的水溶液显氯化物鉴别（1）的反应（通则0301）。

🔗 知识链接

维生素B_1与生物碱沉淀试剂的反应

维生素B_1可与多种生物碱沉淀试剂反应，生成不同颜色的沉淀。如维生素B_1与碘生成红色沉淀[B]·HI·I_2；与碘化汞钾生成淡黄色沉淀[B]·H_2HgI_4；与硅钨酸生成白色沉淀[B]$_2$·$SiO_2(OH)_2$·$12WO_3$·$4H_2O$（其中[B]代表维生素B_1）；与苦味酸生成黄色沉淀。

（三）杂质检查

维生素B_1除检查"酸度""溶液的澄清度与颜色""硫酸盐""硝酸盐""干燥失重""炽灼残渣""铁盐""重金属"等一般杂质外，还应检查总氯量和有关物质。

1. 总氯量　取本品约0.2g，精密称定，加水20ml溶解后，加稀醋酸2ml与溴酚蓝指示液8~10滴，用硝酸银滴定液（0.1mol/L）滴定至显蓝紫色。每1ml硝酸银滴定液（0.1mol/L）相当于3.54mg的氯（Cl）。按干燥品计算，含总氯量应为20.6%~21.2%。

解析：维生素B_1以其盐酸盐的形式作为药用，为保证其成盐完全，《中华人民共和国药典》（2020年版）规定用银量法检查总氯量。

> **? 课堂问答** ——————————————————————
>
> 维生素 B_1 分子量为337.27，氯的原子量为35.45，试计算维生素 B_1 的理论含总氯量是多少。

2. 有关物质 《中华人民共和国药典》（2020年版）采用高效液相色谱法检查有关物质。

供试品溶液：取本品适量，精密称定，加流动相溶解并稀释制成每1ml中约含1mg的溶液。

对照溶液：精密量取供试品溶液1ml，置100ml量瓶中，用流动相稀释至刻度，摇匀。

色谱条件：用十八烷基硅烷键合硅胶为填充剂；以甲醇–乙腈–0.02mol/L庚烷磺酸钠溶液（含1%三乙胺，用磷酸调节pH至5.5）（9：9：82）为流动相；检测波长为254nm；进样体积20μl。

系统适用性要求：理论板数按维生素 B_1 峰计算不低于2 000，维生素 B_1 峰与相邻峰之间的分离度均应符合要求。

测定法：精密量取供试品溶液与对照溶液，分别注入液相色谱仪，记录色谱图至主成分峰保留时间的3倍。

限度：供试品溶液色谱图中如有杂质峰，各杂质峰面积的和不得大于对照溶液主峰面积的0.5倍（0.5%）。

解析：维生素 B_1 合成过程复杂，中间产物、副产物种类多，且结构性质均与主成分维生素 B_1 较为接近。此项检查是控制维生素 B_1 合成过程中产生的中间产物、副产物等杂质。

（四）含量测定

1. 维生素 B_1 原料药的含量测定 《中华人民共和国药典》（2020年版）采用非水溶液滴定法测定维生素 B_1 的含量。

（1）原理：维生素 B_1 结构中嘧啶环上的氨基和噻唑环上的季铵基团有碱性，可用非水溶液滴定法测定含量。采用电位滴定法指示终点减少终点误差。

（2）测定方法：取本品约0.12g，精密称定，加冰醋酸20ml微热使溶解，放冷，加醋酐30ml，照电位滴定法，用高氯酸滴定液（0.1mol/L）滴定，并将滴定的结果用空白试验校正。每1ml高氯酸滴定液（0.1mol/L）相当于16.86mg的 $C_{12}H_{17}ClN_4OS \cdot HCl$。

（3）含量计算：公式如下。

$$维生素 B_1 含量（\%）= \frac{(V-V_0) \times T \times F}{m} \times 100\% \qquad 式（6-13）$$

式中，V 为消耗高氯酸滴定液的体积（ml）；V_0 为空白试验消耗高氯酸滴定液的体积（ml）；T 为滴定度（mg/ml）；F 为高氯酸滴定液的浓度校正因子；m 为供试品的取样量（g）。

2. 维生素 B_1 制剂的含量测定　《中华人民共和国药典》（2020年版）采用紫外–可见分光光度法测定维生素 B_1 片剂及注射剂的含量。维生素 B_1 片的含量测定如下。

（1）原理：维生素 B_1 结构中具有共轭双键，有紫外吸收，在其最大吸收波长处测定吸光度，进行含量测定。

（2）测定方法：取本品 20 片，精密称定，研细，精密称取适量（约相当于维生素 B_1 25mg），置 100ml 容量瓶中，加盐酸溶液（9→1 000）约 70ml，振摇 15 分钟使维生素 B_1 溶解，用上述溶剂稀释至刻度，摇匀，用干燥滤纸滤过，精密量取续滤液 5ml，置另一 100ml 容量瓶中，再加上述溶剂稀释至刻度，摇匀，照紫外–可见分光光度法，在 246nm 的波长处测定吸光度，按 $C_{12}H_{17}ClN_4OS \cdot HCl$ 的吸收系数（$E_{1cm}^{1\%}$）为 421 计算，即得。

（3）含量计算：公式如下。

$$维生素 B_1 标示量(\%) = \frac{\dfrac{A}{E_{1cm}^{1\%}} \times \dfrac{1}{100} \times V \times D \times 平均片重}{m \times 标示量} \times 100\% \qquad 式（6-14）$$

式中，A 为供试品溶液的吸光度；$E_{1cm}^{1\%}$ 为维生素 B_1 的吸收系数；V 为供试品溶液原始体积（ml）；D 为稀释倍数；m 为供试品的取样量（g）。

> ⑦ 课堂问答 ————————————————————
> 为什么维生素 B_1 片剂和注射液不用非水溶液滴定法测定含量，而是用紫外–可见分光光度法测定？
> ⋯⋯⋯⋯⋯⋯⋯⋯⋯⋯⋯⋯⋯⋯⋯⋯⋯⋯⋯⋯⋯⋯⋯⋯⋯⋯⋯⋯⋯⋯⋯⋯⋯⋯⋯⋯⋯

三、维生素 C 及其制剂的分析

（一）性状

1. 外观与臭味　本品为白色结晶或结晶性粉末；无臭，味酸；久置色渐变微黄；水溶液显酸性反应。

2. 溶解度　本品在水中易溶，在乙醇中微溶，在三氯甲烷或乙醚中不溶。

3. 熔点　本品的熔点（通则 0612）为 190~192℃，熔融时同时分解。

4. 比旋度　取本品，精密称定，加水溶解并定量稀释制成每 1ml 中约含 0.10g 的溶液，依法测定（通则 0621），比旋度为 +20.5°~+21.5°。

（二）鉴别

1. 与硝酸银反应　取本品0.2g，加水10ml溶解后，取该溶液5ml，加硝酸银试液0.5ml，即生成银的黑色沉淀。反应式如下。

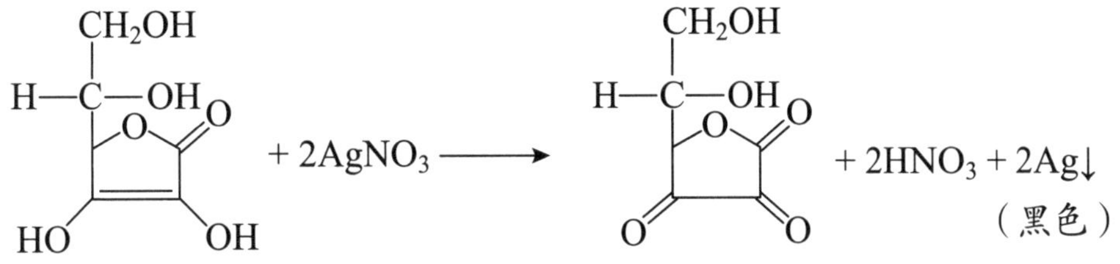

解析：维生素C分子中有连烯二醇的结构，具有极强的还原性，可被硝酸银氧化为去氢维生素C，同时银离子被还原产生黑色银沉淀。

2. 与2,6-二氯靛酚钠反应　取本品0.2g，加水10ml溶解后，取该溶液5ml，加二氯靛酚钠试液1~2滴，试液的颜色即消失。反应式如下。

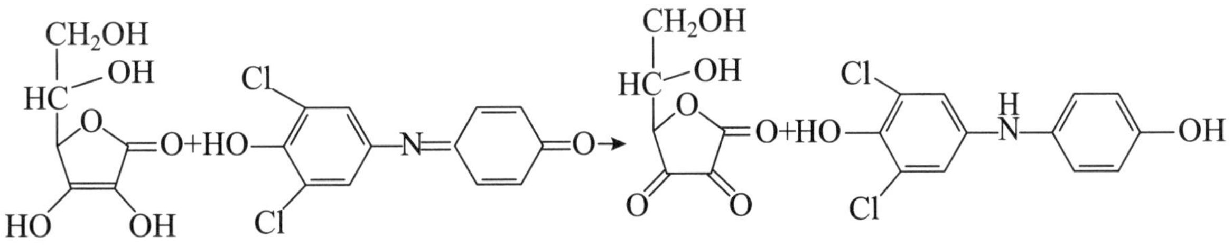

解析：2,6-二氯靛酚为氧化性的染料，在碱性介质中为蓝色。当2,6-二氯靛酚钠与维生素C作用后，被还原成无色的酚亚胺，蓝色消失。

《中华人民共和国药典》（2020年版）维生素C片、维生素C泡腾片、维生素C泡腾颗粒、维生素C颗粒等也采用以上两种方法进行鉴别，而维生素C注射液则采用与亚甲蓝反应进行鉴别。

? 课堂问答

为什么维生素C注射液不采用与硝酸银、2,6-二氯靛酚反应来鉴别？

---

3. 红外分光光度法　本品的红外光吸收图谱应与对照的图谱（光谱集450图）一致。

4. 薄层色谱法　《中华人民共和国药典》（2020年版）维生素C的制剂维生素C片、维生素C注射液、维生素C泡腾片、维生素C泡腾颗粒、维生素C颗粒等均采用薄层色谱法鉴别。

鉴别维生素C片的操作。

供试品溶液：取本品细粉适量（约相当于维生素C 10mg），加水10ml，振摇使维生素C溶解，滤过，取滤液。

对照品溶液：取维生素C对照品适量，加水溶解并稀释制成每1ml中约含1mg的溶液。

色谱条件：采用硅胶GF$_{254}$薄层板，以乙酸乙酯－乙醇－水（5：4：1）为展开剂。

测定法：吸取供试品溶液与对照品溶液各2μl，分别点于同一薄层板上，展开，取出，晾干，立即（1小时内）置紫外光灯（254nm）下检视。

结果判定：供试品溶液所显主斑点的位置和颜色应与对照品溶液的主斑点相同。

（三）杂质检查

维生素C除检查"炽灼残渣""重金属"等一般杂质外，还应检查以下杂质。

1. 溶液澄清度与颜色

（1）原料药：取本品3.0g，加水15ml，振摇使溶解，溶液应澄清无色；如显色，将溶液经4号垂熔玻璃漏斗滤过，取滤液，照紫外－可见分光光度法（通则0401），在420nm的波长处测定吸光度，不得过0.03。

（2）片剂：取本品细粉适量（约相当于维生素C 1.0g），加水20ml，振摇使维生素C溶解，滤过，滤液照紫外－可见分光光度法（通则0401），在440nm的波长处测定吸光度，不得过0.07。

（3）注射液：取本品，用水稀释制成每1ml中含维生素C 50mg的溶液，照紫外－可见分光光度法（通则0401），在420nm的波长处测定吸光度，不得过0.06。

解析：维生素C及其制剂在贮存期间易变色，且颜色随贮存时间的延长而逐渐加深。这是因为维生素C的水溶液在高于或低于pH 5~6时，受空气、光线和温度的影响，分子中的内酯环可发生水解、脱羧、脱水反应生成糠醛，糠醛可进一步氧化聚合而呈色。《中华人民共和国药典》（2020年版）采用紫外－可见分光光度法，通过测定吸光度控制有色杂质的限量。并且维生素C制剂生产过程中有色杂质增加，故其限量比原料药宽一些，不同制剂所含有色杂质的吸收峰略有不同，故测定限量时，所用波长也不同。

2. 草酸　取本品0.25g，加水4.5ml，振摇使维生素C溶解，加氢氧化钠试液0.5ml、稀醋酸1ml与氯化钙试液0.5ml，摇匀，放置1小时，作为供试品溶液；另精密称取草酸75mg，置500ml容量瓶中，加水溶解并稀释至刻度，摇匀，精密量取5ml，加稀醋酸1ml与氯化钙试液0.5ml，摇匀，放置1小时，作为对照溶液。供试品溶液产生的浑浊不得浓于对照溶液（0.3%）。

解析：草酸为维生素C的代谢产物之一，过多的草酸会使人体产生结石，故要控制维生素C中草酸的限量。

3. 铁盐和铜盐　由于微量的铁盐和铜盐会加速维生素C的氧化、分解，《中华人民共和国药典》（2020年版）对维生素C中所含的铁和铜采用原子吸收分光光度法（通则0406）进行检查。

（四）含量测定

1. 原理　维生素C结构中有连烯二醇的结构，具有强还原性，可被不同的氧化剂定量氧化，故可用氧化还原滴定法测定其含量。最常用的方法为碘量法。

2. 测定方法　取本品约0.2g，精密称定，加新沸过的冷水100ml与稀醋酸10ml使溶解，加淀粉指示液1ml，立即用碘滴定液（0.05mol/L）滴定，至溶液显蓝色并在30秒内不褪。每1ml碘滴定液（0.05mol/L）相当于8.806mg的$C_6H_8O_6$。

3. 含量计算

$$维生素C含量（\%）= \frac{V \times T \times F}{m} \times 100\%　　　　式（6-15）$$

式中，V为消耗碘滴定液的体积（ml）；T为滴定度（mg/ml）；F为碘滴定液的浓度校正因子；m为供试品的取样量（g）。

4. 注意事项

（1）在稀醋酸介质中，维生素C与空气中氧的氧化速度较慢，但供试品溶于稀醋酸后仍应立即进行滴定。

（2）加新煮沸并冷却的纯化水也是为了减少水中溶解氧对测定的影响。

（3）维生素C制剂的含量测定均采用碘量法。测定维生素C制剂时，应消除辅料的干扰。测定片剂时，片剂溶解后应过滤，取滤液测定；测定注射液时应加丙酮（或甲醛），以消除抗氧剂焦亚硫酸钠（或亚硫酸氢钠）的干扰。

课堂问答

实验课上，小王同学正在做维生素C含量测定的实验，不小心将碘滴定液洒在了工作服上，染出一大块棕褐色的污迹。怎样才能快速消除污迹呢？请同学们帮忙想办法，并说明这么做的原因。

四、维生素 E 及其制剂的分析

维生素 E 分为合成型和天然型，合成型为消旋体，天然型为右旋体。临床上常用维生素 E 治疗先兆流产和习惯性流产。另外，维生素 E 还有延缓衰老，预防冠心病、动脉粥样硬化和预防癌症等多种用途。《中华人民共和国药典》（2020 年版）二部收载本品，其制剂有维生素 E 片、维生素 E 软胶囊、维生素 E 注射液和维生素 E 粉。

（一）性状

1. 外观与臭味　本品为微黄色至黄色或黄绿色澄清的黏稠液体；几乎无臭；遇光色渐变深。天然型放置会固化，25℃左右熔化。

2. 溶解度　本品在无水乙醇、丙酮、乙醚或植物油中易溶，在水中不溶。

3. 比旋度　避光操作。取本品约 0.4g，精密称定，置 150ml 具塞圆底烧瓶中，加无水乙醇 25ml 使溶解，加硫酸乙醇溶液（1→7）20ml，置水浴上回流 3 小时，放冷，用硫酸乙醇溶液（1→72）定量转移至 200ml 量瓶中并稀释至刻度，摇匀。精密量取 100ml，置分液漏斗中，加水 200ml，用乙醚提取 2 次（75ml，25ml），合并乙醚液，加铁氰化钾氢氧化钠溶液［取铁氰化钾 50g，加氢氧化钠溶液（1→125）溶解并稀释至 500ml］50ml，振摇 3 分钟；取乙醚层，用水洗涤 4 次，每次 50ml，弃去洗涤液，乙醚液经无水硫酸钠脱水后，置水浴上减压或在氮气流下蒸干至 7~8ml 时，停止加热，继续挥干乙醚，残渣立即加异辛烷溶解并定量转移至 25ml 量瓶中，用异辛烷稀释至刻度，摇匀，依法测定（通则 0621），比旋度（按 $d-\alpha-$ 生育酚计，即测得结果除以换算系数 0.911）不得低于 +24°（天然型）。

4. 折光率　本品的折光率（通则 0622）为 1.494~1.499。

5. 吸收系数　取本品，精密称定，加无水乙醇溶解并定量稀释制成每 1ml 中约含 0.1mg 的溶液，照紫外-可见分光光度法（通则 0401），在 284nm 的波长处测定吸光度，吸收系数（$E_{1cm}^{1\%}$）为 41.0~45.0。

（二）鉴别

1. 与硝酸反应　取供试品约 30mg，加无水乙醇 10ml 溶解后，加硝酸 2ml，摇匀，在 75℃加热约 15 分钟，溶液应显橙红色。

（橙红色）

解析：维生素E在酸性条件下，水解生成生育酚，生育酚被硝酸氧化成具邻醌结构的生育红而显橙红色。

2. 红外分光光度法　本品的红外光吸收图谱应与对照的图谱（光谱集1206图）一致。

3. 气相色谱法　《中华人民共和国药典》（2020年版）采用气相色谱法测定维生素E的含量，同时利用保留时间进行鉴别。要求在含量测定项下记录的色谱图中，供试品溶液主峰的保留时间应与对照品溶液主峰的保留时间一致。

（三）杂质检查

维生素E除检查"酸度"等一般杂质外，还应检查以下杂质。

1. 生育酚（天然型）　取本品0.10g，加无水乙醇5ml溶解后，加二苯胺试液1滴，用硫酸铈滴定液（0.01mol/L）滴定，消耗硫酸铈滴定液（0.01mol/L）不得过1.0ml。每1ml硫酸铈滴定液（0.01mol/L）相当于2.154mg的生育酚。按上述规定的检查方法，得出维生素E中含游离生育酚杂质限量为2.15%。

解析：《中华人民共和国药典》（2020年版）采用铈量法检查天然型维生素E中的游离生育酚。游离生育酚具有还原性，可被硫酸铈定量氧化，故可以通过限制硫酸铈滴定液消耗的体积，控制游离生育酚的限量。

2. 有关物质（合成型）《中华人民共和国药典》（2020年版）采用气相色谱主成分自身对照法检查合成型维生素E中的有关物质，包括游离生育酚及未知有机杂质。操作如下。

供试品溶液：取本品，用正己烷稀释制成每1ml中约含2.5mg的溶液。

对照溶液：精密量取供试品溶液适量，用正己烷定量稀释制成每1ml中约含25μg的溶液。

系统适用性溶液：取维生素E与正三十二烷各适量，加正己烷溶解并稀释制成每1ml中约含维生素E 2mg与正三十二烷1mg的混合溶液。

色谱条件：用硅酮（OV-17）为固定液，涂布浓度为2%的填充柱，或用100%二甲基聚硅氧烷为固定液的毛细管柱；柱温为265℃；进样体积1μl。

系统适用性要求：系统适用性溶液色谱图中，理论板数按维生素E峰计算不低于500（填充柱）或5 000（毛细管柱），维生素E峰与正三十二烷峰之间的分离度应符合规定。

测定法：精密量取供试品溶液与对照溶液，分别注入气相色谱仪，记录色谱图至主成分峰保留时间的2倍。

限度：供试品溶液色谱图中如有杂质峰，α-生育酚（杂质Ⅰ）（相对保留时间约为0.87）峰面积不得大于对照溶液主峰面积（1.0%），其他单个杂质峰面积不得大于对照溶液主峰面积的1.5倍（1.5%），各杂质峰面积的和不得大于对照溶液主峰面积的2.5倍（2.5%）。

3. 残留溶剂 《中华人民共和国药典》（2020年版）采用气相色谱法检测残留溶剂正己烷，正己烷的残留量应符合规定（天然型）。

（四）含量测定

近年来，各国药典多采用气相色谱法测定维生素E含量，该法简便、快速、专属性强。《中华人民共和国药典》（2020年版）收载的维生素E原料药及其制剂片剂、注射液、软胶囊及粉剂均采用气相色谱法（通则0521）测定含量。

●·····**章末小结** ·····

1. 阿司匹林的鉴别方法有三氯化铁反应、水解反应、红外分光光度法等；原料药及其制剂都采用高效液相色谱法检查特殊杂质游离水杨酸；原料药的含量测定采用直接酸碱滴定法，其制剂的含量测定采用高效液相色谱法。

2. 盐酸普鲁卡因的鉴别方法有芳香第一胺反应、水解反应、氯化物反应、红外分光光度法等；盐酸普鲁卡因及其制剂均采用高效液相色谱外标法检查特殊杂质对氨基苯甲酸；盐酸普鲁卡因及注射用盐酸普鲁卡因的含量测定采用亚硝酸钠滴定法，用永停滴定法指示终点，而盐酸普鲁卡因注射液采用高效液相色谱法测定含量。

3. 对乙酰氨基酚的鉴别方法有三氯化铁反应、水解产物的芳香第一胺反应、红外分光光度法等；对乙酰氨基酚及其制剂均采用高效液相色谱外标法检查特殊杂质对氨基酚；对乙酰氨基酚原料药及部分固体制剂采用紫外-可见分光光度法测定含量。

4. 巴比妥类药物结构中均含有丙二酰脲母核，具有通性如弱酸性、水解性、银盐反应、铜盐反应和紫外特征吸收，又因为取代基的不同而具有各自的特性；苯巴比妥的鉴别方法有银盐反应、铜盐反应、硫酸-亚硝酸钠反应、甲醛-硫酸反应及红外分光光度法；杂质检查项目主要有酸度、乙醇溶液的澄清度、有关物质、中性或碱性物质；原料药的含量测定采用银量法，片剂的含量测定采用高效液相色谱法。

5. 异烟肼结构中的酰肼基有还原性，易被氧化，且易水解产生游离肼；鉴别方法有氨制硝酸银试液反应、高效液相色谱法、红外分光光度法；原料药及其制剂应检查特殊杂质游离肼和有关物质，分别用薄层色谱法和高效液相色谱法检查；含量测定均采用高效液相色谱法。

6. 地西泮的鉴别方法有硫酸-荧光反应、紫外-可见分光光度法、红外分光光度法、氯化物反应；原料药及其制剂都采用高效液相色谱法检查特殊杂质有关物质；原料药的含量测定采用非水溶液滴定法，片剂和注射液的含量测定采用高效液相色谱法。

7. 盐酸麻黄碱的鉴别方法有双缩脲反应、红外分光光度法、氯化物反应；有关物质的检查采用高效液相色谱主成分自身对照法；原料药的含量测定采用非水溶液滴定法，制剂的含量测定采用高效液相色谱法。

8. 葡萄糖为醛糖，具有还原性，鉴别方法有碱性酒石酸铜试液反应、红外分光光度法等；葡萄糖注射液在制备过程中，能产生5-羟甲基糠醛杂质，导致注射液质量下降，采用紫外-可见分光光度法检查5-羟甲基糠醛；葡萄糖结构中有手性碳原子，具有旋光性，故葡萄糖制剂中葡萄糖的含量测定采用旋光度法。

9. 维生素B_1的鉴别方法有硫色素反应、氯化物反应、红外分光光度法，检查的特殊杂质有总氯量和有关物质；原料药的含量测定采用非水溶液滴定法，制剂的含量测定采用紫外-可见分光光度法。

10. 维生素C具有连烯二醇基团，有强还原性，鉴别方法有与硝酸银反应、与2,6-二氯靛酚钠反应、红外分光光度法等。维生素C的杂质检查项目主要有溶液澄清度与颜色、草酸、铁盐和铜盐；原料药及其制剂的含量测定均采用碘量法。

11. 维生素E的鉴别方法有与硝酸反应、红外分光光度法、气相色谱法，检查的杂质主要有生育酚、有关物质、残留溶剂；原料药及制剂含量测定均采用气相色谱法。

● · · · · **思考题** ·

1. 《中华人民共和国药典》（2020年版）鉴别阿司匹林肠溶片的方法有哪些？
2. 阿司匹林原料药与阿司匹林片的含量测定方法有何不同？原理是什么？

3. 《中华人民共和国药典》（2020年版）鉴别盐酸普鲁卡因的方法有哪些？

4. 对乙酰氨基酚为什么要检查乙醇溶液的澄清度与颜色？

5. 常见的巴比妥类药物有哪些？

6. 苯巴比妥原料药和苯巴比妥片的含量测定方法有什么不同？为什么？

7. 简述异烟肼鉴别反应项下氨制硝酸银试液反应的原理。

8. 简述异烟肼中游离肼的检查原理。

9. 异烟肼常用的鉴别方法有哪些？

10. 地西泮常用的鉴别反应有哪些？

11. 写出至少5种生物碱类药物名称，并说明该药物在结构上属于哪一类。

12. 简述采用非水溶液滴定法测定盐酸麻黄碱时加入醋酸汞的目的。

13. 《中华人民共和国药典》（2020年版）规定葡萄糖的检查有哪些项目及其原理是什么？

14. 测定维生素C注射液含量时，如何消除抗氧剂的影响？

15. 什么是硫色素反应？

16. 维生素E含量测定的方法是什么？原理是什么？

17. 计算题：维生素B_1片的含量测定：取本品（规格为10mg）20片，精密称定为1.083 4g，研细，精密称取两份供试品分别为0.123 1 g和0.125 5 g，置100ml量瓶中加盐酸溶液（9→1 000）约70ml，充分振摇15分钟使溶解并稀释至刻度，摇匀滤过，精密量取续滤液5ml，置100ml量瓶中加盐酸溶液稀释至刻度摇匀。照紫外-可见分光光度法，在246nm波长处测定吸光度分别为0.487和0.490。按$C_{12}H_{17}ClN_4OS \cdot HCl$的吸收系数（$E_{1cm}^{1\%}$）为421计算。《中华人民共和国药典》（2020年版）规定本品含维生素B_1应为标示量的90.0%~110.0%。通过计算判断该样品的含量是否符合规定。

（林竹贞　黄丽芸）

第七章
中药制剂分析技术简介

学习目标

- 掌握中药制剂分析的鉴别、检查、含量测定等基本程序。
- 熟悉中药制剂的分类、质量分析要点及样品的预处理操作。
- 了解中药制剂分析的特点及中药指纹图谱等分析检测新技术。

情境导入

情境描述：

　　2020年12月，为贯彻落实党中央、国务院决策部署，进一步做好新时代中药监管工作，国家药品监督管理局以"传承精华、守正创新、深化改革、坚守底线"为主线，起草并发布了《国家药监局关于促进中药传承创新发展的实施意见》（以下简称《实施意见》）。《实施意见》全面强化中药质量安全监管。一是加强中药质量源头管理，二是加强生产全过程的质量控制，三是加强上市后监管，四是加大保护中药品种力度。

学前导语：

　　中药及其制剂质量直接关系到临床用药的安全、有效，关系到公众的健康与生命安全。因此，检测和控制中药及其制剂的质量至关重要。对中药制剂进行质量分析可确保人民用药安全有效，促进中医药事业健康发展。本章我们将带领同学们学习中药制剂质量分析的基本知识和方法。

第一节　概述

中药制剂系指在中医药理论指导下，以中药饮片、植物油脂或提取物为原料，按规定的处方和制法制备而成，具有一定剂型和规格，用于防病治病的药品，包括中成药及医疗机构中药制剂。《中华人民共和国药典》称"中成药"为"成方制剂"或"单味制剂"。

为保证中药制剂用药安全、合理、有效，必须对中药制剂进行质量分析。中药制剂分析以中医药理论为指导，以国家药品标准为依据，运用现代分析理论和方法对中药制剂的质量进行分析。

一、中药制剂分析的特点

中药制剂分析与一般化学药物制剂分析相比，具有以下特点。

（一）中医药理论的指导性

中药成方制剂是在中医药理论指导下，按"君臣佐使"的原则组方而成。因各味药在处方中所处地位不同，在进行中药成方制剂的质量分析时，首先应进行组方分析，选择合适的化学成分（首选君药、臣药中的成分）为指标来评价中药成方制剂的质量。如黄连上清丸的含量测定，黄连为君药，主要指标性成分为黄连（包括黄柏）中的盐酸小檗碱，采用高效液相色谱法测定其含量。

（二）化学成分的复杂性

单味药材就是由多种成分组成的混合物，中药复方制剂所含的化学成分则更为复杂，中药制剂分析的对象是多成分组成的混合物，其疗效是多种成分协同作用的结果，分析一种或几种成分都不能完整反映其整体疗效。因此，对于中药制剂的质量应当综合分析，才能更加科学、客观地评价中药制剂的质量。

（三）质量影响因素的多样性

中药制剂质量受多种因素影响，具体如下。

1. 杂质来源的多途径性　中药制剂在其制剂原料、炮制加工、生产过程、贮运过程中均可带入杂质，如原料药材带有的非药用部位及泥沙，药材产地环境污染及滥用农药化肥导致的重金属及农药残留超标，贮藏不当引起的虫蛀、霉变，洗涤原料的水质二次污染等。因此，强化杂质检查，确保用药安全，是中药制剂分析的一项重要任务。

2. 原料药材质量的差异性 原料药材的品种、规格、产地、生长环境、药用部位、采收季节及加工方法等均会影响原料药材的质量，从而影响中药制剂的质量和临床疗效。中药材不同于农作物，其有效成分是植物体在外界胁迫环境下产生的次生代谢产物，而非自身产生和储存的营养物质。因此，强调药材的道地性，提倡生态化、规范化种植养殖，建立健全药材种植养殖、生产加工、销售全过程质量追溯体系，才能确保原料药材的质量。

3. 工艺及辅料的特殊性 中药制剂的剂型种类繁多，制备方法各异，工艺较为复杂。同一种中药制剂，由于不同生产厂家生产工艺上的差别，都会影响到制剂中化学成分的含量。中药制剂所用辅料也各式各样，如蜂蜜、蜂蜡、糯米粉、植物油等都可作为辅料，这些辅料的存在，对质量分析均有一定的影响。需选择合适的方法，将其干扰排除，才能获得准确的分析结果。

《中华人民共和国药典》（2020年版）四部制剂通则中指出：中药制剂的质量与中药材、饮片的质量，提取、浓缩、干燥、制剂成型以及贮藏等过程的影响密切相关。应充分了解中药材、饮片、提取物、中间产物、制剂的质量概貌，明确其在整个生产过程中的关键质量属性，关注每个关键环节的量值传递规律。

二、中药制剂的分类及质量分析要点

（一）中药制剂的分类

中药制剂传统剂型有丸、散、膏、丹、酒、汤、茶、锭等；现代剂型有口服液、片剂、软胶囊剂、颗粒剂、滴丸、气雾剂和注射剂等。中药制剂按物理状态可分为液体制剂、半固体制剂、固体制剂、气体制剂。其中液体制剂主要有合剂与口服液、酒剂、酊剂和注射剂；半固体制剂主要有煎膏剂、流浸膏剂、浸膏剂等；固体制剂主要有丸剂、散剂、颗粒剂、片剂、胶囊剂等；气体制剂主要有气雾剂和喷雾剂。

（二）中药制剂质量分析要点

《中华人民共和国药典》（2020年版）规定各类制剂，除另有规定外，均应符合各制剂通则项下有关的各项规定。制剂通则系按照药物剂型分类，针对剂型特点所规定的基本技术要求。因此，中药制剂的质量应根据剂型特点进行分析。本节重点介绍中药制剂传统剂型中的丸剂、散剂和糖浆剂的质量分析要点。

1. 丸剂 丸剂系指原料药物与适宜的辅料制成的球形或类球形固体制剂。根据所用的赋形剂与制法不同，又可分为蜜丸、水蜜丸、水丸、糊丸、蜡丸、浓缩丸、滴丸和糖丸等。

丸剂的制剂通则检查项目包括水分、重（装）量差异、装量、溶散时限和微生物限度等。

2. 散剂　散剂系指原料药物或与适宜的辅料经粉碎、均匀混合制成的干燥粉末状制剂。散剂可分为口服散剂和局部用散剂。

散剂的制剂通则检查项目包括粒度、外观均匀度、水分、干燥失重、装量差异、装量、无菌及微生物限度等。

3. 糖浆剂　糖浆剂系指含有原料药物的浓蔗糖水溶液。含蔗糖量不低于45%（g/ml）。糖浆剂的制剂通则检查项目包括装量和微生物限度等。

三、中药制剂分析样品的预处理

中药制剂所含化学成分复杂，且含量较低，同时各成分之间可能还存在相互干扰。因此，在进行制剂分析时，需先通过样品的预处理操作，最大限度地提取被测成分，除去干扰成分。一般包括样品的粉碎（或分散）、提取、分离和富集成分等。

（一）样品的粉碎（或分散）

粉碎（或分散）的目的主要是增大样品的比表面积，增大样品与提取溶剂的接触面积，有利于提取被测成分。样品的粉碎（或分散）主要针对中药固体制剂。在粉碎样品时，应尽量避免样品污染，并防止粉尘飞散及挥发性成分的损失。

（二）样品的提取

样品的提取是指采用适宜的方法将被测成分从样品中提取出来。常用的提取方法有溶剂提取法、水蒸气蒸馏法和升华法等。

1. 溶剂提取法　是根据制剂中各类化学成分的溶解性能，选用适宜的溶剂将被测成分从样品中溶解出来的提取方法。溶剂的选择要遵循"相似相溶"规律，同时还要考虑溶剂不与被测成分发生反应，安全、低毒及环保等因素。

常用的溶剂提取法有浸渍法、回流提取法、连续回流提取法、超声提取法等。

（1）浸渍法：是将样品置于带塞容器中，加入一定量的适宜溶剂，摇匀，在一定温度下浸泡一定时间，以提取样品中被测成分的一种方法。该法简便易操作，适用于受热易分解成分的提取，但耗时较长，提取效率较低。

（2）回流提取法：是将样品置于烧瓶中，加入一定量的适宜有机溶剂，加热进行回流，以提取样品中被测成分的一种方法。该法与浸渍法相比，提取效率较高，用时较短，但提取杂质较多，对热不稳定的或具有挥发性的成分不宜使用。

（3）连续回流提取法：是将样品置于索氏提取器中，加入遇热可挥发的有机溶剂，进行连续回流，以提取样品中被测成分的一种方法。该法提取效率较高，提取杂质较少，但受热时间较长，对热不稳定的成分不宜使用。

（4）超声提取法：是将样品置于适宜的容器内，加入适宜的溶剂后，置超声波振荡器中超声，以提取样品中被测成分的一种方法。与传统提取方法相比，该法具有提取速度快、时间短、效率高、无须加热等优点。

2. 水蒸气蒸馏法　该法适用于具有挥发性，能随水蒸气蒸馏而不被破坏，与水不发生反应，难溶或不溶于水的成分的提取，如挥发油、麻黄碱、丹皮酚等。

3. 升华法　该法适用于具有升华性成分的提取，如冰片、樟脑、游离蒽醌等。该法操作简便，所得升华物纯度较高。

（三）样品的分离和富集

中药制剂样品的提取液一般来说体积较大、含量较低、杂质较多，为提高分析效率，减少干扰，还需进一步分离纯化和富集。常用方法有沉淀法、液-液萃取法和色谱法等。

1. 沉淀法　是基于某些试剂与被测成分或杂质生成沉淀，保留溶液或分离沉淀以纯化提取溶液的方法。如季铵类生物碱可用雷氏季铵盐沉淀，或经过滤使杂质沉淀析出而得到纯化。

2. 液-液萃取法　是利用混合物中各成分在两种不相溶的溶剂中分配系数的不同而达到分离的方法。该法设备简单，通常只在分液漏斗中进行，但操作过程较烦琐，需经过萃取多次才能将目标成分全部分离出来，且易发生乳化现象，影响分离效果。

3. 色谱法　是根据组分在固定相和流动相中的作用能力不同而实现分离的方法，是中药分析中常用的样品纯化方法。包括柱色谱法、薄层色谱法、纸色谱法、离子交换色谱法等。

第二节　中药制剂分析的基本程序

中药制剂分析的基本程序一般包括取样、样品预处理、鉴别、检查和含量测定等。

一、中药制剂的鉴别

中药制剂的鉴别系指利用制剂的性状、显微、理化、色谱或光谱等特性以及相应的物理常数确定制剂真实性的方法。主要包括性状鉴别、显微鉴别、理化鉴别和色谱鉴别等方法。

（一）性状鉴别

《中华人民共和国药典》（2020年版）一部"性状"项下记载了药品的外观、质地、断面、臭、味、溶解度以及物理常数等，在一定程度上反映药品的质量特性。

外观是对药品的色泽外表感官的描述。溶解度是药品的一种物理性质。《中华人民共和国药典》（2020年版）一部采用极易溶解、易溶、溶解、略溶、微溶、极微溶解、几乎不溶或不溶等来描述药品在不同溶剂中的溶解性能。

物理常数包括相对密度、馏程、熔点、凝点、比旋度、折光率、黏度、吸收系数、碘值、皂化值和酸值等。其测定结果不仅对药品具有鉴别意义，也可反映药品的纯度，是评价药品质量的主要指标之一。

应用实例

1. 牛黄解毒片的性状鉴别

（1）本品为素片、糖衣片或薄膜衣片。

（2）素片或包衣片除去包衣后显棕黄色；有冰片香气，味微苦、辛。

2. 广藿香油的性状鉴别

（1）本品为红棕色或绿棕色的澄清液体。

（2）有特异的芳香气，味辛、微温。

（3）本品与三氯甲烷、乙醚或石油醚任意混溶。

（4）相对密度：应为0.950~0.980（通则0601）。

（5）比旋度：取本品约10g，精密称定，置100ml量瓶中，加90%乙醇适量使溶解，再用90%乙醇稀释至刻度，摇匀，放置10分钟，在25℃依法测定（通则0621），比旋度应为-66°~-43°。

（6）折光率：应为1.503~1.513（通则0622）。

（二）显微鉴别

中药制剂的显微鉴别系指利用显微镜对含饮片粉末的制剂中饮片的组织、细胞或内含物等特征进行鉴别，确定其真实性的方法。凡以药材粉碎后直接制成制剂或添加粉末药材的制剂，由于其在制备过程中原药材的显微特征仍保留在制剂中，故均可用显微鉴别法进行鉴别，如含有药材粉末的丸剂、散剂、片剂、浸膏剂等。

显微鉴别的特征主要有分泌组织（如油细胞、树脂道、油管等）、厚壁组织（如纤维、石细胞）、花粉粒、草酸钙结晶、木栓细胞、淀粉粒、薄壁组织等。国家药品标准规定的制剂显微特征是药材在制剂中易察见的、专属性强的显微特征，可作为该药材存在的依据。如《中华人民共和国药典》（2020年版）一部规定：三黄片、小儿清热片、牛黄消炎片、利胆排石片等制剂中应检出大黄的专属性显微特征为：草酸钙簇晶大，直径60~140μm。

显微鉴别的操作步骤一般包括供试品预处理、显微制片、显微观察、显微测量、显微化学反应等。

应用实例　六味地黄丸的显微鉴别

［处方］熟地黄、酒萸肉、牡丹皮、山药、茯苓、泽泻。

［显微鉴别］取本品，置显微镜下观察：淀粉粒三角状卵形或矩圆形，直径24~40μm，脐点短缝状或人字状（山药）。不规则分枝状团块无色，遇水合氯醛试液溶化；菌丝无色，直径4~6μm（茯苓）。薄壁组织灰棕色至黑棕色，细胞多皱缩，内含棕色核状物（熟地黄）。草酸钙簇晶存在于无色薄壁细胞中，有时数个排列成行（牡丹皮）。果皮表皮细胞橙黄色，表面观类多角形，垂周壁连珠状增厚（酒萸肉）。薄壁细胞类圆形，有椭圆形纹孔，集成纹孔群；内皮层细胞垂周壁波状弯曲，较厚，木化，有稀疏细孔沟（泽泻）。六味地黄丸的显微特征见图7-1。

（三）理化鉴别

中药制剂的理化鉴别是利用制剂中所含化学成分的理化性质，采用物理、化学或物理化学的方法进行鉴别，从而判断制剂的真伪。一般有化学反应法、荧光法、显色法、沉淀

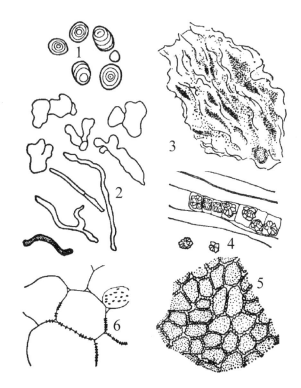

1—淀粉粒；2—不规则分枝状团块及菌丝；3—薄壁组织及其棕色核状物；4—草酸钙簇晶；5—果皮表皮细胞；6—薄壁细胞及其纹孔群。

图7-1　六味地黄丸显微特征图

法、升华法、结晶法等。

（四）色谱鉴别

色谱法分离效能高、灵敏，特别适合中药制剂的鉴别。其中薄层色谱法（TLC）是目前中药制剂分析中应用最多的鉴别方法。该法是将适宜的吸附剂或载体涂布于玻璃板、塑料板或铝基片上，成一均匀薄层，将供试品溶液和对照品溶液点样于同一薄层板上，经展开、检视后，对比供试品与对照品的色谱图进行鉴别的一种方法。TLC鉴别法具有设备简单、操作简便、专属性强、展开剂灵活多变、色谱图直观和容易辨认等特点。TLC鉴别的操作步骤一般包括薄层板的制备（制板）、供试品溶液的制备、对照品溶液的制备、点样、展开、显色与检视、结果判断与记录等。

应用实例　六味地黄丸中牡丹皮的薄层色谱鉴别

取本品水丸4.5g、水蜜丸6g，研细；或取小蜜丸或大蜜丸9g，剪碎，加硅藻土4g，研匀。加乙醚40ml，回流1小时，滤过，滤液挥去乙醚，残渣加丙酮1ml使溶解，作为供试品溶液。另取丹皮酚对照品，加丙酮制成每1ml含1mg的溶液，作为对照品溶液。照薄层色谱法（通则0502）试验，吸取上述两种溶液各10μl，分别点于同一硅胶G薄层板上，以环己烷－乙酸乙酯（3∶1）为展开剂，展开，取出，晾干，喷以盐酸酸性5%三氯化铁乙醇溶液，加热至斑点显色清晰。供试品色谱中，在与对照品色谱相应的位置上，显相同颜色的斑点。六味地黄丸的薄层色谱鉴别图见图7-2。

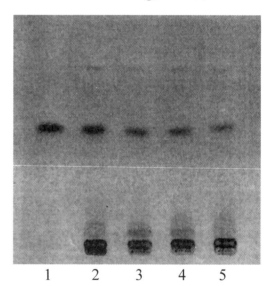

1—丹皮酚对照品；2~5—六味地黄丸。

图7-2　六味地黄丸的薄层色谱鉴别图

注：温度26℃；相对湿度47%。

二、中药制剂的检查

《中华人民共和国药典》（2020年版）一部"检查"项下规定的项目要求系指药品或在加工、生产和贮藏过程中可能含有并需要控制的物质或其限度指标，包括安全性、有效性、均一性与纯度等方面要求。中药制剂的检查包括制剂通则检查、一般杂质检查、特殊杂质检查及有害杂质检查等。

（一）制剂通则检查

中药制剂通则检查是以各种剂型的通性为指标，对药品的有效性、稳定性进行评价和控制的一项药品检验工作。如丸剂、片剂、栓剂等需要进行重量差异检查；片剂、胶囊剂需进行崩解时限检查；颗粒剂需进行粒度、溶化性检查；酒剂、酊剂需进行乙醇量和甲醇量检查等。其检查方法均在《中华人民共和国药典》（2020年版）四部制剂通则中加以详细规定。

（二）一般杂质检查

一般杂质是指在自然界中分布较为广泛，在药材的采集、收购、加工以及制剂的生产或贮存过程中容易引入的杂质，如酸、碱、氯化物、硫酸盐、铁盐等。其检查方法均在《中华人民共和国药典》（2020年版）四部中加以详细规定。

（三）特殊杂质检查

特殊杂质是指在某种（类）特定中药制剂的生产和贮存过程中，根据其来源、生产工艺及中药本身的性质，有可能引入的杂质。如：三黄片、大黄流浸膏中的土大黄苷、正天丸中的双酯型生物碱，以及附子理中丸、三七伤药片中的乌头碱等。其检查方法收载于《中华人民共和国药典》（2020年版）一部正文中各有关品种"检查"项下。

（四）有害杂质检查

有害杂质是存在于中药制剂中对人体有毒害作用的杂质。常见的中药制剂有害杂质有重金属、砷盐、有机氯或有机磷农药、黄曲霉毒素、二氧化硫等。《中华人民共和国药典》（2020年版）四部收载了二氧化硫残留量测定法、农药残留量测定法、真菌毒素测定法等中药有害杂质的测定方法。

应用实例　牛黄解毒片的检查

［检查］三氧化二砷检查：取本品适量（包衣片除去包衣），研细，精密称取1.52g，加稀盐酸20ml，时时搅拌1小时，滤过，残渣用稀盐酸洗涤两次，每次10ml，搅拌10分钟，洗液与滤液合并，置500ml量瓶中，加水稀释至刻度，摇匀。精密量取5ml，置10ml量瓶中，加水至刻度，摇匀。精密量取2ml，加盐酸5ml与水21ml，照砷盐检查法（通则0822第一法）检查，所显砷斑颜色不得深于标准砷斑。

其他：应符合片剂项下有关的各项规定（通则0101）。

三、中药制剂的含量测定

中药制剂含量测定是指用适当的方法对制剂中某种或某几种有效成分或特

征性指标成分进行定量分析，通过测定结果判定是否符合药品标准的规定，以对中药制剂进行质量评价。中药制剂分析常用的含量测定方法有高效液相色谱法（HPLC）、紫外-可见分光光度法（UV）、薄层色谱法（TLC）、气相色谱法（GC）、原子吸收分光光度法、浸出物测定法、挥发油测定法及滴定分析法等。其中高效液相色谱法具有分离效能高、选择性好、灵敏度高、分析速度快、适用范围广等优点，是中药制剂含量测定最常用的分析方法。浸出物测定法是以测定药材浸出物含量作为其质量标准的方法，适用于有效成分尚不明确、被测成分含量太低或尚无确切定量测定方法的中药制剂，作为总有效部位含量的评价指标，是其他单个定量指标无法完全替代的，如暑症片中水溶性浸出物的测定，儿康宁糖浆中正丁醇提取物的测定。

应用实例　牛黄解毒片中黄芩苷的 HPLC 法测定

照高效液相色谱法（通则0512）测定。

色谱条件与系统适用性试验：以十八烷基硅烷键合硅胶为填充剂；以甲醇-水-磷酸（45∶55∶0.2）为流动相；检测波长为315nm。理论板数按黄芩苷峰计算应不低于3 000。

对照品溶液的制备：取黄芩苷对照品适量，精密称定，加甲醇制成每1ml含30μg的溶液，即得。

供试品溶液的制备：取本品20片（包衣片除去包衣），精密称定，研细，取约0.6g，精密称定，置具塞锥形瓶中，加70%乙醇30ml，超声处理（功率250W，频率33kHz）20分钟，放冷，滤过，滤液置100ml量瓶中，用少量70%乙醇分次洗涤容器和残渣，洗液滤入同一量瓶中，加70%乙醇至刻度，摇匀，精密量取2ml，置10ml量瓶中，加70%乙醇至刻度，摇匀，滤过，即得。

测定法：分别精密吸取对照品溶液5μl与供试品溶液10μl，注入液相色谱仪，测定，即得。

本品每片含黄芩以黄芩苷（$C_{21}H_{18}O_{11}$）计，小片不得少于3.0mg；大片不得少于4.5mg。

四、中药指纹图谱测定法

中药指纹图谱是指中药材、饮片、提取物及其制剂经过适当处理后，采用一定的分析方法与技术所建立的能够标示其化学成分特性的图谱，包括色谱图、光谱图、质谱图及DNA指纹图谱等，是一种综合的、可量化的鉴定手段。主要用于鉴别中药真实性、评价质量一致性和产品稳定性。其显著特点是整体性和模糊性，符合中医理论的整体观念，能较为全面地对中药及其制剂的质量进行整体的评价和描述。如桂枝茯苓胶囊、天舒胶囊、复方丹参滴丸的指纹图谱测定。

🔗 **知识链接** ··

中药材DNA条形码分子鉴定法

　　DNA条形码分子鉴定法是利用基因组中一段公认的、相对较短的DNA序列来进行物种鉴定的一种分子生物学技术，是传统形态鉴别方法的有效补充。中药材DNA条形码分子鉴定通常是以核糖体DNA第二内部转录间隔区（ITS2）为主体条形码序列鉴定中药材的方法体系。本法主要包括供试品处理、DNA提取、DNA条形码序列PCR扩增、电泳检测和序列测定、序列拼接及结果判定等步骤。

　　中药材DNA条形码分子鉴定技术可快速准确鉴定物种，突破了传统鉴定方法主要依赖经验、受形态和化学特征影响的限制，实现了中药材从主观性状鉴定到客观基因判定的技术革命。目前，中药材DNA条形码分子鉴定法指导原则已纳入《中华人民共和国药典》。

● ···· **章末小结** ···

1. 中药制剂的分析具有受中医药理论指导、分析化学成分复杂、制剂质量影响因素多样等特点。中药制剂的质量应根据剂型特点进行分析。

2. 中药制剂分析为了最大限度地提出被测成分，除去干扰成分，一般需进行粉碎（或分散）、提取、分离和富集成分等样品的预处理操作。

3. 中药制剂鉴别的方法主要有性状鉴别法、显微鉴别法、理化鉴别法和色谱鉴别法，其中最主要的鉴别方法是显微鉴别法和色谱鉴别法（目前薄层色谱法应用最多）。

4. 中药制剂的检查包括制剂通则检查、一般杂质检查、特殊杂质检查及有害杂质检查等。

5. 中药制剂的含量测定常用方法有高效液相色谱法（HPLC）、紫外-可见分光光度法（UV）、浸出物测定法等。

1. 中药制剂分析的特点是什么？

2. 中药制剂分析样品预处理常用的提取方法有哪些？

3. 简述中药制剂分析中主要的鉴别方法。

4. 依据《中华人民共和国药典》（2020年版），试分析牛黄解毒片正文品种下鉴别、检查及含量测定项目各包括了哪些分析方法。

（徐　敏）

实 训

实训 1 《中华人民共和国药典》的查阅

一、实训目的

1. 掌握《中华人民共和国药典》（2020年版）二部的基本结构和主要内容。
2. 熟悉《中华人民共和国药典》（2020年版）二部和四部的相关术语。
3. 熟练查阅《中华人民共和国药典》（2020年版）二部和四部中的有关内容。

二、实训准备

《中华人民共和国药典》（2020年版）二部和四部。

三、实训步骤

1. 查阅前，通读"凡例"的内容。

2. 根据实训表1-1所列查阅项目及括号中的具体查阅要求，查阅《中华人民共和国药典》（2020年版）二部或四部，并记录所在位置（凡例、正文、通用技术要求等）、页码及具体的查阅结果。

3. 查阅某个药品质量标准的页码，可在品名目次中按药品名称笔画顺序查阅，同笔画的字按起笔笔形横（一）、竖（丨）、撇（丿）、点（、）、折（乛）的顺序，也可在中文索引（按汉语拼音顺序）或英文索引中查阅。

4. 制剂通则、一般鉴别试验、物理常数测定法、一般杂质检查法、分光光度法、色谱法等多种分析方法以及试液、试纸、指示液与指示剂、缓冲液等的配制，滴定液的配制及标定等内容，应先查阅通用技术要求目次，再查阅通用技术要求中的具体内容，并将结果填入实训表1-1。

实训表 1-1　查阅项目与查阅结果

序号	查阅项目	查阅结果		
		位置	页码	内容
1	贮藏（冷处）			
2	溶解度（溶解）			
3	计量（放冷）			
4	甘油（相对密度）			
5	地西泮（含量测定方法）			
6	地西泮注射液（含量测定方法）			
7	阿奇霉素（制剂）			
8	布洛芬糖浆（pH）			
9	磺胺嘧啶（鉴别所用试剂）			
10	维生素B_6注射液（性状）			
11	氯霉素（比旋度）			
12	红霉素（类别）			
13	注射用青霉素钠（贮藏）			
14	干燥失重测定法（干燥温度）			
15	旋光度测定法（测定光线）			
16	折光率测定法（供试品温度）			
17	酚酞指示液（变色范围）			
18	热原检查法（检查方法）			
19	盐酸试液（配制方法）			
20	高氯酸滴定液（标定的基准物质）			

四、实训注意

1. 针对每一项查阅项目，首先判断在《中华人民共和国药典》（2020 年版）二部或四部的所在位置，然后在相应的部分进行查阅。

2. 将查阅到的具体项目内容，认真、完整地填写至"查阅结果"的相关位置，不得涂改，不得简化或缩略后填写。

3. 在查阅过程中，一定要爱护《中华人民共和国药典》，不得折叠书页，不得在书页上圈画或作标记，更不要将水或其他液体洒落在书页上。

五、实训思考

1. 在《中华人民共和国药典》（2020年版）二部中，原料药及其制剂收载的内容有何异同？

2. 如何快速、正确地查阅《中华人民共和国药典》（2020年版）的有关内容？

六、实训评价

将得分填入实训表1-2。

实训表 1-2 《中华人民共和国药典》的查阅实训评价参考表

评价内容	目标要求	分值	得分
实训前准备	预习充分、着装符合要求	5	
药典选用	能根据查阅内容，正确选用二部或四部药典	10	
药典查阅	查阅认真、熟练	10	
现场整理	爱护药典、物品摆放有序、台面整洁	5	
实训报告	书写认真、记录完整、结果准确	60	
团队精神	能与小组成员团结协作，发挥团队精神	5	
科学态度	认真、仔细进行操作，真实填写查阅结果，具有实事求是、科学严谨的态度	5	
总计		100	

（于　静）

实训 2　氯化钠注射液 pH 值的测定

一、实训目的

1. 掌握氯化钠注射液pH值测定的原理和方法。
2. 熟练掌握pH值测定的操作。
3. 学会正确判断检验结果，并能规范书写记录。

二、实训准备

1. 试药　氯化钠注射液、邻苯二甲酸盐标准缓冲液、磷酸盐标准缓冲液、纯化水。
2. 仪器　饱和甘汞电极、玻璃电极（或pH复合电极）、酸度计、温度计。

三、实训步骤

1. 标准缓冲液的配制

（1）邻苯二甲酸盐标准缓冲液：精密称取在115℃±5℃干燥2~3小时的邻苯二甲酸氢钾10.21g，加水使溶解并稀释至1 000ml。

（2）磷酸盐标准缓冲液：精密称取在115℃±5℃干燥2~3小时的无水磷酸氢二钠3.55g与磷酸二氢钾3.40g，加水使溶解并稀释至1 000ml。

2. 开机　将电极插头插入酸度计的电极插孔内，开机通电预热数分钟。

3. 温度补偿　调节仪器上的温度补偿旋钮（或按键），使仪器指示的温度与被测溶液的温度相同。

4. 酸度计校正　选择pH值相差约3个单位的邻苯二甲酸盐标准缓冲液、磷酸盐标准缓冲液对酸度计进行校正。用磷酸盐标准缓冲液进行定位，调节仪器使示值与实训表2-1所列数值一致；再用邻苯二甲酸盐标准缓冲液进行核对，误差应不大于±0.02pH单位。

实训表 2-1 不同温度时各种标准缓冲液 pH 值

温度 /℃	邻苯二甲酸盐标准缓冲液	磷酸盐标准缓冲液	温度 /℃	邻苯二甲酸盐标准缓冲液	磷酸盐标准缓冲液
0	4.01	6.98	35	4.02	6.84
5	4.00	6.95	40	4.04	6.84
10	4.00	6.92	45	4.05	6.83
15	4.00	6.90	50	4.06	6.83
20	4.00	6.88	55	4.08	6.83
25	4.01	6.86	60	4.09	6.84
30	4.01	6.85			

5. 测定供试品溶液 pH 值　电极用供试品溶液淋洗数次后浸入供试品溶液中，轻摇供试品溶液使平衡稳定后，进行读数。

将数据填入实训表2-2。

实训表 2-2　pH 值测定数据记录

项目	数据记录
酸度计型号	
溶液温度 /℃	
定位用标准缓冲液 pH	
校准用标准缓冲液 pH	
校准结果	
测定结果	
标准规定	氯化钠注射液 pH 值为4.5~7.0
结论	

四、实训注意

1. 仪器定位后，再用第二种标准缓冲液核对仪器示值，误差应不大于 ±0.02pH 单位。若大于此偏差，则应小心调节斜率，使示值与第二种标准缓冲液数值相符。重复上述定位与斜率调节操作，至仪器示值与标准缓冲液的规定数值相差不大于 ±0.02pH 单位。否则，需检查仪器或更换电极后，再校正至符合要求。

2. 每次更换标准缓冲液或供试品溶液前，应用纯化水充分洗涤电极，然后用滤纸将水吸尽，也可用所换的标准缓冲液或供试品溶液洗涤数次。

3. 配制标准缓冲液与溶解供试品的水，应是新沸过并放冷的纯化水。

4. 标准缓冲液一般可保存2~3个月，但发现有浑浊、发霉或沉淀等现象时，不能继续使用。

五、实训思考

1. 如何进行酸度计校正？

2. 配制标准缓冲液与供试品溶液的水有何要求？

六、实训评价

将得分填入实训表2-3。

实训表 2-3　氯化钠注射液 pH 值的测定实训评价参考表

评价内容	目标要求	分值	得分
实训前准备	预习充分、着装符合要求	5	
仪器、试剂准备	准确选用仪器、试剂	5	
邻苯二甲酸盐标准缓冲液配制	精密称取邻苯二甲酸氢钾	10	
	正确加水溶解稀释至刻度	5	
磷酸盐标准缓冲液配制	精密称取无水磷酸氢二钠	10	
	正确加水溶解稀释至刻度	5	
开机	正确开机、预热	5	
温度补偿	正确调节补偿温度	5	
酸度计校正	选择正确的标准缓冲液进行定位，操作正确	10	
	选择正确的标准缓冲液进行核对，操作正确	5	
测定供试品溶液pH	操作熟练，结果准确	10	
操作现场整理	操作台面整洁、仪器洗涤或复原、试剂及时归位	5	
数据记录及报告	记录完整、结论正确、报告规范	10	
团队精神	能与小组成员团结协作，发挥团队精神	5	
科学态度	认真、仔细进行实验操作，真实填写数据，具有实事求是、科学严谨的态度	5	
总计		100	

（林爱群）

实训 3　氯化钠的杂质检查

一、实训目的

1. 掌握氯化钠中杂质检查的原理和方法。
2. 熟练掌握氯化钠各项杂质检查的操作技能。
3. 学会杂质限量的计算及结果判断，规范书写记录。

二、实训准备

1. 试药　氢氧化钠滴定液（0.02mol/L）、溴麝香草酚蓝指示液、盐酸滴定液（0.02mol/L）、稀盐酸、氨试液、草酸铵试液、淀粉混合液、25%氯化钡溶液、醋酸盐缓冲液（pH 3.5）、30%硫氰酸铵溶液、硫代乙酰胺试液、酸性氯化亚锡试液、碘化钾试液、标准硫酸钾溶液、标准铁溶液、标准铅溶液、标准砷溶液、过硫酸铵、锌粒、醋酸铅棉花、溴化汞试纸等。

2. 仪器　量筒、刻度吸管（0.2ml）、移液管（1ml、2ml）、纳氏比色管（10ml、25ml、50ml）、蒸发皿、检砷装置、水浴锅、恒温干燥箱、天平（感量0.01g）。

三、实训步骤

1. 酸碱度　取本品5.0g，加水50ml溶解后，加溴麝香草酚蓝指示液2滴，如显黄色，加氢氧化钠滴定液（0.02mol/L）0.10ml，应变为蓝色；如显蓝色或绿色，加盐酸滴定液（0.02mol/L）0.20ml，应变为黄色。

结果：＿＿＿＿＿＿＿＿＿＿＿＿＿＿＿＿＿＿＿＿＿＿＿＿＿＿＿＿＿＿＿＿＿

结论：＿＿＿＿＿＿＿＿＿＿＿＿＿＿＿＿＿＿＿＿＿＿＿＿＿＿＿＿＿＿＿＿＿

2. 碘化物　取本品细粉5.0g，置瓷蒸发皿内，滴加新配制的淀粉混合液适量使晶粉湿润，置日光下（或日光灯下）观察，5分钟内晶粒不得显蓝色痕迹。

结果：＿＿＿＿＿＿＿＿＿＿＿＿＿＿＿＿＿＿＿＿＿＿＿＿＿＿＿＿＿＿＿＿＿

结论：＿＿＿＿＿＿＿＿＿＿＿＿＿＿＿＿＿＿＿＿＿＿＿＿＿＿＿＿＿＿＿＿＿

3. 钙盐　取本品2.0g，加水10ml使溶解，加氨试液1ml，摇匀，加草酸铵试液1ml，5分钟内不得产生浑浊。

结果：＿＿＿＿＿＿＿＿＿＿＿＿＿＿＿＿＿＿＿＿＿＿＿＿＿＿＿＿＿＿＿＿＿

结论：_____

4. 硫酸盐

（1）供试品溶液的制备：取本品5.0g，加水溶解使成约40ml；溶液如不澄清，应滤过；置50ml纳氏比色管中，加稀盐酸2ml，摇匀，即得。

（2）对照溶液的制备：另取标准硫酸钾溶液（每1ml相当于100μg的SO_4）1.0ml，置50ml纳氏比色管中，加水使成约40ml，加稀盐酸2ml，摇匀，即得。

（3）比浊：于供试品溶液与对照溶液中分别加入25%氯化钡溶液5ml，用水稀释至50ml，充分摇匀，放置10分钟，同置黑色背景上，从比色管上方向下观察、比较。

（4）结果判断：若供试品管的浑浊稀于对照管的浑浊，判为符合规定（0.002%）；如供试品管的浑浊浓于对照管的浑浊，则判为不符合规定。

结果：_____

结论：_____

5. 铁盐

（1）供试品溶液的制备：取本品5.0g，加水溶解使成25ml，移置50ml纳氏比色管中。

（2）对照溶液的制备：取标准铁溶液（每1ml相当于10μg的Fe）1.5ml，置50ml纳氏比色管中，加水使成25ml。

（3）比色：于供试品溶液与对照溶液中，加稀盐酸4ml与过硫酸铵50mg，用水稀释使成35ml后，加30%硫氰酸铵溶液3ml，再加水适量稀释成50ml，摇匀，比较。

（4）结果判断：若供试品管所显颜色浅于对照管，判为符合规定（0.000 3%）；如供试品管所显颜色深于对照管，则判为不符合规定。

结果：_____

结论：_____

6. 重金属　取25ml纳氏比色管3支，分别为甲、乙、丙管。

（1）对照溶液的制备（甲管）：甲管中加入标准铅溶液（每1ml中相当于10μg的Pb）1.0ml与醋酸盐缓冲液（pH 3.5）2ml，加水稀释成25ml。

（2）供试品溶液的制备（乙管）：乙管中加入本品5.0g，加水20ml溶解后，加醋酸盐缓冲液（pH 3.5）2ml，加水适量使成25ml。

（3）监控管溶液的制备（丙管）：丙管中加入本品5.0g，加水20ml使溶解，再加标准铅溶液1.0ml和醋酸盐缓冲液（pH 3.5）2ml后，加水稀释成25ml。

（4）比色：于甲、乙、丙三管中分别加入硫代乙酰胺试液各2ml，摇匀，放置2分钟，同置白色背景上，自上向下透视比较。

（5）结果判断：当丙管中显出的颜色不浅于甲管时，乙管中显出的颜色与甲管比较不得更深，判断为符合规定（含重金属不得过百万分之二）。

结果：＿＿＿＿＿＿＿＿＿＿＿＿＿＿＿＿＿＿＿＿＿＿＿＿＿＿＿＿＿＿＿

结论：＿＿＿＿＿＿＿＿＿＿＿＿＿＿＿＿＿＿＿＿＿＿＿＿＿＿＿＿＿＿＿

7. 砷盐

（1）检砷装置的准备：称取60mg醋酸铅棉花撕成疏松状，每次用小玻棒轻而均匀地少量装入导气管，装管高度为60~80mm。用镊子取出一片溴化汞试纸（试纸大小以能覆盖孔径而不露出平面外为宜），置旋塞顶端平面上，盖住孔径，旋紧旋塞盖。

（2）标准砷斑的制备：精密量取标准砷溶液（每1ml相当于1μg的As）2ml，置检砷瓶中，加盐酸5ml与水21ml，再加碘化钾试液5ml与酸性氯化亚锡试液5滴，在室温放置10分钟后，加锌粒2g，立即将已装好醋酸铅棉花及溴化汞试纸的导气管密塞于检砷瓶上，并将检砷瓶置于25~40℃水浴中，反应45分钟，取出溴化汞试纸，即得。

（3）供试品砷盐检查：取供试品5.0g，加水23ml溶解后，加盐酸5ml，置检砷瓶中，照以上标准砷斑的制备，自"再加碘化钾试液5ml"起，依法平行操作，将生成的砷斑与标准砷斑比较，不得更深（0.00004%）。

（4）结果判断：供试品溶液生成的砷斑比标准砷斑浅，判为符合规定，反之不符合规定。

结果：＿＿＿＿＿＿＿＿＿＿＿＿＿＿＿＿＿＿＿＿＿＿＿＿＿＿＿＿＿＿＿

结论：＿＿＿＿＿＿＿＿＿＿＿＿＿＿＿＿＿＿＿＿＿＿＿＿＿＿＿＿＿＿＿

四、实训注意

1. 对照法检查应注意平行操作的原则，即供试品管和对照管的试验条件应尽可能保证一致，包括试验用具、试剂与试液的量取方法及加入顺序、反应温度及时间等。

2. 选用无色、直径大小相等、刻度高低一致、配对的纳氏比色管；使用过的纳氏比色管应用水立即冲洗，不能毛刷刷洗，可用重铬酸钾洗液浸泡。

3. 比色、比浊前应使比色管内试剂充分混匀。

4. 砷盐检查时：①不能使用定性滤纸制备溴化汞试纸，因为所显的砷斑色暗，梯度不规律；②锌粒的大小以通过一号筛为宜，锌粒太大时，用量酌情增加，反应时间也应延长为1小时；③检砷装置应严密不漏气，必要时可在各接头处涂少量熔化的石蜡；④砷斑遇光、热、湿气等即颜色变浅或褪色，因此，砷斑制成后应立即观察比较。

五、实训思考

1. 铁盐、硫酸盐、重金属及砷盐检查中各种试剂的作用是什么？

2. 在药物的杂质检查中，量取标准溶液应当选用的量器是什么？称取供试品应当选用哪种天平？

六、实训评价

将得分填入实训表3-1。

实训表3-1　氯化钠的杂质检查实训评价参考表

评价内容	目标要求	分值	得分
实训前准备	预习充分、着装符合要求	5	
仪器、试剂准备	正确选用仪器、试剂	5	
酸碱度	操作熟练，结果准确	10	
碘化物	操作熟练，结果准确	10	
钙盐	操作熟练，结果准确	10	
硫酸盐	操作熟练，结果准确	10	
铁盐	操作熟练，结果准确	10	
重金属	操作熟练，结果准确	10	
砷盐	操作熟练，结果准确	10	
操作现场整理	操作台面整洁、仪器洗涤或复原、试剂及时归位	5	
数据记录及报告	记录完整、结论正确、报告规范	5	
团队精神	能与小组成员团结协作，发挥团队精神	5	
科学态度	认真、仔细进行实验操作，真实填写数据，具有实事求是、科学严谨的态度	5	
总计		100	

（蔡　欧）

实训 4　苯甲酸的含量测定

一、实训目的

1. 掌握苯甲酸含量测定的原理和方法。
2. 熟练掌握酸碱滴定法的操作方法。
3. 学会正确计算和判断检验结果，并规范书写记录。

二、实训准备

1. 试药　苯甲酸、中性稀乙醇（对酚酞指示液显中性）、酚酞指示液、氢氧化钠滴定液（0.1mol/L）、纯化水。
2. 仪器　量筒（25ml）、锥形瓶（250ml）、分析天平、碱式滴定管（25ml或50ml）。

三、实训步骤

（一）方法

取本品约0.25g，精密称定，加中性稀乙醇（对酚酞指示液显中性）25ml溶解后，加酚酞指示液3滴，用氢氧化钠滴定液（0.1mol/L）滴定，至溶液显粉红色并持续30秒不褪色。每1ml氢氧化钠滴定液（0.1mol/L）相当于12.21mg的苯甲酸（$C_7H_6O_2$）。

（二）计算

$$含量（\%）=\frac{V×T×F}{m}×100\%$$

式中，V为供试品消耗氢氧化钠滴定液的体积（ml）；T为滴定度（mg/ml）；F为氢氧化钠滴定液的浓度校正因子；m为供试品的取样量（g）。

（三）数据记录

将数据填入实训表4-1。

实训表 4-1　含量测定数据记录

项目	样品 1	样品 2
供试品取样量/g		
消耗滴定液体积/ml		
滴定液 F 值		
含量（%）计算		
含量（%）平均值		
相对平均偏差/%		
标准规定	本品含 $C_7H_6O_2$ 不得少于99.0%。	
结果		
结论		

四、实训注意

1. 本实验苯甲酸用中性稀乙醇溶解而不用水溶解，其原因是苯甲酸易溶于乙醇而难溶于水。且在酸碱滴定中，溶剂乙醇不能显示酸碱性，否则会影响测定结果，因此，选择中性稀乙醇。

2. 氢氧化钠吸收了空气中的 CO_2，酸碱度会受影响。因此，氢氧化钠滴定液配制用的水需使用新沸过的冷水或新制的纯化水，否则可能会导致苯甲酸含量的测定值偏高。

五、实训思考

1. 苯甲酸含量测定的原理是什么？
2. 选用对酚酞指示液显中性的中性稀乙醇的原因是什么？

六、实训评价

将得分填入实训表4-2。

实训表 4-2　苯甲酸的含量测定实训评价参考表

评价内容	目标要求	分值	得分
实训前准备	预习充分、着装符合要求	10	
仪器、试剂准备	准确选用仪器、试剂，数量足够而不多余	10	
含量测定	精密称定供试品	10	
	滴定操作准确熟练	10	
	滴定终点判断准确	5	
	准确读出消耗氢氧化钠滴定液的体积	5	
	含量计算正确	10	
操作现场整理	操作台面整洁、仪器洗涤或复原、试剂及时归位	10	
数据记录及报告	记录完整、结论正确、报告规范	10	
团队精神	能与小组成员团结协作，发挥团队精神	10	
科学态度	认真、仔细进行实验操作，真实填写数据，具有实事求是、科学严谨的态度	10	
总计		100	

（钟　凌）

实训5　对乙酰氨基酚片的质量分析

一、实训目的

1. 掌握片剂质量分析的项目、原理和方法。
2. 熟练掌握对乙酰氨基酚片的鉴别、检查和含量测定等操作。
3. 学会紫外－可见分光光度计和溶出仪的使用方法，能正确计算和判断检验结果，并规范书写记录。

二、实训准备

1. 试药　对乙酰氨基酚片（0.5g）、稀盐酸、0.4%和0.04%氢氧化钠溶液、乙醇、三氯化铁试液、亚硝酸钠试液、碱性β-萘酚试液等。

2. 仪器　溶出仪、紫外－可见分光光度计、水浴锅、试管、10ml量筒、50ml烧杯、滴管、酒精灯、1 000ml量筒、10ml注射器、塑料滤器、0.8μm微孔滤膜、移液管（1ml、5ml）、乳钵、漏斗、铁架台、定量滤纸、容量瓶（50ml、100ml、250ml）、电子天平（百分之一）、分析天平（万分之一）、称量瓶、镊子等。

三、实训步骤

（一）性状
本品为白色片、薄膜衣或明胶包衣片，除去包衣后显白色。
结果：_____
结论：_____

（二）鉴别

1. 取本品的细粉适量（约相当于对乙酰氨基酚0.5g），用乙醇20ml分次研磨使对乙酰氨基酚溶解，滤过，合并滤液，蒸干，残渣照对乙酰氨基酚项下的鉴别（1）、（2）项试验，显相同的反应。

对乙酰氨基酚项下鉴别试验。

（1）本品的水溶液加三氯化铁试液，即显蓝紫色。
结果：_____
结论：_____

（2）取本品约0.1g，加稀盐酸5ml，置水浴中加热40分钟，放冷；取0.5ml，滴加亚硝酸钠试液5滴，摇匀，用水3ml稀释后，加碱性β-萘酚试液2ml，振摇，即显红色。

结果：_____

结论：_____

2. 红外分光光度法（略）

（三）检查

1. 对氨基酚　HPLC法（略）。

2. 重量差异

（1）方法：取供试品20片，精密称定总重量，求得平均片重后，再分别精密称定每片的重量，每片重量与平均片重相比较，限度为±5%。超出重量差异限度的不得多于2片，并不得有1片超出限度1倍。

（2）计算：平均片重$\overline{m}=\dfrac{20\text{片总重}}{20}$（g）

允许片重范围：$\overline{m}×$（1±5%）

（3）数据记录：将数据填入实训表5-1。

实训表5-1　重量差异检查数据记录

分析天平类型及编号：_____

20片总重=_____g　　　　　$\overline{m}=$_____g

重量差异限度：_____　允许片重范围：_____g

每片重量：

编号	1	2	3	4	5	6	7	8	9	10
片重										
编号	11	12	13	14	15	16	17	18	19	20
片重										

标准规定：每片重量与平均片重相比较，限度为±5%。超出重量差异限度的不得多于2片，并不得有1片超出限度1倍。

结果：_____

结论：_____

3. 溶出度

（1）方法：取本品，照溶出度与释放度测定法（通则0931第一法）测定，以稀盐酸24ml加水至1 000ml为溶出介质，转速为每分钟100转，依法操作，经30分钟时，取溶出液滤过，精密量取续滤液适量，用0.04%氢氧化钠溶液定量稀释成每1ml中含对乙酰氨基酚 5~10μg 的溶液。照紫外－可见分光光度法（通则 0401），在 257nm 的波长处测定吸光度，按对乙酰氨基酚（$C_8H_9NO_2$）的吸收系数（$E_{1cm}^{1\%}$）为 715 计算每片的溶出量。限度（Q）为标示量的 80%，应符合规定。

（2）计算与判断

$$溶出度(Q) = \frac{溶出量}{标示量} \times 100\% = \frac{\dfrac{A}{E_{1cm}^{1\%}} \times \dfrac{1}{100} \times D \times V}{标示量} \times 100\%$$

$$= \frac{\dfrac{A}{715} \times \dfrac{1}{100} \times \dfrac{50}{1} \times 1\,000}{0.5} \times 100\%$$

式中，A 为溶液的吸光度；$E_{1cm}^{1\%}$ 为对乙酰氨基酚的吸收系数；V 为溶出介质体积（ml）；D 为稀释倍数。

只要测出每个溶出杯的吸光度 A，代入上式即可算出每个杯中的溶出度（%）。

符合下述条件之一者，可判为符合规定。

1）6 片中，每片的溶出量按标示量计算，均不低于规定限度（Q）。

2）6 片中，如有 1~2 片低于 Q，但不低于 Q–10%，且其平均溶出量不低于 Q。

3）6 片中，如有 1~2 片低于 Q，其中仅有 1 片低于 Q–10%，但不低于 Q–20%，且其平均溶出量不低于 Q 时，应另取 6 片复试；初、复试的 12 片中，有 1~3 片低于 Q，其中仅有 1 片低于 Q–10%，但不低于 Q–20%，且其平均溶出量不低于 Q。

（3）数据记录：将数据填入实训表 5-2。

实训表 5-2 溶出度检查数据记录

溶出仪型号：_____　　紫外分光光度计型号：_____
吸收系数（$E_{1cm}^{1\%}$）：_____　标示量/g：_____
溶出介质体积/ml：_____　　稀释倍数（D）：_____
数据记录及计算：

	溶出杯编号	吸光度 A	溶出度	判定（合格者√）	溶出度平均值	标准规定
初试	1					本品限度（Q）为标示量的 80%，应符合规定
	2					
	3					
	4					
	5					
	6					

初试结论					
复试	溶出杯编号	吸光度A	溶出度	判定（合格者√）	溶出度平均值
	1				
	2				
	3				
	4				
	5				
	6				
复试结论					

（四）含量测定

1. 方法　取本品20片，精密称定，研细，精密称取适量（约相当于对乙酰氨基酚40mg），置250ml量瓶中，加0.4%氢氧化钠溶液50ml与水50ml，振摇15分钟，用水稀释至刻度，摇匀，滤过，精密量取续滤液5ml，置100ml量瓶中，加0.4%氢氧化钠溶液10ml，加水至刻度，摇匀，照紫外－可见分光光度法（通则0401）在257nm的波长处测定吸光度，按$C_8H_9NO_2$的吸收系数（$E_{1cm}^{1\%}$）为715计算标示量百分比。

2. 计算

$$标示量（\%）=\frac{\dfrac{A}{E_{1cm}^{1\%}}\times\dfrac{1}{100}\times V\times D\times 平均片重}{m\times 标示量}\times100\%$$

式中，A为供试品溶液的吸光度；$E_{1cm}^{1\%}$为对乙酰氨基酚的吸收系数；V为供试品溶液原始体积（ml）；D为稀释倍数；m为片剂研磨后的取样量（g）。

3. 数据记录　将数据填入实训表5-3。

实训表 5-3　含量测定数据记录

项目	样品 1	样品 2
标示量/g		
平均片重/g		
供试品取样量/g		
供试品吸光度（A）		
供试品溶液的初始体积/ml		
稀释倍数（D）		

项目	样品1	样品2
标示量（%）计算		
标示量（%）平均值		
相对平均偏差/%		
标准规定	本品含对乙酰氨基酚（$C_8H_9NO_2$）应为标示量的95.0%~105.0%	
结果		
结论		

四、实训注意

1. 重量差异检查时，在称量前、后，应仔细查对药片数；称量过程中，应用镊子夹取药片，避免用手直接接触药片；如有超出重量差异限度的药片，应另器保存，供必要时复核用。

2. 溶出度测定时，每个溶出杯只允许投入供试品1片，不得多投。在达到该品种规定的溶出时间时，应在仪器开动的情况下取样；自6个杯中完成取样，时间应在1分钟以内。溶出度测定结束后，应用水冲洗篮轴、篮体。

3. 含量测定时，供试品的主药必须溶解完全，必要时可用乳钵研磨或超声波处理，促使溶解。

4. 用紫外－可见分光光度法进行测定时，溶剂需一次配够，用作空白的溶剂，与配制样品的应一致。

5. 含量测定应平行测定两份供试品，两次测定结果的相对平均偏差≤1.5%。计算公式：相对平均偏差（%）= $\dfrac{A-B}{A+B} \times 100\%$。

五、实训思考

1. 片剂的常规检查项目有哪些？

2.《中华人民共和国药典》（2020年版）收载的溶出度测定法有几种？溶出介质的温度应控制在多少摄氏度？

3. 片剂含量测定时，如何计算称样量和称样范围？

4. 两次平行测定的相对平均偏差如何计算？

六、实训评价

将得分填入实训表5-4。

实训表5-4　对乙酰氨基酚片的质量分析实训评价参考表

评价内容	目标要求	分值	得分
实训前准备	预习充分、着装符合要求	5	
仪器、试剂准备	准确选用仪器、试剂，数量足够而不多余	5	
性状	操作熟练，能正确说出对乙酰氨基酚片的性状	5	
三氯化铁反应	操作熟练，颜色判断正确	5	
水解后的重氮化-偶合反应	操作熟练，颜色判断正确	5	
重量差异检查	操作熟练，结果正确	5	
溶出度检查	操作熟练，能进行计算并判断结果	10	
含量测定	精密称定20片总重量并正确记录	5	
	会计算片粉的取样量，并精密称定、记录	10	
	会定量稀释并过滤溶液	5	
	熟练操作紫外-可见分光光度计	5	
	含量计算正确	10	
操作现场整理	操作台面整洁、仪器洗涤或复原、试剂及时归位	5	
数据记录及报告	记录完整、结论正确、报告规范	10	
团队精神	能与小组成员团结协作，发挥团队精神	5	
科学态度	认真、仔细进行实验操作，真实填写数据，具有实事求是、科学严谨的态度	5	
总计		100	

（万爱萍）

实训 6 阿司匹林肠溶片的质量分析

一、实训目的

1. 掌握阿司匹林肠溶片质量分析的原理和方法。
2. 熟练掌握阿司匹林肠溶片鉴别、检查和含量测定的操作。
3. 学会正确计算和判断检验结果，并规范书写记录。

二、实训准备

1. 试药　阿司匹林肠溶片、三氯化铁试液、水杨酸对照品、0.1mol/L的盐酸溶液、2mol/L的盐酸溶液、2mol/L的氢氧化钠溶液、阿司匹林对照品、0.2mol/L的磷酸钠溶液、1%冰醋酸的甲醇溶液、乙腈－四氢呋喃－冰醋酸－水（20∶5∶5∶70）。

2. 仪器　容量瓶（100ml、50ml）、移液管（5ml）、乳钵、酒精灯、电炉、托盘天平、分析天平、高效液相色谱仪、溶出测定仪、酸度计。

三、实训步骤

（一）性状

本品为肠溶包衣片，除去包衣后显白色。

结果：＿＿＿＿＿＿＿＿＿＿＿＿＿＿＿＿＿＿＿＿＿＿＿＿＿＿＿＿＿＿＿＿＿＿

结论：＿＿＿＿＿＿＿＿＿＿＿＿＿＿＿＿＿＿＿＿＿＿＿＿＿＿＿＿＿＿＿＿＿＿

（二）鉴别

1. 三氯化铁反应　取本品的细粉适量（约相当于阿司匹林0.1g），加水10ml，煮沸，放冷，加三氯化铁试液1滴，即显紫堇色。

结果：＿＿＿＿＿＿＿＿＿＿＿＿＿＿＿＿＿＿＿＿＿＿＿＿＿＿＿＿＿＿＿＿＿＿

结论：＿＿＿＿＿＿＿＿＿＿＿＿＿＿＿＿＿＿＿＿＿＿＿＿＿＿＿＿＿＿＿＿＿＿

2. 高效液相色谱法（通则0512）　在含量测定项下记录的色谱图中，供试品溶液主峰的保留时间应与对照品溶液主峰的保留时间一致。

结果：＿＿＿＿＿＿＿＿＿＿＿＿＿＿＿＿＿＿＿＿＿＿＿＿＿＿＿＿＿＿＿＿＿＿

结论：＿＿＿＿＿＿＿＿＿＿＿＿＿＿＿＿＿＿＿＿＿＿＿＿＿＿＿＿＿＿＿＿＿＿

（三）检查

1. 游离水杨酸　照高效液相色谱法（通则0512）测定。临用新制。

（1）供试品溶液：取本品细粉适量（约相当于阿司匹林0.1g），精密称定，置100ml量瓶中，加溶剂振摇使阿司匹林溶解并稀释至刻度，摇匀，滤膜滤过，取续滤液。

（2）对照品溶液：取水杨酸对照品约15mg，精密称定，置50ml量瓶中，加溶剂溶解并稀释至刻度，摇匀，精密量取5ml，置100ml量瓶中，用溶剂稀释至刻度，摇匀。

（3）溶剂：1%冰醋酸的甲醇溶液。

（4）色谱条件：用十八烷基硅烷键合硅胶为填充剂；以乙腈-四氢呋喃-冰醋酸-水（20∶5∶5∶70）为流动相；检测波长为303nm；进样体积10μl。

（5）系统适用性要求：理论板数按水杨酸峰计算不低于5 000。阿司匹林峰与水杨酸峰之间的分离度应符合要求。

（6）测定法：精密量取供试品溶液与对照品溶液，分别注入液相色谱仪，记录色谱图。

（7）限度：供试品溶液色谱图中如有与水杨酸峰保留时间一致的色谱峰，按外标法以峰面积计算，不得过阿司匹林标示量的1.5%。

结果：＿＿＿＿＿＿＿＿＿＿＿＿＿＿＿＿＿＿＿＿＿＿＿＿＿＿＿＿＿＿＿＿＿＿＿

结论：＿＿＿＿＿＿＿＿＿＿＿＿＿＿＿＿＿＿＿＿＿＿＿＿＿＿＿＿＿＿＿＿＿＿＿

2. 溶出度　照溶出度与释放度测定法（通则0931第一法）测定。

（1）酸中溶出量

1）溶出条件：以0.1mol/L的盐酸溶液600ml（25mg、40mg、50mg规格）或750ml（100mg、300mg规格）为溶出介质，转速为每分钟100转，依法操作，经2小时取样。

2）供试品溶液：取溶出液10ml，滤过，取续滤液。

3）对照品溶液：取阿司匹林对照品适量，精密称定，加溶剂溶解并定量稀释制成每1ml中约含4.25μg（25mg规格）、7μg（40mg规格）、8.25μg（50mg规格）、13μg（100mg规格）、40μg（300mg规格）的溶液。

4）溶剂：1%冰醋酸的甲醇溶液。

5）色谱条件：用十八烷基硅烷键合硅胶为填充剂；以乙腈-四氢呋喃-冰醋酸-水（20∶5∶5∶70）为流动相；进样体积10μl；检测波长为276nm。

6）系统适用性要求：理论板数按阿司匹林峰计算不低于3 000。阿司匹林峰与水杨酸峰之间的分离度应符合要求。

7）测定法：计算每片中阿司匹林的溶出量。

8）限度：小于阿司匹林标示量的10%，应符合规定。

（2）缓冲液中溶出量

1）溶出条件：酸中溶出量项下2小时取样后，在溶出杯中，立即加入37℃的0.2mol/L磷酸钠溶液200ml（25mg、40mg、50mg规格）或250ml（100mg、300mg规格），混匀，用2mol/L盐酸溶液或2mol/L氢氧化钠溶液调节溶液的pH至6.8±0.05，继续溶出，经45分钟时取样。

2）供试品溶液：取溶出液10ml，滤过，取续滤液。

3）阿司匹林对照品溶液：取阿司匹林对照品适量，精密称定，加溶剂溶解并定量稀释制成每1ml中约含22μg（25mg规格）、35μg（40mg规格）、44μg（50mg规格）、72μg（100mg规格）、0.2mg（300mg规格）的溶液。

4）水杨酸对照品溶液：取水杨酸对照品适量，精密称定，加溶剂溶解并定量稀释制成每1ml中约含1.7μg（25mg规格）、2.6μg（40mg规格）、3.4μg（50mg规格）、5.5μg（100mg规格）、16μg（300mg规格）的溶液。

5）溶剂：1%冰醋酸的甲醇溶液。

6）色谱条件：用十八烷基硅烷键合硅胶为填充剂；以乙腈－四氢呋喃－冰醋酸－水（20∶5∶5∶70）为流动相；进样体积10μl；检测波长为276nm。

7）系统适用性要求：理论板数按阿司匹林峰计算不低于3 000。阿司匹林峰与水杨酸峰之间的分离度应符合要求。

8）测定法：精密量取供试品溶液、阿司匹林对照品溶液与水杨酸对照品溶液，分别注入液相色谱仪，记录色谱图。按外标法以峰面积分别计算每片中阿司匹林和水杨酸的含量，将水杨酸含量乘以1.304后，与阿司匹林含量相加即得每片缓冲液中溶出量。

9）限度：标示量的70%，应符合规定。

3. 其他　应符合片剂项下有关的各项规定（通则0101），略。

（四）含量测定

1. 方法　照高效液相色谱法（通则0512）测定。

（1）溶剂：1%冰醋酸的甲醇溶液。

（2）供试品溶液：取本品20片，精密称定，充分研细，精密称取适量（约相当于阿司匹林10mg），置100ml量瓶中，加溶剂强烈振摇使阿司匹林溶解并稀释至刻度，摇匀，滤膜滤过，取续滤液。

（3）对照品溶液：取阿司匹林对照品适量，精密称定，加溶剂溶解并定量稀释制成每1ml中约含0.1mg的溶液。

（4）色谱条件：用十八烷基硅烷键合硅胶为填充剂；以乙腈－四氢呋喃－冰醋酸－水（20∶5∶5∶70）为流动相；进样体积10μl；检测波长为276nm。

（5）系统适用性要求：理论板数按阿司匹林峰计算不低于3 000。阿司匹林峰与水杨酸峰之间的分离度应符合要求。

（6）测定法：精密量取供试品溶液与对照品溶液，分别注入液相色谱仪，记录色谱图。按外标法以峰面积计算。

2. 计算

$$标示量（\%）=\frac{\dfrac{A_\text{X}}{A_\text{R}}\times C_\text{R}\times V\times D\times 平均片重}{m\times 标示量}\times 100\%$$

式中，C_R为对照品溶液的浓度（mg/ml）；A_X为供试品溶液的峰面积；A_R为对照品溶液的峰面积；D为供试品的稀释倍数；V为供试品的初始体积（ml）；m为供试品取样量（g）。

3. 数据记录　将数据填入实训表6-1。

实训表6-1　含量测定数据记录

项目	样品1	样品2
标示量/g		
平均片重/g		
供试品取样量/g		
供试品色谱峰面积（A_X）		
对照品取样量/mg		
对照品色谱峰面积（A_R）		
供试品溶液的初始体积/ml		
标示量（%）计算		
标示量（%）平均值		
相对平均偏差/%		
标准规定	本品含阿司匹林（$C_9H_8O_4$）应为标示量93.0%~107.0%	
结果		
结论		

四、实训注意

1. 高效液相色谱法中，配制流动相的试剂应为色谱纯，水应为新鲜制备的高纯水，可用超级纯水器制得或用重蒸馏水。配制好的流动相应通过适宜的滤膜（0.45μm 或 0.22μm）滤过，并应脱气。

2. 实验时，供试品、对照品溶液进样前需经微孔滤膜（0.45μm 或 0.22μm）过滤，以保护色谱柱，减少对色谱系统产生污染而影响分离效果。

3. 微孔滤膜有水系膜和有机膜两种，如供试品为水溶液，则选择水系膜；如供试品以有机溶剂溶解，则选择有机膜。本实训中，供试品溶剂是 1% 冰醋酸的甲醇溶液，故应选择有机膜进行过滤。

4. 三氯化铁试液的配制：取三氯化铁 9g，加水使溶解成 100ml，即得。

5. 游离水杨酸检查、溶出度检查与含量测定均使用高效液相色谱法，溶剂、色谱条件相同，但检测波长不同。

五、实训思考

1. 三氯化铁的鉴别试验中，将供试品溶液煮沸的目的是什么？
2. 含量测定时，为何要以 1% 冰醋酸的甲醇溶液作为溶剂？加入冰醋酸的目的是什么？
3. 溶出度测定为何要分别测定酸中溶出量与缓冲液中溶出量？
4. 阿司匹林肠溶片含量测定的原理是什么？

六、实训评价

将得分填入实训表 6-2。

实训表 6-2 阿司匹林肠溶片的质量分析实训评价参考表

评价内容	目标要求	分值	得分
实训前准备	预习充分、着装符合要求	5	
仪器、试剂准备	准确选用仪器、试剂	5	
性状	操作熟练，能正确说出阿司匹林肠溶片的性状	5	
鉴别1：三氯化铁反应	操作熟练，颜色判断正确	5	
鉴别2：高效液相色谱法	熟悉高效液相色谱仪的使用，结果正确	5	

评价内容	目标要求	分值	得分
游离水杨酸	熟悉高效液相色谱仪的使用，结果正确	10	
溶出度	熟练使用溶出度测定仪，熟悉高效液相色谱仪的使用，结果正确	10	
含量测定	能正确配制供试品溶液与对照品溶液	10	
	能完成系统适用性试验	5	
	熟悉高效液相色谱仪的使用	5	
	含量计算正确	10	
操作现场整理	操作台面整洁、仪器洗涤或复原、试剂及时归位	5	
数据记录及报告	记录完整、结论正确、报告规范	10	
团队精神	能与小组成员团结协作，发挥团队精神	5	
科学态度	认真、仔细进行实验操作，真实填写数据，具有实事求是、科学严谨的态度	5	
总计		100	

（林竹贞）

实训 7　注射用盐酸普鲁卡因的含量测定

一、实训目的

1. 掌握注射用盐酸普鲁卡因含量测定的原理和方法。
2. 熟练掌握永停滴定法的操作。
3. 学会正确计算和判断检验结果，并规范书写记录。

二、实训准备

1. 试药　注射用盐酸普鲁卡因、亚硝酸钠滴定液（0.1mol/L）、盐酸溶液（1→2）、溴化钾。
2. 仪器　药勺、称量瓶、量筒（20ml）、烧杯（100ml）、洗瓶、双铂电极、电磁搅拌器、永停滴定仪、分析天平。

三、实训步骤

（一）方法

照永停滴定法（通则0701），在15~25℃，用亚硝酸钠滴定液（0.1mol/L）滴定。

取装量差异项下的内容物，混合均匀，精密称取适量（约相当于盐酸普鲁卡因0.6g），置烧杯中，加纯化水40ml与盐酸溶液（1→2）15ml，而后置电磁搅拌器上，搅拌使溶解，加入溴化钾2g，按照永停滴定法，插入铂-铂电极后，将滴定管的尖端插入液面下约2/3处，用亚硝酸钠滴定液（0.1mol/L）迅速滴定，并随滴随搅拌，至近终点时，将滴定管的尖端提出液面，用少量水淋洗尖端，洗液并入溶液中，继续缓缓滴定，至电流计指针突然偏转，并不复位，即为滴定终点。每1ml亚硝酸钠滴定液（0.1mol/L）相当于27.28mg的盐酸普鲁卡因（$C_{13}H_{20}N_2O_2 \cdot HCl$）。

（二）计算

$$标示量（\%）= \frac{V \times T \times F \times 平均装量}{m \times 标示量} \times 100\%$$

式中，V为消耗亚硝酸钠滴定液的体积（ml）；T为滴定度（mg/ml）；F为亚硝酸钠滴定液的浓度校正因子；m为供试品的取样量（g）。

（三）数据记录

将数据填入实训表7-1。

实训表 7-1　含量测定数据记录

项目	样品1	样品2
标示量/g		
供试品取样量/g		
消耗滴定液体积/ml		
滴定液F值		
标示量（%）计算		
标示量（%）平均值		
相对平均偏差/%		
标准规定	按平均装量计算，本品含盐酸普鲁卡因（$C_{13}H_{20}N_2O_2 \cdot HCl$）应为标示量的95.0%~105.0%	
结果		
结论		

四、实训注意

1. 盐酸普鲁卡因结构中具有芳香第一胺，在酸性条件下，可用亚硝酸钠法进行含量测定，用永停滴定法指示终点。

2. 滴定操作应先快后慢，开始时需将滴定管尖端插入液面下约2/3处。

3. 滴定时是否已临近终点，可由指针的回零速度得到启示，若回零速度越来越慢，表示已接近终点。

4. 电极的清洁状态是滴定成功与否的关键，污染的电极在滴定时指示迟钝，终点时电流变化小，此时应重新处理电极。处理方法：可将电极插入10ml浓硝酸和1滴三氯化铁溶液内，或重铬酸钾-硫酸洗液内浸泡数分钟，取出后用水冲洗干净。

5. 含量测定应平行测定两份供试品，两次测定结果的相对平均偏差≤0.3%。

五、实训思考

1. 注射用盐酸普鲁卡因含量测定的原理是什么？

2. 用亚硝酸钠滴定法进行含量测定时，加入盐酸（1→2）和溴化钾的作用各是什么？

3. 滴定操作开始时，为什么先快后慢并将滴定管尖端插入液面下约2/3处？

六、实训评价

将得分填入实训表7-2。

实训表 7-2　注射用盐酸普鲁卡因的含量测定实训评价参考表

评价内容	目标要求	分值	得分
实训前准备	预习充分、着装符合要求	5	
仪器、试剂准备	准确选用仪器、试剂	5	
含量测定	供试品称量准确	15	
	供试液配制准确	10	
	滴定开始时，先快后慢并将滴定管尖端插入液面下约2/3处	15	
	永停滴定法指示终点，判断准确	10	
	正确计算注射用盐酸普鲁卡因的含量	15	
操作现场整理	操作台面整洁、仪器洗涤或复原、试剂及时归位	5	
数据记录及报告	记录完整、结论正确、报告规范	10	
团队精神	能与小组成员团结协作，发挥团队精神	5	
科学态度	认真、仔细进行实验操作，真实填写数据，具有实事求是、科学严谨的态度	5	
总计		100	

（林竹贞）

实训 8 注射用异烟肼的质量分析

一、实训目的

1. 掌握注射用异烟肼质量分析的原理和方法。
2. 熟练掌握注射用异烟肼的鉴别、检查和含量测定等操作。
3. 学会含量计算及结果判断，并规范书写记录。

二、实训准备

1. 试药　注射用异烟肼（规格0.1g）、氨制硝酸银试液、硫酸肼、丙酮－水（1∶1）、异丙醇－丙酮（3∶2）、乙醇制对二甲氨基苯甲醛试液、异烟肼对照品。

2. 仪器　试管、比色管（10ml）、量筒（10ml、50ml）、容量瓶（10ml、50ml、100ml）、刻度吸管（2ml、10ml）、表面皿、硅胶G薄层板、色谱缸、称量瓶、微量注射器、托盘天平、分析天平、酸度计、高效液相色谱仪。

三、实训步骤

（一）性状

本品为无色结晶、白色或类白色的结晶性粉末。

结果：_____

结论：_____

（二）鉴别

氨制硝酸银试液反应：取本品约10mg，置试管中，加水2ml溶解后，加氨制硝酸银试液1ml，即产生气泡与黑色浑浊，并在试管壁上生成银镜。

结果：_____

结论：_____

（三）检查

1. 溶液的颜色　取本品5瓶（支），加水10ml使溶解，与同体积的对照溶液（取比色用重铬酸钾液3.0ml与比色用硫酸铜液0.10ml，加水稀释至250ml）比较，不得更深。

结果：_____

结论：_____

2. 酸碱度　取本品0.50g，加水10ml溶解后，依法（通则0631）用酸度计测定，pH值应为6.0~8.0。

结果：_____

结论：_____

3. 游离肼　采用薄层色谱法（通则0502）进行检查。

（1）供试品溶液的制备：取本品1.0g，置10ml容量瓶中，加丙酮–水（1：1）溶解并稀释至刻度，作为供试品溶液（100mg/ml）。

（2）对照品溶液的制备：精密称取硫酸肼对照品25mg，置50ml容量瓶中，加丙酮–水（1：1）溶解并稀释至刻度，摇匀，作为原始溶液；精密量取该溶液8ml，置50ml容量瓶中，加丙酮–水（1：1）溶解并稀释至刻度，摇匀，作为对照品溶液（0.08mg/ml，相当于游离肼20μg/ml）。

（3）系统适用性溶液的制备：取异烟肼1.0g，再量取硫酸肼对照品溶液制备中的原始溶液1.6ml，置10ml容量瓶中，加丙酮–水（1：1）溶解并稀释至刻度，振摇，制成每1ml中分别含异烟肼100mg及硫酸肼0.08mg的混合溶液，作为系统适用性溶液。

（4）点样：吸取上述3种溶液各5μl，分别点于同一硅胶G薄层板上。

（5）展开：以异丙醇–丙酮（3：2）为展开剂，用倾斜上行法展开，待展开后，取出薄层板，晾干。

（6）显色与检视：喷以乙醇制对二甲氨基苯甲醛试液，15分钟后检视。

（7）结果判断：系统适用性溶液所显游离肼与异烟肼的斑点应完全分离。游离肼的R_f值约为0.75，异烟肼的R_f值约为0.56。在供试品溶液主斑点前方与对照品溶液主斑点相应的位置上，不得显黄色斑点。

结果：_____

结论：_____

（四）含量测定

1. 操作方法

（1）平均装量的测定：取供试品5瓶（支），除去标签、铝盖（开启时注意避免玻璃屑等异物落入容器中），容器外壁用乙醇擦净，干燥，分别迅速精密称定，倾出内容物，容器用水或乙醇洗净，在适宜条件下干燥后，再分别精密称定每一个容器的重量，求出每瓶（支）的装量与平均装量。

（2）含量测定

色谱条件与系统适用性要求：用十八烷基硅烷键合硅胶为填充剂；以0.02mol/L磷酸氢二钠溶液（用磷酸调pH至6.0）–甲醇（85：15）为流动相；检测波长为262nm；

理论板数按异烟肼峰计算不低于4 000。

方法：将上述平均装量测定的内容物，混合均匀。精密称取适量，加水溶解并定量稀释制成每1ml中约含0.1mg的溶液，精密量取10μl注入液相色谱仪，记录色谱图；另取异烟肼对照品，同法测定。按外标法以峰面积计算，即得。

2. 含量计算

$$标示量（\%）=\dfrac{\dfrac{A_X}{A_R}\times C_R\times V\times D\times 平均装量}{m\times 标示量}\times 100\%$$

式中，A_X为供试品溶液的峰面积；A_R为对照品溶液的峰面积；C_R为对照品溶液的浓度（mg/ml）；V为供试品溶液的初始体积（ml）；D为供试品溶液的稀释倍数；m为供试品的取样量（g）。

3. 数据记录　将数据填入实训表8-1。

实训表 8-1　含量测定数据记录

项目	样品1	样品2
标示量/g		
平均装量/g		
供试品取样量/g		
供试品色谱峰面积（A_X）		
对照品取样量/mg		
对照品色谱峰面积（A_R）		
供试品溶液的初始体积/ml		
标示量（%）计算		
标示量（%）平均值		
相对平均偏差/%		
标准规定	本品按平均装量计算，含异烟肼（$C_6H_7N_3O$）应为标示量的95.0%~105.0%。	
结果		
结论		

四、实训注意

1. 做银镜反应的试管，应清洗干净；若试管壁上的银镜洗不掉，可加硝酸数滴，即可洗净。

2. 薄层色谱法操作注意

（1）点样时，点样量应准确，必须用微量注射器点样，点样基线距底边一般为1.5~2.0cm，样品点直径为2~4mm，样品点间距一般为1.0~2.0cm。点样时需注意勿损伤薄层板表面。

（2）点样后，待溶剂挥发后再放入色谱缸中展开，采用倾斜上行法展开。薄层板浸入展开剂的深度为距薄层板底边约0.5~1.0cm，切勿将样品点浸入展开剂中。展开时，色谱缸应密闭。

（3）为使斑点清晰易于观察，需显色15分钟后再行检视。显色后，异烟肼斑点呈棕橙色，R_f值约为0.56，游离肼斑点呈鲜黄色，R_f值约为0.75。

3. 高效液相色谱法操作注意

（1）供试品溶液和对照品溶液均应分别制备2份。

（2）流动相用色谱纯试剂配制，水应为新鲜制备的高纯水，可用超级纯水器制得或用重蒸馏水。

（3）流动相和供试品溶液一般应经过0.45μm的滤膜过滤，以降低色谱柱受污染的程度，延长使用寿命。

五、实训思考

1. 用酸度计测定溶液的pH值，分别用什么电极作指示电极和参比电极？
2. 薄层色谱法检查游离肼为什么需显色15分钟以后再行检视？
3. 高效液相色谱仪由哪几个部分组成？各部分的作用和用途是什么？

六、实训评价

将得分填入实训表8-2。

实训表8-2　注射用异烟肼的质量分析实训评价参考表

评价内容	目标要求	分值	得分
实训前准备	预习充分、着装符合要求	5	
仪器、试剂准备	准确选用仪器、试剂	5	
性状	操作熟练，能正确说出注射用异烟肼的性状	5	

评价内容	目标要求	分值	得分
氨制硝酸银试液反应	操作熟练，结果判断正确	5	
溶液颜色检查	操作熟练，结果判断准确	5	
酸碱度检查	熟练使用酸度计，结果正确	5	
游离肼检查	准确配制供试品溶液、对照品溶液、系统适用性溶液及展开剂	5	
	熟练点样	5	
	喷显色剂15分钟后检视，并正确判断结果	5	
含量测定	熟练使用电子天平准确称量，平均装量计算正确	5	
	准确配制供试品溶液、对照品溶液	5	
	参数设置正确	5	
	进样操作正确	5	
	冲洗仪器正确	5	
	正确计算注射用异烟肼的标示量	10	
操作现场整理	操作台面整洁、仪器洗涤或复原、试剂及时归位	5	
数据记录及报告	记录完整、结论正确、报告规范	5	
团队精神	能与小组成员团结协作，发挥团队精神	5	
科学态度	认真、仔细进行实验操作，真实填写数据，具有实事求是、科学严谨的态度	5	
总计		100	

（黄丽芸）

实训 9 葡萄糖注射液的质量分析

一、实训目的

1. 掌握葡萄糖注射液质量分析的原理和方法。
2. 熟练掌握葡萄糖注射液鉴别、检查和含量测定的操作。
3. 学会含量计算及结果判断，并规范书写记录。

二、实训准备

1. 试药 葡萄糖注射液（100ml∶5g）、碱性酒石酸铜试液、纯化水、饱和氯化钾溶液。

2. 仪器 旋光计、酸度计、紫外–可见分光光度计、量瓶（100ml）、移液管、试管、水浴锅、滴管。

三、实训步骤

（一）性状

本品应为无色或几乎无色的澄明液体。

结果：_____

结论：_____

（二）鉴别

碱性酒石酸铜试液反应：取本品，缓缓滴入微温的碱性酒石酸铜试液中，即生成氧化亚铜的红色沉淀。

结果：_____

结论：_____

（三）检查

1. pH值 取本品，每100ml加饱和氯化钾溶液0.3ml，依法检查（通则0631），pH值应为3.2~6.5。

结果：_____

结论：_____

2. 5–羟甲基糠醛 精密量取本品适量（约相当于葡萄糖1.0g），置100ml容量瓶中，加水稀释至刻度，摇匀，照紫外－可见分光光度法（通则0401），在284nm的波长处测定，吸光度不得大于0.32。

结果：＿＿＿＿＿＿＿＿＿＿＿＿＿＿＿＿＿＿＿＿＿＿＿＿＿＿＿＿＿

结论：＿＿＿＿＿＿＿＿＿＿＿＿＿＿＿＿＿＿＿＿＿＿＿＿＿＿＿＿＿

（四）含量测定

1. 操作方法　测定时，先用少量葡萄糖注射液（100ml∶5g）冲洗测定管数次，然后取本品适量（25℃），缓缓注入长度为1dm的测定管中（注意不要产生气泡），置于旋光计内检测读数，即得供试品溶液的旋光度。再与2.085 2相乘，即得100ml供试液中含有葡萄糖（$C_6H_{12}O_6 \cdot H_2O$）的重量（g）。

2. 含量计算

$$葡萄糖的标示量（\%）=\frac{\alpha \times 2.085\ 2 \times 每瓶装量}{100 \times 标示量} \times 100\%$$

式中，α 为测得的旋光度；2.085 2 为换算因数。

3. 数据记录　将数据填入实训表9-1。

实训表 9-1　含量测定数据记录

项目	样品1	样品2
旋光度读数		
标示量（%）计算		
标示量（%）平均值		
相对平均偏差/%		
标准规定	本品含葡萄糖（$C_6H_{12}O_6 \cdot H_2O$）为标示量的95.0%~105.0%。	
结果		
结论		

四、实训注意

1. pH测定时，每次更换标准缓冲液或供试品溶液前，应用纯化水充分洗涤电极，然后用滤纸将水吸尽；也可用所换的标准缓冲液或供试品溶液洗涤。

2. 如果葡萄糖注射液的规格是10%以上，则精密量取供试液适量（约相当于葡萄糖10g），置100ml量瓶中，加氨试液0.2ml，用水稀释至刻度，摇匀，静置10分钟，再依法测定旋光度。

3. 供试品溶液加入测定管时，如有气泡，应使其浮于测定管凸颈处；旋紧测定管螺帽时，不要用力过大，以拧紧不漏液为宜。

4. 碱性酒石酸铜试液的配制：① 取硫酸铜结晶6.93g，加水使溶解成100ml；② 取酒石酸钾钠结晶34.6g与氢氧化钠10g，加水使溶解成100ml。用时将两者等量混合，即得。由于碱性酒石酸铜试液长期贮存会产生沉淀，故临用前配制。

五、实训思考

1. 简述5-羟甲基糠醛检查的目的和方法。
2. 为何采用旋光度法测定葡萄糖注射液的含量？

六、实训评价

将得分填入实训表9-2。

实训表 9-2　葡萄糖注射液的质量分析实训评价参考表

评价内容	目标要求	分值	得分
实训前准备	预习充分、着装符合要求	5	
仪器、试剂准备	准确选用仪器、试剂，数量足够而不多余	5	
性状	操作熟练，结果准确	5	
碱性酒石酸铜试液反应	操作熟练，反应结果准确	5	
pH测定	使用酸度计，正确选择标准缓冲溶液	10	
5-羟甲基糠醛的检查	规范使用容量瓶进行定容	10	
	使用紫外-可见分光光度计	10	
含量测定	旋光计预热10~20分钟	5	
	正确使用1dm的测定管装供试液	5	
	供试品溶液加入测定管时，如有气泡，使其浮于测定管凸颈处	5	
	测定前用水校正零点；测定后再用水校正零点	5	
	正确计算葡萄糖注射液的标示量	10	
操作现场整理	操作台面整洁、仪器洗涤或复原、试剂及时归位	5	
数据记录及报告	记录完整、结论正确、报告规范	5	
团队精神	能与小组成员团结协作，发挥团队精神	5	
科学态度	认真、仔细进行实验操作，真实填写数据，具有实事求是、科学严谨的态度	5	
总计		100	

（黄丽芸）

实训 10　维生素 C 注射液的质量分析

一、实训目的

1. 掌握维生素 C 注射液质量分析的原理和方法。
2. 熟练掌握维生素 C 注射液鉴别、检查和含量测定的操作。
3. 学会正确计算和判断检验结果，并规范书写记录。

二、实训准备

1. 试药　维生素 C 注射液、0.1mol/L 的盐酸、0.05% 亚甲蓝乙醇溶液、乙酸乙酯、乙醇、稀醋酸、氯化钙试液、草酸、丙酮、淀粉指示液、碘滴定液（0.05mol/L）。

2. 仪器　20ml 量筒或量杯、烧杯、刻度吸管（5ml）、硅胶 GF_{254} 薄层板、展开槽、水浴锅、紫外光灯（254nm）、容量瓶（500ml）、酸式滴定管（25ml 或 50ml）、碘量瓶、紫外 – 可见分光光度计、分析天平。

三、实训步骤

（一）性状

本品为无色至微黄色的澄明液体。

结果：＿＿＿＿＿＿＿＿＿＿＿＿＿＿＿＿＿＿＿＿＿＿＿＿＿＿＿＿＿

结论：＿＿＿＿＿＿＿＿＿＿＿＿＿＿＿＿＿＿＿＿＿＿＿＿＿＿＿＿＿

（二）鉴别

1. 亚甲蓝反应　取本品，用水稀释制成每 1ml 中含维生素 C 10mg 的溶液，取 4ml，加 0.1mol/L 盐酸溶液 4ml，混匀，加 0.05% 亚甲蓝乙醇溶液 4 滴，置 40℃ 水浴中加热，3 分钟内溶液应由深蓝色变为浅蓝色或完全褪色。

结果：＿＿＿＿＿＿＿＿＿＿＿＿＿＿＿＿＿＿＿＿＿＿＿＿＿＿＿＿＿

结论：＿＿＿＿＿＿＿＿＿＿＿＿＿＿＿＿＿＿＿＿＿＿＿＿＿＿＿＿＿

2. 薄层色谱法（通则 0502）

（1）供试品溶液：取本品适量，用水稀释制成每 1ml 中约含维生素 C 1mg 的溶液。

（2）对照品溶液：另取维生素 C 对照品适量，加水溶解并稀释制成 1ml 中约含 1mg 的溶液。

（3）色谱条件：采用硅胶GF$_{254}$薄层板，以乙酸乙酯－乙醇－水（5：4：1）为展开剂。

（4）测定法：吸取供试品溶液与对照品溶液各2μl，分别点于同一薄层板上，展开，取出，晾干，立即（1小时内）置紫外光灯（254nm）下检视。

（5）结果判定：供试品溶液所显主斑点的位置和颜色应与对照品溶液的主斑点相同。

结果：_____

结论：_____

（三）检查

1. 颜色　取本品，用水稀释制成每1ml中约含维生素C 50mg的溶液，照紫外－可见分光光度法（通则0401），在420nm的波长处测定，吸光度不得过0.06。

结果：_____

结论：_____

2. 草酸　取本品，用水稀释制成每1ml中约含维生素C 50mg的溶液，精密量取5ml，加稀醋酸1ml与氯化钙试液0.5ml，摇匀，放置1小时，作为供试品溶液；另精密称取草酸75mg，置500ml量瓶中，加水溶解并稀释至刻度，摇匀，精密量取5ml，加稀醋酸1ml与氯化钙试液0.5ml，摇匀，放置1小时，作为对照溶液。供试品溶液产生的浑浊不得浓于对照溶液（0.3%）。

结果：_____

结论：_____

（四）含量测定

1. 方法　精密量取本品适量（约相当于维生素C 0.2g），加水15ml与丙酮2ml，摇匀，放置5分钟，加稀醋酸4ml与淀粉指示液1ml，立即用碘滴定液（0.05mol/L）滴定至溶液显蓝色并持续30秒不褪色。每1ml碘滴定液（0.05mol/L）相当于8.806mg的维生素C（C$_6$H$_8$O$_6$）。

2. 计算

$$标示量（\%）=\frac{V \times T \times F \times 每支装量}{m \times 标示量} \times 100\%$$

式中，V为消耗的碘滴定液的体积（ml）；T为滴定度（mg/ml）；F为碘滴定液的浓度校正因子；m为供试品的取样量（ml）。

3. 数据记录　将数据填入实训表10-1。

实训表 10-1 含量测定数据记录

项目	样品1	样品2
标示量/g		
供试品取样量/ml		
消耗滴定液体积/ml		
滴定液F值		
标示量（%）计算		
标示量（%）平均值		
相对平均偏差/%		
标准规定	本品含维生素C（$C_6H_8O_6$）应为标示量的93.0%~107.0%。	
结果		
结论		

四、实训注意

1. 滴定操作多在酸性溶液中进行，因在酸性溶液中维生素C受空气中氧的氧化速度减慢，较为稳定。但供试品溶液加稀醋酸后仍需立即进行操作。

2. 用碘量瓶进行滴定操作，放置5分钟时应将碘量瓶瓶塞盖住，以避免维生素C被空气中的氧气氧化。

3. 为了使丙酮与供试品中抗氧剂充分反应完全，加丙酮2ml，摇匀后，应放置5分钟。

五、实训思考

1. 维生素C注射液含量测定的原理是什么？
2. 维生素C注射液含量测定中加入稀醋酸和丙酮的作用各是什么？

六、实训评价

将得分填入实训表10-2。

实训表 10-2　维生素 C 注射液的质量分析实训评价参考表

评价内容	目标要求	分值	得分
实训前准备	预习充分、着装符合要求	5	
仪器试剂准备	准确选用仪器、试剂	5	
性状	操作熟练，能正确说出维生素 C 注射液的性状	5	
亚甲蓝反应	操作熟练，颜色判断正确	5	
薄层色谱法	操作熟练，结果准确	10	
颜色检查	熟练使用紫外-可见分光光度计，结果正确	5	
草酸检查	正确配制供试品溶液和对照溶液，结果判断准确	5	
含量测定	精密量取供试液	10	
	滴定操作准确熟练，准确读出消耗碘滴定液的体积	10	
	蓝色终点 30 秒不褪色，判断准确	5	
	含量计算正确	10	
操作现场整理	操作台面整洁、仪器洗涤或复原、试剂及时归位	5	
数据记录及报告	记录完整、结论正确、报告规范	10	
团队精神	能与小组成员团结协作，发挥团队精神	5	
科学态度	认真、仔细进行实验操作，真实填写数据，具有实事求是、科学严谨的态度	5	
总计		100	

（董丽宁）

参考文献

［1］　国家药典委员会.中华人民共和国药典.2020年版.北京：中国医药科技出版社，2020.

［2］　戴君武，王军.药物分析技术.北京：人民卫生出版社，2015.

［3］　于静.药品检验基础.北京：人民卫生出版社，2018.

［4］　甄会贤.药物检测技术.3版.北京：人民卫生出版社，2018.

［5］　杭太俊.药物分析.8版.北京：人民卫生出版社，2016.

［6］　孙莹，刘燕.药物分析.3版.北京：人民卫生出版社，2018.

［7］　田友清，张钦德.中药制剂检测技术.3版.北京：人民卫生出版社，2018.

［8］　牛彦辉.药品检验技术.北京：中国中医药出版社，2013.

［9］　中国食品药品检定研究院.中国药品检验标准操作规范.2019年版.北京：中国医药科技出版社，2019.

［10］　中国食品药品检定研究院.药品检验仪器操作规程及使用指南.2019年版.北京：中国医药科技出版社，2019.

［11］　欧阳卉，唐倩.药物分析.4版.北京：中国医药科技出版社，2021.

［12］　吴蟊荪，梁立军.药品检验操作规范.北京：人民军医出版社，2012.

［13］　全国卫生专业技术资格考试专家委员会.全国卫生专业技术资格考试指导：药学（士）.2022年版.北京：人民卫生出版社，2021.

［14］　国家药品监督管理局执业药师资格认证中心编写组.国家执业药师职业资格考试指南：药学专业知识（一）.2022年版.北京：中国医药科技出版社，2021.

药物分析技术课程标准

（供药剂、制药技术应用专业用）

一、课程任务

药物分析技术是中等卫生职业教育药剂、制药技术应用专业的一门重要专业核心课程，也是药剂专业的专业（技能）方向课程。药物分析技术课程涉及的知识比较广泛，主要以数学、基础化学等课程为基础，与药剂学、药物化学、药事法规、药理学等课程密切相关。本门课程着重围绕药品质量问题，按照国家药品质量标准，根据药物及其制剂的组成和理化性质，进行真伪鉴别、纯度检查及有效成分含量测定等的基本知识和基本操作技能的教学。目的在于培养学生具有较强的药物及其制剂质量分析的岗位实践操作能力，以及较强的知识运用能力和开拓能力，为学生今后学好后续课程和适应岗位工作奠定良好基础。

二、课程目标

通过本课程的学习，学生能够达到下列要求。

（一）知识目标

1. 掌握《中华人民共和国药典》的主要内容。

2. 掌握典型药物及其制剂的质量分析方法。

3. 熟悉药物的鉴别、检查、含量测定的基本原理和基本方法。

4. 了解药物的鉴别、检查、含量测定的方法与药物结构、性质之间的关系。

（二）技能目标

1. 熟练掌握《中华人民共和国药典》的正确查阅方法。

2. 熟练掌握药物及其制剂分析的常规操作技术和相关计算，并正确作出判定。

3. 学会药物及其制剂分析中常用仪器的使用方法。

（三）职业素质和态度目标

1. 具有良好的职业道德，服务大众健康的理念和安全用药的责任感。

2. 具有药物质量第一的观念，科学严谨的工作态度，能严格遵守岗位规范和检验操作规程。

三、教学时间分配

教学内容	学时数		
	理论	实践	合计
一、绪论	4	2	6
二、药物鉴别技术	4	2	6
三、药物杂质检查技术	6	4	10
四、药物定量分析技术	4	2	6
五、药物制剂分析技术	4	6	10
六、典型药物分析技术	14	18	32
七、中药制剂分析技术简介	2	0	2
合计	38	34	72

四、教学内容与要求

单元	教学内容	教学要求	教学活动（参考）	学时（参考）	
				理论	实践
一、绪论	（一）药物分析技术的性质与任务		理论讲授	4	
	1. 药物分析技术的性质	了解	情境教学		
	2. 药物分析技术的任务	了解	多媒体课件		
	（二）药品质量标准		案例分析		
	1. 药品质量和药品质量标准	熟悉			
	2. 药品质量标准的分类	熟悉			
	3. 药品质量标准的主要内容	掌握			
	（三）药典概述				
	1.《中华人民共和国药典》	掌握			
	2. 主要国外药典	熟悉			
	（四）药品检验工作的基本程序				
	1. 取样	熟悉			
	2. 检验	熟悉			
	3. 检验记录和检验报告	熟悉			
	4. 复核与复检	了解			

单元	教学内容	教学要求	教学活动（参考）	学时（参考）理论	学时（参考）实践
一、绪论	实训：		技能实践		2
	1.《中华人民共和国药典》的查阅	熟练掌握	指导训练		
二、药物鉴别技术	（一）药物鉴别的基本知识		理论讲授	4	
	1. 药物鉴别的特点	了解	多媒体课件		
	2. 药物鉴别的内容	熟悉	情境教学		
	3. 药物鉴别的方法	熟悉	案例分析		
	（二）物理常数测定法		讨论		
	1. 相对密度测定法	熟悉			
	2. 馏程测定法	熟悉			
	3. 旋光度测定法	掌握			
	4. pH值测定法	掌握			
	实训：		技能实践		2
	2. 氯化钠注射液pH值的测定	熟练掌握	指导训练		
三、药物杂质检查技术	（一）药物中的杂质		理论讲授	6	
	1. 杂质的来源与分类	了解	多媒体课件		
	2. 杂质限量与杂质检查方法	掌握	情境教学		
	（二）一般杂质检查		案例分析		
	1. 氯化物检查法	掌握			
	2. 硫酸盐检查法	掌握			
	3. 铁盐检查法	掌握			
	4. 重金属检查法	掌握			
	5. 砷盐检查法	掌握			
	6. 干燥失重测定法	熟悉			
	7. 炽灼残渣检查法	熟悉			
	（三）特殊杂质检查				
	1. 物理法	了解			
	2. 化学法	了解			

单元	教学内容	教学要求	教学活动（参考）	学时（参考）理论	学时（参考）实践
三、药物杂质检查技术	3. 光谱法	熟悉			
	4. 色谱法	熟悉			
	实训：		技能实践		4
	3. 氯化钠的杂质检查	熟练掌握	指导训练		
四、药物定量分析技术	（一）滴定分析技术		理论讲授	4	
	1. 基本原理	了解	多媒体课件		
	2. 常用方法	掌握	情境教学		
	3. 结果计算	掌握	案例分析		
	（二）仪器分析技术		讨论		
	1. 紫外-可见分光光度法	掌握			
	2. 高效液相色谱法	熟悉			
	3. 气相色谱法	了解			
	实训：		技能实践		2
	4. 苯甲酸的含量测定	熟练掌握	指导训练		
五、药物制剂分析技术	（一）概述		理论讲授	4	
	1. 药物制剂分析的特点	了解	多媒体课件		
	2. 药物制剂的含量限度	熟悉	情境教学		
	（二）片剂的分析技术		案例分析		
	1. 片剂的分析步骤	了解	讨论		
	2. 片剂的常规检查	掌握			
	3. 片剂的含量测定	掌握			
	（三）注射剂的分析技术				
	1. 注射剂的分析步骤	了解			
	2. 注射剂的常规检查	熟悉			
	3. 注射剂的含量测定	熟悉			

单元	教学内容	教学要求	教学活动 （参考）	学时（参考） 理论 实践
五、药物 制剂分析 技术	（四）制药用水的分析技术			
	1. 纯化水的分析技术	了解		
	2. 注射用水的分析技术	了解		
	3. 灭菌注射用水的分析技术	了解		
	实训：		技能实践	6
	5. 对乙酰氨基酚片的质量分析	学会	指导训练	
六、典型 药物分析 技术	（一）芳酸及其酯类药物分析		理论讲授	14
	1. 典型药物的结构与性质	了解	多媒体课件	
	2. 阿司匹林及其制剂的分析	掌握	情境教学	
	（二）芳胺类药物分析		案例分析	
	1. 典型药物的结构与性质	了解	讨论	
	2. 盐酸普鲁卡因及其制剂的分析	掌握		
	3. 对乙酰氨基酚及其制剂的分析	掌握		
	（三）巴比妥类药物分析			
	1. 典型药物的结构与性质	了解		
	2. 苯巴比妥及其制剂的分析	熟悉		
	（四）杂环类药物分析			
	1. 典型药物的结构与性质	了解		
	2. 异烟肼及其制剂的分析	掌握		
	3. 地西泮及其制剂的分析	熟悉		
	（五）生物碱类药物分析			
	1. 典型药物的结构与性质	了解		
	2. 盐酸麻黄碱及其制剂的分析	掌握		
	（六）糖类药物分析			
	1. 典型药物的结构与性质	了解		
	2. 葡萄糖及其制剂的分析	掌握		
	（七）维生素类药物分析			
	1. 典型药物的结构与性质	了解		

单元	教学内容	教学要求	教学活动 （参考）	学时（参考） 理论 实践
六、典型 药物分析 技术	2. 维生素B₁及其制剂的分析	掌握		
	3. 维生素C及其制剂的分析	掌握		
	4. 维生素E及其制剂的分析	熟悉		
	实训：		技能实践	18
	6. 阿司匹林肠溶片的质量分析	学会	指导训练	
	7. 注射用盐酸普鲁卡因的含量测定	熟练掌握		
	8. 注射用异烟肼的质量分析	熟练掌握		
	9. 葡萄糖注射液的质量分析	熟练掌握		
	10. 维生素C注射液的质量分析	熟练掌握		
七、中药 制剂分析 技术简介	（一）概述		理论讲授	2
	1. 中药制剂分析的特点	了解	多媒体课件	
	2. 中药制剂的分类及质量分析要点	熟悉	情境教学	
	3. 中药制剂分析样品的预处理	熟悉	案例分析	
	（二）中药制剂分析的基本程序		讨论	
	1. 中药制剂的鉴别	掌握		
	2. 中药制剂的检查	掌握		
	3. 中药制剂的含量测定	掌握		
	4. 中药指纹图谱测定法	了解		

五、课程标准说明

（一）参考学时

本课程标准主要供中等卫生职业教育药剂、制药技术应用专业教学使用，第四学期开设本课程，总学时为72学时，其中理论教学38学时，实践教学34学时，学分为4学分。

（二）教学要求

1. 本课程对理论部分教学要求分为掌握、熟悉、了解3个层次。掌握：指学生对基本知识有较深刻的认识，能运用所学知识，综合分析和灵活解决药物分析工作中的实际问题。熟悉：指学生能够基本掌握所学知识，解释药物分析中的现象。了解：指学生能够记忆和理解所学的知识点。

2. 本课程重点突出以岗位胜任力为导向的教学理念，在实践技能方面分为熟练掌握和学会2个层次。熟练掌握：指学生能正确理解实验实训原理，能独立、规范地进行各项实际操作。学会：指在教师的指导下按照各种实验实训项目能进行正确操作。

（三）教学建议

1. 根据培养目标、教学内容和学生的学习特点以及职业资格考核要求，提倡项目教学、案例教学、任务教学、情境教学、角色扮演、模拟教学等方法。利用校内外实训基地，将学生的自主学习、合作学习和教师引导教学等教学组织形式有机结合。在教学过程中，课堂讲授融合数字教学资源，采用PPT、图片、视频、微课、演示实验、新技术、新设备、新仪器等来提高教学效果，使学生更好地理解和掌握基本知识，熟练掌握基本操作技能。

2. 考试形式以平时考核和学期考查相结合的方式。平时考核包括课堂提问、随堂测验、考勤、作业、实验报告、操作技能考核等；学期考查可以采取试卷考试。应体现评价主体、评价过程和评价方式的多元化。评价内容不仅关注学生对知识的理解和技能的掌握，更要关注在药学实践中运用与解决实际问题的能力水平，重视学生职业素养的形成。

3. 尽可能采用信息化教学手段，激发学生的学习兴趣。鼓励学校通过校企合作和自主研发等方式加强数字化资源的开发，获取多媒体学习软件、视频资料等数字化教学资源。